中西医结合生理学实验

ZHONGXIYIJIEHESHENGLIXUESHIYAN

刘旭东　于化新◎主编

辽宁人民出版社

图书在版编目（CIP）数据

中西医结合生理学实验 / 刘旭东，于化新主编. ——
2 版. —沈阳：辽宁人民出版社，2021.10
ISBN 978-7-205-10296-8

Ⅰ. ①中… Ⅱ. ①刘… ②于… Ⅲ. ①中西医结合—
人体生理学—实验—医学院校—教材 Ⅳ. ①R33-33

中国版本图书馆 CIP 数据核字（2021）第 196647 号

出版发行：辽宁人民出版社
　　　　　地址：沈阳市和平区十一纬路 25 号　邮编：110003
　　　　　电话：024-23284321（邮　购）　024-23284324（发行部）
　　　　　传真：024-23284191（发行部）　024-23284304（办公室）
　　　　　http：//www.lnpph.com.cn
印　　　刷：辽宁新华印务有限公司
幅面尺寸：185mm×260mm
印　　张：19.25
字　　数：360 千字
出版时间：2021 年 10 月第 2 版
印刷时间：2021 年 10 月第 1 次印刷
责任编辑：朱静霞　陈　昊　李嘉佳
封面设计：白　咏
版式设计：李　想
责任校对：吴艳杰
书　　号：ISBN 978-7-205-10296-8
定　　价：50.00 元

编 委 会

目　录

第一章　总论

第一节　绪言

一、中西医结合基础实验课的目的与要求

（一）目的

实验的目的在于通过实验使学生了解获得生理学、药理学、病理生理学及中医药实验学的基本研究方法，初步掌握实验的基本操作技能，熟悉实验设计的基本原理与方法，以验证和巩固各学科的基本理论和培养学生科学研究的基本素质（严谨的科学作风、严肃的科学态度、严密的科学方法），从而提高学生客观地对事物进行观察、比较、分析以及独立思考、解决实际问题的能力和运用所学的知识与技能进行科学研究的能力。

（二）要求

1. 实验前

（1）仔细阅读实验指导，了解实验的基本内容，包括目的、原理、步骤、项目观察和注意事项。

（2）结合本次实验内容，复习相关理论知识，事先充分理解。并应用已知的理论知识对实验各个步骤可能出现的结果做出预测。

（3）预计实验中可能出现的问题和实验误差，将如何解决和纠正。

2. 实验中

（1）严格遵守实验室规则。实验器材的安放力求整齐、清洁、有条不紊。

（2）认真听取实验指导教师的讲解，特别注意指导教师对实验步骤的示教操作以及注意事项的讲解。严格按照实验步骤进行操作，不得擅自进行与实验内容无关的活动。

（3）仔细观察实验现象，如实记录实验结果，对各种结果的产生原因，联系理论积极分析和思考。对没达到预期结果的项目，要及时分析原因。有可能的话，应重复该部分实验。

（4）实验操作中遇到疑难时，应自行设法解决，对解决不了的问题，请求指导教师协助。正确使用仪器，若仪器出现故障，应立即报告指导教师。

（5）实验过程中，要注意节省动物与实验消耗用品，爱护实验器材，充分发挥各种器材的作用，保证实验过程顺利进行。

（6）同学间团结互助，组内分工合作，轮流进行实验操作项目，做到操作机会人人均等。

3. 实验后

（1）实验完毕后，按指导教师指定的地点集中存放动物尸体。

（2）将实验用具整理就绪，清点并擦洗所有器械，请指导教师验收。如有损坏或缺少，应进行登记或按规定赔偿。

（3）值日生应做好实验室清洁卫生工作，离开实验室前应关好水、电、门、窗。

（4）整理实验记录，认真撰写实验报告，按时交给指导教师批阅。

二、中西医结合基础实验报告的撰写

实验报告是综合评定实验课成绩的重要依据之一。应以科学的态度严肃认真撰写，为将来撰写科研论文打下良好的基础。实验报告的撰写要求文笔简练、语句通顺、书写清楚、整洁、条理清晰、观点明确。实验报告一般包括如下内容：

1. 一般情况　包括实验人员的姓名、年级、专业、班次、组别、实验日期、实验室的温度和湿度。

2. 实验题目　即每次的实验名称。

3. 实验目的　要求尽可能简洁、明了。

4. 实验对象　若是动物，要求写明实验动物的种属、性别、体重、名称等。

5. 实验方法和步骤　如实验指导有详细介绍，只需简明、扼要、清晰、条框式写明主要实验方法、实验技术和实验技术路线。

6. 实验结果与分析　这是实验报告中的核心部分。实验结果应根据实验过程中所观察到的真实记录（原始资料），不要按主观想象或过后的回忆去描述，否则容易发生错误或遗漏，使结果失去可靠性。实验结果的分析推理要有依据，实事求是，符合逻辑，提出自己的见解和认识。比如通过实验结果提出进一步研究的依据和必要性。而不是用现成的理论对实验结果做一般性的解释。切忌盲目抄袭书本或别人的实验报告。如果在实验中出现非预期结果，应该分析其可能的原因。

对实验结果的分析是一项富有创造性的工作，能帮助学生提高独立思考和分析问题的能力，但要强调的是切忌毫无根据地胡乱推断，要严谨、合理、综合性地运用专业知识，紧扣实验结果和现象进行分析与讨论。

7. 结论 实验结论是在分析实验结果的基础上得出的概括性判断或理论的简明总结，应简明扼要，切合实际并与本实验目的相呼应。

三、中西医结合基础实验室规则

1. 实验室是开展教学实验的科学研究的场所，学生进入实验室必须严格遵守实验室各项规章制度和操作规程，注意安全。

2. 保持实验室内的整洁、安静，不得迟到早退，严禁喧哗、吸烟、吃零食、随地吐痰。如有违反，指导教师有权停其实验。

3. 实验前必须认真预习，明确实验目的、步骤和方法，认真听取老师讲解，经老师同意后才能进行实验。

4. 参加实验者应先熟悉实验仪器和设备的性能及使用要求，然后动手使用。一旦发现仪器和设备故障或损坏，应立即向指导教师报告，以便能及时维修或更换，千万不可擅自拆修或调换。仪器和设备不慎损坏时，应及时向指导教师汇报情况，按章折价赔偿。同时应写出书面检讨，根据情节轻重考虑是否还要进一步给予处分。

5. 实验时认真观察，严格遵守操作规程，如实记录各种实验数据，养成独立思考习惯，努力提高自己分析问题和实际动手的能力。

6. 爱护实验仪器，节约水、电、材料。实验中如发生发现异常情况，应及时向指导教师报告。发生责任事故应按有关规定进行赔偿处理。

7. 各实验小组的实验仪器和器材各自保管使用，不得随意与他组调换挪用；如需补发增添时，应向指导教师申报理由，经同意后方能补领。每次实验后应清点一下实验器材用品。

8. 爱护实验动物，实验后动物及标本要按规定处置。在实验中如被动物抓伤、咬伤，应立刻报告指导教师，进行妥善处理。

9. 实验结束后，学生应自觉整理好实验仪器设备，做好清洁工作，认真填写仪器使用记录卡，经指导教师或实验技术人员检查合格后方可离开实验室。

10. 本规则由指导教师和参加实验的人员共同监督，严格执行。

第二节 实验常用器材及使用方法

一、传统的常用实验仪器

（一）记录仪

记录仪是生理学、药理学实验中常用的仪器，配以附属的各种换能器和电极，

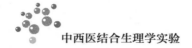

可测量记录脑电、心电、血压、呼吸和肌肉收缩等生物信号。根据输入通道多少，可分为二道、四道和多道，主要由四部分组成：

（1）电源系统　包括二级稳压系统，对外界的电源波动有良好的稳定性。面板上有电源"开关"和"指示灯"。

（2）描笔记录系统　包括驱动描笔的电磁振动装置、走纸速度控制部件、描笔起落部件和墨水贮存装置。

描笔有四支：自上向下分别为"标记笔"；2支"记录笔"；"计时笔"。走纸速度分别为1、2.5、5、10、25、50、100、200（mm/s或mm/min）各挡。

（3）放大系统　包括放大生物电信号的前置放大器以及驱动描笔电磁振动系统的功率放大器。在放大器面板上有灵敏度、时间常数、高频滤波、调零、直流平衡、校对等调节。

（4）时标及实验标记装置　时间标记旋钮分为1s、10s、1min三挡，计时笔相对应地每隔1s、10s、1min在记录纸上做一标记。若时标旋钮置于"外接"时，时标由外接仪器控制，可用来记录刺激等标记用。

在生理学的实验教学中，多数情况下只需同时记录两种生物信号的变化。因此，目前使用较多的是LMS-2型生理记录仪。现以LMS—2B型二道生理记录仪（图1）为例说明其使用方法。

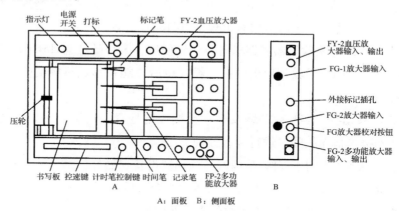

A：面板　B：侧面板

图1　LMS-2B型二道生理记录仪

1. 开机前，所有仪器开关置于"断"或"停"位置；"灵敏度"置最低挡；仪器接地；装好墨水。

2. 打开电源开关，电源指示灯亮。落下抬笔架，使记录笔触到纸面上。

3. 选择合适的走纸速度。

4. 定时标　用面板上的"计时笔控制键"调节。

5. 定标记　用面板上的"打标"。

6. 调零　是指通过调节有关旋钮，使放大器在没有信号输入或输入短路时，输出为零。此时记录笔处于记录纸中间零线位置上。

（1）后级放大器调零：①将前、后级放大器断开。方法是将 FY-2 的输出开关拨向"断"，使 FY-2 放大器与后级放大器断开；②分别用后级放大器上的"零位"旋钮，将笔调到记录纸上各自的中心线上；③按 FG 校对按钮，在纸上可得到 10mm（1V 电压）的方波。

（2）前级放大器调零：先接通换能器，再①将 FY-2 的输出开关拨向"通"，使 FY-2 放大器与后级放大器连接；②拔出插入前面板上 FG 放大器输入孔的双芯插头，使 FD-2 放大器与后级放大器连通；③分别用前级放大器上的"零位"旋钮，将笔调到记录纸上的适当位置；④按 FG 校对按钮，在纸上可得到 10mm（1V 电压）的方波。

7. 调前级放大器的"直流平衡"　包括 FD-2 多功能放大器和 FY-2 血压放大器的直流平衡。

（1）确定前级放大器上的"测量"开关仍处于"断"；后级放大器输出为"通"。不要按下"50Hz 抑制"键。

（2）将"灵敏度"开关置于最低挡，用"零位"钮定零位；将"灵敏度"开关置高挡处，调"直流平衡"使笔尖保持到零位。

反复调节直到改变"灵敏度"描记基线不再改变为止。在以后的使用中，不得随便调此"直流平衡"。

8. FG-2 多功能放大器

（1）放大器的"直流平衡"与"零位"可控制记录笔的零位，以保证记录灵敏度开关换挡时基线位置不变。

（2）放大器的灵敏度，有直流与交流之分。"时间常数"开关置于"DC"挡时，灵敏度为各挡的系数（0.02、0.05……10mV/cm）乘 50。"时间常数"开关置于其他挡时，放大器灵敏度即为开关上的各分挡数。

9. FY-2 血压放大器　"直流平衡"意义及调整方法同上，灵敏度分为 12、6、2.4、1.2、0.6kPa/cm（约 90、45、18、9、4.5mmHg/cm）。放大器灵敏度校正好后，一般不再调动。

10. 注意事项

（1）调零时仪器良好接地后再进行。调整前置放大器时，保持输入端短路。

（2）记录仪不适于记录快速变化的生物信号（如神经干动作电位、膈神经放电等）。

（3）每做一次实验，必须进行定标，以示实验的开始与结束，并在实验开始或

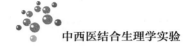

结束处记录定标数值。对标本给予刺激或药物后，也必须定标，以示实验过程中项目处理的特征，并在定标处予以必要的文字处理。

（4）实验完毕，将各开关置于"断"，断开电源开关。抬起笔架，清洗墨水壶和笔尖管道等维护工作。

（二）换能器

换能器又称传感器，是指将机体生理活动的非电信号转换成与之有确定函数关系的电信号的变换装置。换能器的种类繁多，生理学、药理学实验常用的主要有压力换能器和张力换能器两种。

1. 压力换能器　压力换能器主要用于测量血压、心内压、颅内压、胸腔内压、胃肠内压、眼内压等。利用惠斯登电桥原理工作（图2）。当外界压力作用于换能器时，敏感元件的电阻值发生变化，引起电桥失衡，导致换能器产生电信号输出。

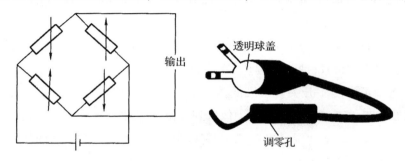

图2　换能器原理图和压力换能器

2. 张力换能器　张力换能器主要用于记录肌肉收缩曲线，其工作原理与压力换能器相似。张力换能器把张力信号转换成电信号输出（图3）。

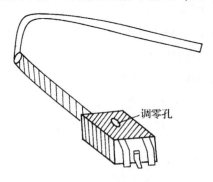

图3　张力换能器

（三）电子刺激器

电子刺激器是指对机体和组织提供电刺激的仪器装置。无论是哪种型号都具有共性的功能及面板控制钮（开关）。

1. 刺激方式

（1）单次刺激：每次按动"启动"钮，刺激器即有一次刺激脉冲输出。

（2）连续刺激：按动"启动"钮后，刺激器输出刺激脉冲，刺激时间由定时器设定，达到设定时间则停止输出。

（3）串刺激：即每个刺激周期（主周期）中刺激器输出一串刺激脉冲，串刺激中的脉冲个数是可以调节的，脉冲之间的时间间隔亦可调节，但脉冲的幅度彼此相等，不可分别调节。

（4）双次刺激：是串刺激的一种特例，即串个数等于2的串刺激脉冲。

2. 刺激参数

绝大部分刺激器输出的是矩脉冲。在刺激器面板上可以调节的刺激参数有刺激强度、刺激波宽、刺激频率（或周期）。

3. 其他

（1）同步输出：输出一个与刺激信号在频率（或周期）上相一致，且在相位上略提前于刺激信号的尖脉冲。它用于触发示波器扫描或其他仪器工作。刺激同步信号与刺激参数的关系（图4）。

（2）延迟：刺激脉冲与同步脉冲在出现的时间上是相互联系的。刺激脉冲总是落后于同步脉冲，两者的时间差称为延迟。延迟通常有一定的调节范围，可根据工作需要随意调节。

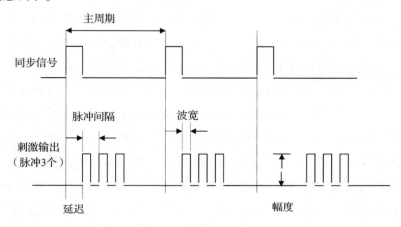

图 4 刺激同步信号与刺激参数的关系

（3）触发输入：有些刺激器备有触发输入插孔，可接受外来触发信号，而产生刺激输出。

4. 使用方法

（1）连接好电源线、刺激输出线、同步触发线（当需要触发信号时）。接通电源，指示灯亮。根据实验需要选择刺激参数。

（2）在选择刺激参数时，刺激强度和波宽选择应由小至大，逐渐增加，防止刺激过强而损伤组织。

（3）刺激器输出的两端不可短路，否则会损坏仪器。

（4）要注意频率（或周期）与延迟、波宽、脉冲个数和脉冲间隔等的关系。应达到：周期>延迟+波宽，或者周期>延迟+脉冲间隔×脉冲个数。

例如：当选择一连续刺激，周期为 100ms，波宽 70ms，延迟为 60ms 时，则刺激器不能按上述要求输出刺激。因为此时，周期<延迟+波宽。另外，有些数字拨盘式刺激器因电路原理上的原因，规定任何一组拨盘均不能设置全为零，否则将无输出。

5. 注意事项

（1）熟悉仪器性能及使用规则后，再使用仪器。

（2）作刺激用时，切勿使总输出线两极短路。

（3）切勿在高频率宽脉冲下使用。

（四）刺激隔离器

1. 结构与原理　刺激隔离器是刺激器的一重要附件。目前普遍应用的是高频隔离器，它包含一个高频振荡器，振荡频率约为 15MHz。此振荡器由刺激器的输出电流方波供给其所需能量，刺激器输出方波幅度越大，则振荡越强，振荡电压幅度越大。振荡通过一个高频变压器耦合到次级，经二极管整流和电容滤波后输出。由于振荡频率很高，高频变压器的体积可以做得很小，对地的分布电容小，隔离效果较好。在方波输出期间，振荡一直持续着，故输出方波没有平顶下降的缺点。另外振荡频率高，滤波电容可以很小，使上升、下降时间很小。

2. 隔离器的用途　生物体的各种体液的导电性是相当好的。这使生物体成为一个容积导体。当对实验动物同时进行刺激和记录生物电时，刺激器输出和放大器输入具有公共接地线，使得一部分刺激电流流入放大器的输入端，使记录器记录到一个刺激电流产生的波形，这不是要记录的生物电，因此叫作刺激伪迹。它严重地干扰了生物电的记录。如何减小刺激伪迹？刺激隔离器是消除伪迹中很重要的方法之一。它使刺激电流两个输出端与地隔离，切断了刺激电流从公共地线返回的可能，使刺激电流更局限在刺激电极的周围，伪迹即可减小。用了刺激隔离器，也比较容易改变容积导体中的电位分布。此外还有隔直流作用。

（五）刺激电极

刺激电极的种类很多，在生理实验中常用的有普通电极、保护电极、乏极化电极等（图5）。

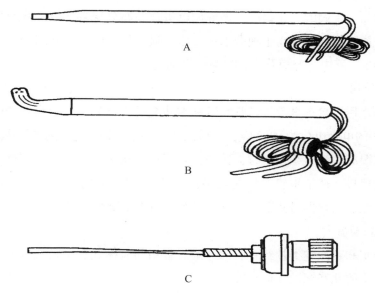

A：普通电极；B：保护电极；C：乏极化电极

图 5　刺激电极

1. 普通电极　刺激离体的组织时常用，电极的金属丝装嵌在有机玻璃套内，前端裸露少许金属丝，用以接触组织。

2. 保护电极　刺激体深部组织时，避免电流刺激周围组织，常需用保护电极。电极的金属丝包埋在绝缘套内，前端仅有一侧槽露出电极丝作用于组织。

3. 乏极化电极　当用直流电刺激组织时，上述电极不宜使用。因组织内外存在着电解质，当电流以恒定方向流过时，阳极下将有 Cl^- 积聚，阴极下将积聚 Na^+，此称为极化现象。离子积聚程度与通电时间成正比，产生与原电动势极性相反的极化电动势，一方面衰减了刺激电流，另一方面在断电时则发生分极电流，从而影响实验结果。为了避免极化现象，用直流电刺激时，应采用乏极化电极。常用的乏极化电极有银—氯化银电极、锌—硫酸锌电极和汞—氯化汞电极。

现以银—氯化银电极为例，介绍工作原理和制作方法。银—氯化银电极通直流电后，在阳极下有 Cl^- 集聚，但阳极电极的金属银不断失去电子成为 Ag^+，后者与集聚的 Cl^- 结合形成 $AgCl$，附着于电极表面，避免了 Cl^- 的集聚；在阴极下，有 Na^+ 集聚，但由于阴极不断获得电子，使阴极表面的 $AgCl$ 中的 Ag^+ 还原为 Ag 而放出 Cl^-，后者与 Na^+ 保持着电离平衡，从而消除了两极间的极化电动势。

制作银—氯化银电极，可根据不同实验要求，选择不同形状和型号的银片或银丝，先用细砂纸擦去表面污物，用蒸馏水洗净后浸入盛有 0.9%NaCl 溶液的烧杯中，接于 4~6V 直流电源的阳极上；阴极用石墨棒，通电 0.5~1h。电路中接 $1k\Omega$ 的可变电阻和 10~25mA 电流计，按每平方毫米银电极表面积给电流 0.01mA 计算，这样

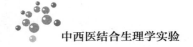

可得到均匀而又牢固的氯化银层。做好的电极放在暗处保存，以免氯化银分解。使用时外绕一层脱脂棉，并在生理盐水中浸湿，通过棉层间接接触组织。不用时可浸在 0.9%NaCl 溶液中，并短路之，以减少极间电位差。

（六）锌铜弓

锌铜弓常用以检查坐骨神经腓肠肌标本功能是否良好。原理为锌的电极电位为 −0.76V，铜的电极电位为 +0.34V，当弓顶锌与铜连接时，电流按铜→锌方向流动；当锌铜弓与湿润的活组织接触时，锌失去电子成为正极，使细胞膜超极化；而铜得到电子成为负极，使细胞膜去极化而兴奋。电流按锌→活体组织→铜的方向流动，形成刺激。注意用锌铜弓测试时，活体组织表面必须湿润。

（七）肌动器

用以固定和刺激蛙类神经—肌肉标本。常用的有槽式和平板式等，装有刺激电极、固定标本的孔和螺丝、杠杆等。

二、计算机在医学实验中的应用

计算机技术在生理学领域中的应用已十分广泛，随着计算机技术和信号理论的发展，计算机在生理学乃至整个生命科学领域中的应用，将有着越来越广泛的前景。

（一）生物信号采集和处理

由生物体所产生的生物信号形式多样，除生物电信号可直接经引导电极输入放大器外，其他的非电信号必须经过换能器的换能，将这些非电信息转换成电信号后，才能输入放大器。信号经生物放大器放大后，计算机按一定的时间间隔对连续的信号由 A/D 转换器转换成计算机能接受的数字信号进行采集，处理后由显示器显示，即我们所观察的生物信号（图 6）。

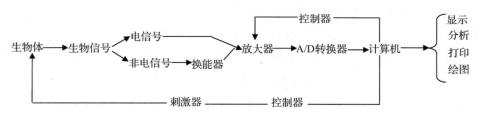

图 6　生物信号采集处理流程图

1. 换能器和放大器　生物信号的非电信号如压力、张力、流量、温度等必须先转为电信号，才能进一步处理。换能器的作用就是完成这种信号的检取和转换工作。从换能器来的生物电信号通常很弱（mV 或 μV），必须经生物放大器放大后（V）才转输给记录、分析设备进行处理。

2. 生物信号的采集　采集生物信号时，计算机通常按照一定的时间间隔取样，并将其转换为数字信号后放入内存，称为采样。

（1）模数转换器：生物信号通常为模拟信号，需转换成数字信号，才能为计算机接受。模数（A/D）转换设备一般能够提供多路 A/D 转换和 D/A 转换功能。A/D 转换需要一定时间，这个时间的长短通常就决定系统的最高采样速率。A/D 转换的结果以一定精度的数字量表示，精度越高，幅度的连续性越好，对一般生物信号的采样精度不应低于 12 位。转换速度和转换精度是衡量 A/D 转换器性能的重要指标。

（2）采样：与采样有关的参数包括：通道选择、采样间隔、触发方式和采样长度等方面。

3. 生物信号的处理　计算机对生物信号的处理一般包括以下几个方面：

（1）直接测量：在选定的区间内，计算机可直接测量出波形的宽度、幅度、斜率、积分、频率等参数。

（2）实时控制：利用输出设备，计算机可发出一些模拟的或数字的控制信号，用来控制与之相连的其他设备。控制信号的大小、方式及发出的时刻可随所采集的生物信号的特征而做出相应的改变。

（3）统计分析：用计算机进行统计分析具有快速、准确、便捷的特点。现有的统计处理程序非常丰富，除能完成方差分析、t 检验和线性回归等常用统计方法外，尚能完成逐步回归、曲线拟合等较为复杂的统计方法。数据可为多种统计方法共享，结果可以图形方式输出，使用非常方便。

（4）动态模拟：通过建立一定的数字模型，计算机可以仿真模拟一些生理过程。例如激素或药物在体内的分布过程、心脏的起搏过程、动作电位的产生过程等均可用计算机进行模拟。除过程模拟外，利用计算机动画技术，还可以在荧光屏上模拟心脏泵血、胃肠蠕动、尿液生成、兴奋的传导过程。基于计算机多媒体技术的多媒体教学，可将复杂的生理过程通过二维或三维动画的方式演示出来。再配上同步的声音，可以达到非常独特的教学效果。

（二）RM-6240C 生物信号采集处理系统

该系统集生物信号采集、放大、显示、记录与分析为一体，采用外置式结构。计算机通过 EPP 并口（采样频率达 100K）或 PCI 通讯卡（采样频率达 200K）与其连接实现通讯（图7）。

1. 系统组成　系统由硬件和软件两部分组成。硬件包括外置程控放大器、数据采集板、数据线及各种信号输入输出线。软件（V1.02）主要由 RM-6240.EXE 及多个实验子模块组成。软件与硬件协调工作，实现系统的多种功能。其面板上设置有外接信号输入插座、刺激器输出插座、记滴及监听插座（图8）。

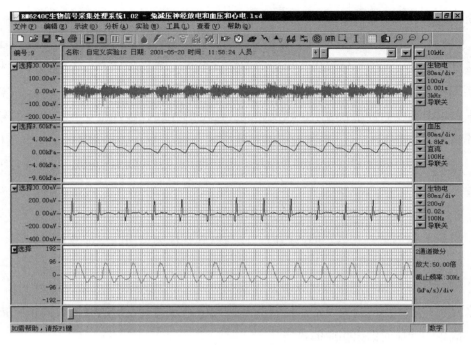

图 7   RM-6240C 系统软件界面

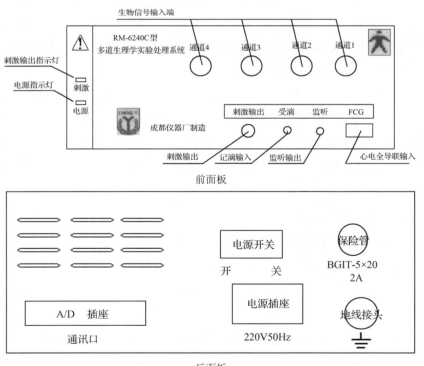

图 8   RM-6240C 前后面板

2. 系统运行 打开外置的"生理实验系统"电源（若仅对以前记录的波形进行分析，不作示波及记录，则可不开外置仪器），然后开启计算机，用鼠标双击计算机屏幕上的"RM-6240生物信号采集处理系统1.02"图标即可进入实验系统。注意开机顺序应先开外置仪器，然后再进入"实验系统"，如果未开外置仪器即进入"实验系统"，系统无法进行"示波"或"记录"，此时应退出软件系统，开启外置仪器再进入系统，对有些笔记本电脑，则需重新启动计算机。

进入RM-6240C生物信号采集处理系统主界面后，可以通过屏幕右边参数控制区从上至下依次在各通道设置所需要的通道模式、扫描速度、灵敏度、时间常数和滤波等参数。在屏幕左边参数控制区可进行零点调节、坐标滚动，也可对通道做校验、频率谱、相关图、微分、积分、直方图（用鼠标点开左边参数控制区的选择按钮进行选择）等分析处理。本系统对显示的通道宽度可任意调节，只需在通道的分隔栏位置按住鼠标左键拖动到所需位置即可，使用热键："Alt+H"可使通道回到等分状态。

本系统在工作过程中分三个环境，即示波、记录和分析环境。

（1）示波环境：在示波环境点击"开始示波"键，系统即开始采集信号，并把采集到的信号波形实时显示出来，点击"停止"键，系统即停止采集信号。

在示波环境可以调节各种实验参数如通道模式、扫描速度、灵敏度、时间常数等，也可选择各种实时处理模式如频率谱、相关图、微分、积分、直方图等，选择刺激器、记滴等功能，请注意，示波状态相当于放大器与示波器、刺激器结合的实验环境，示波时采集到的信号只作实时显示，但未记录到硬盘。和刺激器结合，系统还可实现同步触发示波（每发一次刺激显示一幅图形）。如果使用相关分析，则显示相关图的通道相当于X-Y示波方式（"触发示波"）。

（2）记录环境：点击"记录"键，系统即开始在显示波形的同时将采集到的信号实时存储到硬盘。从示波状态点击记录键可直接进入记录状态，一旦在示波状态点击记录键，系统将当前屏幕所显示的波形以及此后采集的信号实时记录到硬盘上。

注意实时记录的信号是以临时文件的形式记录的，只有在退出系统前正式存盘，该文件才能转换成正式文件。在记录状态如点击暂停键，则暂停记录，再次点击暂停键，则系统在原记录文件基础上继续记录。记录状态也可调节各种实验参数和模式，但有些参数如采集速度必须在示波状态才能调节。记录环境相当于放大器与示波器、刺激器、记录仪相结合的实验环境。在记录状态，通过双击鼠标左键可激活或取消系统具备的计时功能，通过单击鼠标右键还可在所需通道打上中文词条标记。

（3）分析环境：从记录状态停止记录或打开一个已记录存盘的文件，系统即进入分析状态。在分析状态系统可对记录的波形进行各种测量、分析、编辑和打印。

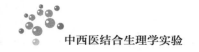

本系统已预先设置了大量的实验项目，如果用户是做系统已设置的固定实验项目，那么只需通过"实验"菜单选择所需要的实验项目，系统将自动设置好有关参数（可在此基础上根据信号大小微调有关参数，如根据信号大小微调灵敏度）。

通过"实验"菜单选择所需实验项目可在刚进入系统界面时进行，也可在示波状态或从示波状态停止后进行，如系统处于记录或分析环境，则需先回到示波环境才能选择预先设置的实验项目。

当各种参数选择好后，可通过选择"示波"菜单中的"开始示波"（或用鼠标点击工具条的"开始示波"图标）项进行数据波形采样。如果对波形满意，那么可通过选择"示波"菜单中的"开始记录"项记录数据，此时的波形以临时文件形式被实时存入硬盘，在记录过程中也可选择"停止记录"项暂停记录某些数据。当需要记录时，又可选择"开始记录"，在记录过程中，可以通过打标记标识记录过程中的某一点，以便查找。

在选择文件菜单中的"保存"命令（退出系统前系统也会提示对实验结果保存）对实验结果以正式文件形式保存后，此前的记录即被保存在该文件中，如果记录是非连续的（中途停止记录，过后又继续记录），则每一段记录都以子文件形式存在同一文件中，以后在系统中可用计算机的"Page Up"和"Page Down"键选择各段记录。此时，可在系统界面的左上角看到子文件的编号（以阿拉伯数字表示）。保存的文件以后可用系统的"打开"命令调入系统进行分析处理或打印。

点击"开始记录"并点击"结束记录"后，系统即进入"分析状态"。可用分析工具对记录的信号进行分析，或通过"文件"菜单中的打印选择项，打印实验结果。如果记录了波形，此后又进入示波状态然后停止，此时若想对此前记录的波形进行分析，可利用计算机的"Page Up"和"Page Down"键找出先前记录的波形进行分析。

在分析图形时，可将各种参数的测量结果显示或记录在数据板上（可用工具条中"测量信息"项打开数据板），便于编辑和打印。

值得注意的是，任何实验，只要生物信号无问题，要取得好的实验效果，关键是实验参数（用系统界面右边控制参数区的按键调节）的设置，实际上取决于选择合适的"采集频率""通道模式""扫描速度""灵敏度""时间常数""滤波频率"。当有50Hz交流干扰时，还应将示波菜单中的"50Hz陷波开"打开（当所采集的信号频率本身处于50Hz附近时不宜打开"50Hz陷波"）。

3. 系统技术指标

（1）采样速率：EPP接口单通道100kHz，PCI接口单通道200kHz。以上是实时显示状态下连续记录到磁盘的采样速率，而且采样速率从1Hz到最高采样速率可调。

（2）扫描速度：0.2 ms/div～3200s/div 可调。

（3）放大器输入电阻≥100MΩ；共模抑制比≥100Db；噪音≤±3μV（P-P）相当于±1μV。

（4）每个通道都是多功能放大器，通过模式选择均可成为生物电放大器、血压放大器、桥式放大器、温度放大器、呼吸流量放大器，从而能适应各类换能器。

①灵敏度：

生物电交流模式：20、50、100、200、500（μV/div）及 1、2、5（mV/div）。

生物电直流及交流低增益模式：1、2.5、5、10、25、50、100、250（mV/div）。

血压模式：0.48、1.2、2.4、4.8、12（kPa/div）或 3.6、9、18、36、90（mmHg/div）。

②低通滤波：3Hz、10Hz、30Hz、100Hz、500Hz、1kHz、3kHz、OFF。

③时间常数（高通滤波）：0.001s、0.002s、0.02s、0.2s、1s、5s、DC。

④温度模式（使用 CPT100 温度传感器）：量程：-10～100℃；精度：±1%F.s；分辨率：±0.1℃。

⑤PH 模式（与 PHS-3D 型 PH 放大器模拟输出连接）：量程：0～14PH；分辨率：±0.1PH。

（5）全隔离程控刺激器的主要技术指标如下：

①单脉冲、双脉冲、串脉冲和连续脉冲。

②脉冲可手动或自动触发。

③脉冲参数：

刺激幅度：0～50V 或 0～10mA（对应 RM-6240C 型）。

脉冲分辨率：1000 步延时：0.1～1000ms　波间隔：0.1～1000ms。

波宽：0.1～1000ms　频率：1～3000Hz

④刺激器的波形及参数可以存储，以便随时调用。

⑤输出方式：正电压、负电压、正电流、负电流。

⑥隔离方式：光电隔离。

（6）心电图导联转换器（对应 RM-6240C 型）：

①所有通道可同时以不同的导联方式实时显示与记录心电图。

②导联方式共 12 种（对应 RM-6240C 型）：Ⅰ、Ⅱ、Ⅲ、aVR、aVL、aVF、V1、V2、V3、V4、V5、V6。

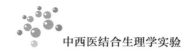

4. 系统功能

（1）刺激器（图9）

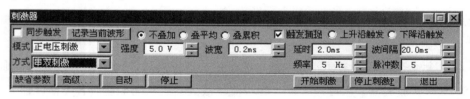

图9　刺激器对话框

对话框中的参数设置必须通过每一参数项右边的上下箭头调节。直接通过键盘输入无效。如果仅通过鼠标点击方向箭头，则数字按 0.1 为单位变化；如果点击鼠标的同时，按住 SHIFT 功能键，则数字按 1 为单位变化；按住 Ctrl 功能键，则数字按 10 为单位变化。

（2）监听功能：只供第一通道使用，可用于减压神经放电、膈神经放电、肌梭放电等实验。使用时将电脑的有源音箱与仪器的监听插孔接通即可。

（3）记滴功能（图10）

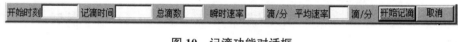

图10　记滴功能对话框

在示波菜单中，选择记滴功能，弹出如上对话框（此框可用鼠标随意拖动）。选择"开始记滴"按钮，在"开始时刻"对话框中系统自动记录这一时刻，并在"速率"框中自动显示当前液滴的速率。此时"开始记滴"按钮变为"停止记滴"，在需要的时候，按"停止记滴"按钮。系统自动显示记滴时间、滴数和平均速率。如果需要记录波形，请先"开始记录"，再"开始记滴"。

记滴前应将仪器的记滴电缆插头插入仪器的受滴插孔，电缆的金属夹连接受滴电极，受滴电极可用任意两根彼此绝缘的金属丝组成，当液滴与受滴电极连接一次即记滴一次。

（4）心电图导联转换功能（对应 RM-6240C 型）：RM-6240C 型带有国际标准的心电图导联转换器，在接通导联开关的情况下，通过标准的 ECG 输入线，可在任意通道选择各种导联模式描记心电变化曲线。"导联开关"选择快捷键位于界面的工具条内，用鼠标点击"导联开关"按键，即弹出通道的选择框，您可用鼠标选择所有通道，也可选择 4 个通道中的任意通道作 ECG，通道选项前打钩表示该项选中（如所有通道选项前通过单击鼠标打上了钩，即表示此时所有通道的输入都与导联转换器接通，而和通道输入插座断开了，此时信号必须从 ECG 插座通过 ECG 输入线输入，并可在通道右边通过鼠标选择导联模式，而通道 1~4 的输入不起作用。如果通过再次单击鼠标取消了"导联开关"内通道选项前的钩，则在通道的右边参数控制区下方显示"导联关"，此时输入和导联转换器断开，而和通道 1~4 接通），"导联开关"的作用是使输入在通道插座和 ECG 插座之间做切换。RM-6240C 型适配的 ECG 输入线是国际标准的导联输入线，连接应按照输入线的标注连接。

如果仅做肢体导联，则可直接通过通道 1~4 的输入插座输入，使用方法和 LMS-2B 型二道生理记录仪是相同的。

（5）打印模式（图 11）

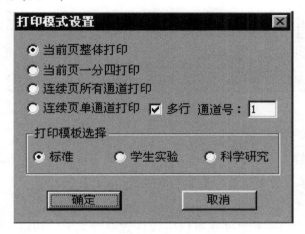

图 11 打印模式

①当前页整体打印

用于打印当前页中任意一个通道或所有通道的信号。

②当前页一分四打印

将当前波形按纸张 25% 比例，一次打四份在同张纸上。

③连续页所有通道打印

将若干页的波形连续地打印。

④连续页单通道打印

在"通道号"中指定某一通道，选中"多行"，则将该通道波形连续打印四行再换页；反之，则打印一行即换页。

⑤打印模板选择

分三种模板，适用于不同用户。

（6）自定义模块功能

①建立自定义实验项目

根据需要，可任意改变和设计各通道参数、程控记录参数、程控刺激参数、扫描轨迹和背景颜色等。

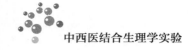

②保存自定义实验项目

单击"实验/保存自定义实验项目",弹出提示（图12），就可以将设定好的实验参数另取名保存起来，当下次再做同种实验项目时，即可打开保存的自定义实验项目文件。利用该功能，可自行设计若干实验项目。

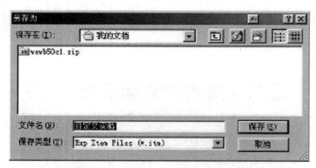

图12　保存自定义实验项目对话框

③打开自定义实验项目

打开保存的自定义实验项目文件，系统将自动调整好自定义实验参数。

（三）Pclab 生物医学信号采集处理系统

1. 系统组成简介

Pclab 生物医学信号采集处理系统由硬件数据采集卡、四道生物信号程控放大器、程控刺激器和配套软件等组成。系统软件为规范的 Windows 图形界面，具有数据采集、作图、分析、处理一体化功能。

2. 软件介绍

（1）Pclab 生物医学信号采集处理系统应用程序是信号采集与处理为一体的 32位多任务软件。

软件系统的使用：首先通过传感器把生物信号（生物电信号无须传感器转换可直接输入）转换为电信号，通过程控放大器将原始信号放大、滤波、调理为采集卡所要求的指标，经模数转换，将信号转为数据，通过虚拟驱动程序取出数据及处理，并通过显示处理子程序，存盘，并将数据转换为图形显示在屏幕上。需要时还可进行数据反演义处理或打印记录供用户观察或存档。

（2）Pclab 软件包的启动：①可采用下述两种方式中的一种启动：双击 Windows桌面上 Pclab 图标，应用软件即开始运行。②单击 Windows 桌面左下角"开始"按钮，再选中程序下的 Pclab 目录的 Pclab 图标，应用软件开始运行。

3. 系统操作指南

硬件操作是指对程控放大器按钮和外置放大器及刺激电极的接口的操作。面板上左起第 1~4 个方形按钮是对应的第 1~4 通道的 AC 和 DC 选择按钮，按下按钮为

AC（交流）状态；按钮外凸为 DC（直流）状态，分别输入交流或直流成分的信号。第 5 个按钮用来选择第四输入通道是否显示当前输入的刺激波形，按下去为显示刺激波形，抬起来为不显示刺激波形，即普通信号输入方式。第 6 个按钮按下去为正极性刺激波形输出；抬起来为负极性刺激波形输出。每通道交直流切换开关旁的小孔，用于放大器硬件偏置调零（一般情况下不需要调零，应慎重使用）。下方是第 1~4 个输入端子的插座。

软件操作系统界面由菜单栏、工具栏、状态提示栏及采样窗、处理窗、数据窗等多个相应的子窗口组成。启动时默认的配置文件为 Pclab. abc，其配置是上次退出时的配置，此配置文件不可删除，启动后进入初始界面。

菜单栏使用说明如下：

（1）文件　包括：①文件命令：新建、打开数据、保存数据、数据另存为、导出数据等常见命令。②配置命令：打开配置，可打开以前定义过实验参数的配置文件（＊.abc），为快捷打开实验的方式；保存配置，以自定义文件名保存当前的采样条件、放大器倍数、刺激器参数及定标值等各项配置参数为配置文件。以后可快捷地打开配置进入设定的参数环境开始实验。③打印命令：页设置、打印预览、打印。④系统命令：退出，即关闭 Pclab 系统软件。系统退出时将自动储存当时实验配置参数的 Pclab. abc 文件（默认实验配置），再次启动系统时仍按此配置（含定标值）进行同类实验。

（2）编辑　编辑菜单含有撤销、剪切、复制、粘贴等常见操作项目。

（3）处理　①数字信号处理：包括如下几种。FFT：快速傅里叶分析，对所选曲线进行 FFT 运算和绘出谱分析图形。低通数字滤波：所选中的低频成分数据可通过（保留）而滤掉高频干扰成分。高通数字滤波：原理同上，可滤掉数据的低频干扰，而保留高频成分。带通数字滤波；对所选中的数据图形中某特定频段以外的频率进行数字滤波，滤波参数可选。带阻数字滤波：对所选中的数据图形中某特定频段进行数字滤波，滤波参数可选。50Hz 陷波：对被选数据进行 50Hz 滤波，可去掉50Hz 电源干扰信号。平滑滤波：被选数据进行 7 个数据点平滑滤波。平均：对被选数据进行算术平均处理。②曲线导出，包括微分、积分、X–Y 曲线、搜索，即查找最大值、查找最大微分值和查找最大负微分值。

（4）视图

在以下的栏目中：显/隐选项有"√"标记为显选项，否则为隐选项。

工具栏、状态栏、程控放大钮和刺激器控制栏都有相应的显/隐选项。

单窗显示：单采样窗与多采样窗的切换选择。

通用实验：选择通用实验，即记忆示波或连续记录工作模式，并使专项实验不

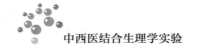

可选。

专项实验：各种专项实验菜单显/隐选项。

（5）设置

工作方式：可选择的三种工作方式。A. 3802：数学、科研通用型程控放大器。B. 3804：高性能科研专用型放大器。C. 自备：用户外接其他类型放大器。

采样条件设置：进入采样条件设置窗（也可点击采样条件快捷按钮进入），进行通道数目、采样间隔、显示模式、触发方式等参数的设置。

通用设置：显示模式有三种选择：记忆示波、连续记录、X-Y记录。在生理实验中，可大致将记录信号分成两大类：一类是变化快、频率高的信号，如动作电位等，一般采用示波器来显示。另一类是变化慢的信号，实验时可采用连续记录方式记录数据。本系统能记录快信号（采样间隔10μs），也能记录慢信号，可取代传统实验的示波器与记录仪。当选择了记忆示波项，可激活下面的触发方式选项，可以根据自己的实际需要选择触发方式中的选项。连续记录、X-Y记录均不能激活下面的触发方式选项。连续记录模式，在采样时，可连续存盘。

采样间隔是指计算机在模/数（A/D）转换时，以多少时间间隔进行采样。经放大器放大后的连续模拟信号，计算机做等间隔采样，变成非连续数字信号（即原始数据），采样间隔的大小视信号的变化频率而定，快信号采样间隔要小（如心肌动作电位应用25μs或50μs采样），而慢信号采样间隔可大些（如呼吸曲线可用1ms采样，可减少数据量）。

触发方式有自动触发、信号触发、刺激器触发、外触发及触发叠加等选项，使用者可根据具体情况加以选择。

采样通道选择：有四个通道供选择，它们的性能大致相同，1、2通道的最小放大倍数为50倍，带宽为10K。3、4通道最小放大倍数为5倍，带宽为1K。可以根据需要选择其中的一个或几个同时采样（若设置三通道采样，系统强制变成四道采样）。微弱而变化快的信号宜选1、2通道，较强而变化慢的信号宜选3、4通道。刺激器波形显示常选用第4通道。

显示通道的内容设置：有四个显示通道供选择，当选了一个或几个，可以看到当前的采样通道是几通道以及它的信号处理、转折频率是多少。最后，当选择完成后，用鼠标点击"确定"，退出采样条件设备。

单位修正（即定标）：进入单位修正窗（点击单位修理快捷按钮或点击采样处理窗的单位提示区进入），可分别设置各通道的采样内容、单位、零点和增益修理。

结果分析：数据窗设置，数据窗是一电子表格窗，与Excel电子表格类似。用鼠标点击"数据窗设置"项，打开窗口。首先选择好左上角小窗中的通道号，然后选择左侧大窗口中的参数类型，再选择右侧大窗口中的具体参数项，点击右指向箭头，选中不同参数，最后点击确定按钮，退出配置窗。

零点设置：选择此项可将当前所有通道图形置于0点处。

标准配置：当系统配置变乱，不易恢复到初始状态时，选择此项可将系统恢复到系统初始配置状态，方便用户重新进入系统配置。

（6）实验

用鼠标点击菜单中的视图/定制实验，然后再用鼠标点击"实验"项，有系列专项实验供使用者选择。其中生理学、药理学、病理生理学三大项中有系列试验可供实验选择，用户还可设置自定义项目。

（7）窗口层叠：可打开多个窗口，以层叠方式显示。

工具栏使用说明：

从左向右共有20个快捷按钮，前10个为菜单中的一些最常用命令的快捷执行按钮，如：新建、打开、存盘、打印、打印预览、剪切、复制、粘贴、撤销、采样条件。其他快捷按钮分别为：刺激器：刺激器参数选择栏显/隐。计时器清零：将状态栏的计时器清零。测量：显示测量窗，拖曳采样处理窗显示曲线，可对被选数据进行幅度、间隔、频率、峰值、增量值和面积等12种指标的测定。观察：观察被选取通道数值，在采样处理窗图形数据区移动鼠标，可观察该通道的X-Y数值。处理结果入表：选中数据图形后，按下此键处理结果进入数据窗表格。采样窗：激活采样窗。处理窗：激活处理窗，将拖选数据图形显示处理结果。数据窗：激活数据窗，利用数据窗，可将处理结果以电子表格形式保存，以便做进一步处理。处理数据复制到Microsoft Excel：把处理后得到的数据复制到Excel表格软件中做进一步处理。帮助：同菜单"帮助/目录"。

状态提示栏：

鼠标指向的当前主要操作提示及显示主要参数。

窗口使用说明：

Pclab生物医学信号采集处理系统的窗口有采样窗、处理窗、数据窗、采样条件设置窗及测量窗等。其中有的窗口相当于一个工作环境，有的窗口只是进行条件设备。

采样窗主要包括：

①图形显示区：显示数据曲线区域，通道数目在采样条件设置窗内选定。在"观察"激活时，显示区内移动鼠标，可观察实验数据值。在显示区上拖曳鼠标，出现蓝色区域（即被选数据），可对数据进行测量、复制、剪切和处理，也可进入处理窗对被选数据做进一步的处理。

②单位提示区：测量单位、Y轴刻度和有效测量范围显示区。在零刻度上方点

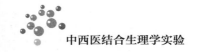

击鼠标左键，纵向扩展曲线；在零刻度下方点击鼠标左键，可纵向压缩曲线；在"单位"处点击鼠标左键，可将图形上移，在 0 点下侧点击鼠标左键，可将图形下移。利用此功能可单独将所选通道图形曲线调零。

③通道提示区：A. 提示物理通道号，点击鼠标左键，可选择通道曲线颜色。B. 提示放大倍数，点击上▲或下▼箭头，可实时调整放大器放大倍数。

④时间、标记提示区：时间刻度即 X 轴显示。实验中若要加标记，用鼠标点击标记快捷按钮则该区域将自动在相应时间点上加标记提示。标记内容可实时或在标记数据库内随意修改，也可进入实验标记编辑窗对相应实验标记内容进行修改。

⑤总控制按钮区：有三个按钮，完成开始采样、结束采样和存盘功能。

⑥下方工具栏：

图形压缩按钮：单击此钮，X 轴按比例压缩，压缩比在左侧显示。

图形扩展按钮：单击此钮，X 轴按比例扩展，扩展比在右侧显示。

单击压缩比显示按钮：可显示所有压缩比。并可快速选择所需压缩比。按压此钮也可使图形显示区曲线重画。

⑦刺激器控制区：包括刺激方法选择、实时刺激参数调节窗及刺激启动按钮。

刺激方式选择：点击左侧▼显示钮可显示所有的刺激方式：单刺激方式、复刺激方式、主周期刺激方式、自动间隔调节、自动幅度调节和自动频率调节等可选参数；有主周期、串长（s）、波宽（ms）、幅度（v）、首频率（Hz）、增量（ms）、末频率（Lz）、串间隔（s）等参数可选择。

启动刺激器时，按下刺激按钮启动，停止时按总停止按钮。

标记按钮：采样过程中，按压此钮能在时间轴上打标记，使采样过程变化有所记录。

处理窗：

选中一段图形数据，按下处理窗快捷按钮，显示处理结果。

主要包括两个区域：

①初始化：第一次进入数据窗，电子表格已初始化。若重新处理新一批实验结果。可点击"新建"快捷按钮，重新初始化电子表格，在初始化前应先将数据结果存盘，重新初始化时，数据将刷新，不保留原始数据。

②A、B 二列分别自动填写文件名和被选数据的起止时间。

③点击鼠标列标题（如 C、D、E 等），可激活数据设置窗。可在数据设置窗内选择数据被处理的通道号、指标及处理结果存放的列号。按确定退出设置窗。

④选择处理项目后，回到采样处理窗选择数据（即拖曳采样处理窗显示区域的曲线），再按工具栏中的"数据结果入表按钮"，系统即自动填写所需的结果数据。

⑤处理好结果数据后，按工具栏中的保存快捷按钮或选择菜单"文件/另存为"，保存处理结果。文件以 Excel 类型保存，可用 Excel 打开。

⑥可用工具栏中的打开快捷按钮或选择菜单"文件/打开数据"打开以往处理结果文件查看，但无法在原结果上进一步添加新内容。

4. 通用实验的一般操作

通用实验方法适合于科研与特殊教学实验，这种方法灵活，可根据需要不断改变系统设置参数，使采集波形更好，更适合观察及实验结果的要求。

方法如下：

（1）双击 Pclab 图标（运行 Pclab. exe），进入 Pclab 初始界面。

（2）点击采样条件快捷工具栏，打开采样条件窗口，进行采样条件设置。

（3）根据实验需要，选择打开的通道号，需要打开的点击上"√"，否则为空白。

（4）点击下拉选择框，选择采样模式；记忆示波，记录仪或 X-Y 记录方式（快信号用记忆示波，长时间慢信号用记录仪方式）。

（5）点击下拉选择框选择采样间隔，注意采样间隔应与所采信号相匹配。采样间隔太小，存盘数据量大，不能做长时间存盘；采样间隔太大，信号容易失真，丢掉高频成分，造成实验结果误差大。采样间隔的合适值应该多试几次，以求最好。

（6）在选择了记忆示波器后，应选择合适的触发方式，以使采样与内或外触发信号同步工作，点击下拉选择框，选择所需的触发方式。

（7）点击确定按钮退出采样条件窗口。点击开始按钮系统开始采样，采样窗中应有扫描线出现。（示波器方式曲线从右向左扫描，记录仪方式曲线从左到右记录）

（8）当系统需要定标时，首先将系统调零。开始采样后输入一标准信号并稳定一小段时间，停止采样后，用鼠标点击标准信号图形的某一点，再移动鼠标至单位显示区点击一下，打开单位修正窗口，改变测量项目为所需项目，再改变单位为所定单位，最后在新值栏中填入标准信号值，点击"确定"，退出单位修正窗完成标定。

（9）点击"采样"按钮，开始采样，并可观察到采样窗口中有信号图形出现。

（10）需要存盘时，点击"存盘"按钮，信号图形即被实时存盘。再点击此按钮即停止存盘。

5. 专项实验的操作方法

Pclab 系统在提供通用仪器实验方法的同时，也提供了多项常规生理学、药理学及病理生理学专项实验方法。其操作方法如下：

（1）双击 Pclab 图标（运行 Pclab. exe），进入 Pclab 初始界面。

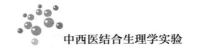

（2）点击视图菜单项，选中专项实验栏，激活实验菜单项。

（3）点击实验菜单项，按实验类型，做不同的选择，进而选择具体的实验项目，一旦选定系统即按标准的实验内容做好各项配置、标定。

（4）点击采样按钮即可开始实验，其余操作与通用实验方法相同。

6. 图形数据处理的操作方法

图形数据的一般测量方法，按照测量的数据类型，软件提供了 4～12 个测量指标，这些指标只是对测量的数据图形按照数据处理方法快捷计算得到的数字化图形结果。

（四）Maclab（PowerLab）系统

PowerLab 计算机实时分析系统（以下简称"PowerLab 系统"）为澳大利亚 Adinstrument Pty Ltd 公司产品。它是一种 Windows 操作平台的电脑化的数据采集和分析系统，有 2、4 和 8 通道各种型号可供按实验需要应用。PowerLab 系统作为高品质的系列产品，目前在国内还属于科研应用为主的贵重仪器。

PowerLab 系统为独立于电脑的外置式仪器，由信号处理和功能放大两部分组成。与计算机组合以后，信号处理部分可将 <10mV 的各种仪器信号进行数据的转换和多种分析处理。可与日本"RM-6000"型生理多道仪或美国 Godon 系列仪器联机使用。功能放大部分为专用的放大器组件，型号多样，可根据实验需要购买相应组件，逐步建设成实验系统。

（五）BI-2000 医学图像分析系统

计算机技术的发展，推动了基础医学的研究和临床诊断技术的提高，医学图像分析技术的应用范围大致分为两种：一种是静态图像分析，如组织细胞学的形态分析、临床诊断常用的 CT 检查等；另一种是动态图像跟踪分析，如机能学实验的微循环观察和小鼠迷宫行为的分析等。随着计算机多媒体系统技术的发展日趋成熟和完善，医学图像动态分析弥补了动态图像不能实时跟踪计算、分析和不能记录存盘的缺陷。本节主要对 BI-2000 医学图像系统做一简单实用的介绍。

1. BI-2000 医学图像分析系统产品组成

（1）BI-2000 医学图像分析系统硬件部分

①日本 SONY 480 线专业级彩色摄像头，PAL 制复合视频输出；

②加拿大 Matrox 专业捕捉卡，包含电视输出、电视接收、AGP G400 显卡、图像捕捉、MJPG 数字录像、转接盒多个功能模块；

③重庆光学仪器厂 XSZ-H7S 中高档三目生物显微镜，最大 1600 倍；

④自行研制显微镜配套恒温控制和电子温度显示的实验兔台、鼠板、蛙板；

⑤显微镜头防雾装置；

⑥专业直通摄像接口和大视野摄像接口。

（2）BI-2000医学图像分析系统软件部分

BI-2000医学图像分析系统软件光盘，包括以下功能模块：

①静态图像捕捉：1020×765、800×600、400×300幅面可选，采用标准Windows图像格式：BMP非压缩、JPG压缩格式；

②数字录像功能：支持定时录像（0.1~3600s）和实时录像；

③交互几何测量（包括直线，曲线，面积，周长测量）；

④细胞自动计数：含杂质滤除、填补空洞、分割目标、清除目标，提高计数准确度；

⑤动态图像分析功能：数字录像交互分析，可以测量如变化幅度、速率、频率等参数，适合心肌细胞药理分析等；

⑥免疫组化分析：自动测量阳性分布面积、平均灰度和平均光密度、积分光密度（IOD）等参数，支持灰度分割、色度分割和手工分割三种方式；

⑦序列图像体积测算：用于序列切片图像目标体积计算；

⑧微循环图像实验：包括图像和心电、血压和呼吸等生理参数综合观测，血管直径、血流速度、血流量测算，15种实验参数交互测量和记录、图像和生理波形同步记录与回放、实验图文报告打印。微循环图像观测物镜可以使用4倍、10倍到40倍，清晰度优于国内同类产品；

⑨离子通道图像分析：可以分析离子通道输出波形，测量通道开、关闭时间；

⑩水迷宫跟踪分析软件：可以自动辨识目标，跟踪目标轨迹。

（3）BI-2000医学图像分析系统的功能结构图

如图13所示，被观察对象首先通过显微镜放大，由摄像头摄取图像并输入到计算机内的专用图像捕获卡，进行A/D转换后，由BI-2000医学图像分析系统软件对数字图像进行处理，从而实现对图像的分析、测量。同时通过图像捕获卡对实时视频图像的压缩处理，可在计算机内记录存盘，还可以在电视机上实时地显示图像，起到电视教学的效果。

（4）BI-2000医学图像分析系统功能简介

①静态图像分析：可对一幅形态组织学切片图像或其他静态图像进行物理测量（如面积、周长、直径等）；还可以对图像进行目标区域的选取，一旦选定目标，系统将自动得到平均光密度、平均灰度、目标分布密度、目标面积和区域面积等的像素灰度分析（如免疫组化的测量分析等）。

②动态图像分析：可对运动的组织器官或器官流变学状态进行观察测量（如毛细血管的微循环观察），还可以对动物运动进行跟踪测量分析（如小鼠水迷宫行为分析）。

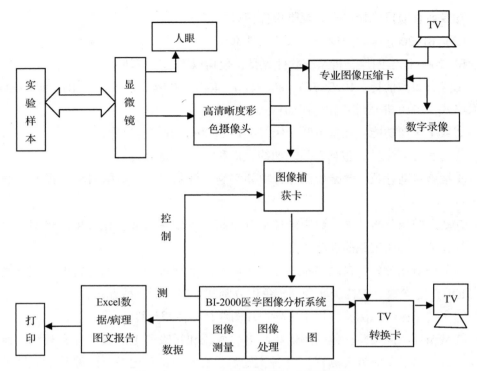

图 13　BI-2000 医学图像分析系统结构图

（5）整体界面介绍

　　整个软件界面从上到下由程序标题栏、菜单条、工具条、工作区和状态栏五部分组成。程序标题栏提供程序名称和正在处理的图像名称。如进入初始状态的"BI-2000 医学图像分析系统"，和打开 BMP 图像文件"trisomy"后的"BI-2000 医学图像分析系统-trisomy"标题显示。

　　菜单条供用户选择系统提供的分类功能选项，可以用鼠标点击选择。有关本系统菜单的具体功能说明，后面章节详细介绍。

　　工具条是菜单命令的一种按钮表示，采用图形化显示方式，提供给用户直观、快捷的选择服务。有关本系统工具条的分布和功能定义，后面章节详细介绍。

　　工作区是指用户可以直接操作的矩形区域，Windows 把它用窗口形式来管理，用户可以同时打开多个窗口，每个窗口之间可以相互覆盖、选择激活、关闭等功能。当用户打开多个图像文件时，要操作的工作区即是当前激活的那个窗口，命令也只对它起作用。

　　状态栏用来简略地表示当前工作区中图像的有关信息、如命令提示信息、图像大小、放大比例、颜色深度和键盘状态等。有关本系统状态栏信息的说明，后面章节详细介绍。

由于初始进入程序时，没有打开图像文件或者启动视频捕获/回放功能，所以菜单选择项自动缩减为当前有用的几个功能选项，工具条中的大部分按钮也变灰（不可选择状态）。只有输入了一幅图像后，程序自动使菜单选择项增加，同时工具栏按钮相关功能有效。

图 14 是打开四幅图像后程序界面的变化情况：

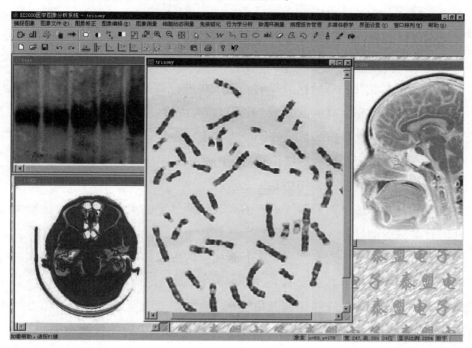

图 14　软件界面图

从图 14 中可以看出，菜单选项增加了图像处理、修正、编辑和测量等，同时工具栏大多数按钮有效，工作区中打开了三个图像文件，当前激活有效的是"trisomy"图像，状态栏中说明了该图像的基本信息，同时程序标题条中也指出当前程序是"trisomy"。

三、医学实验中的其他常用仪器

（一）HX-300 动物呼吸机

1. HX-300 动物呼吸机性能指标

（1）潮气量：1~300 可调。

（2）呼吸时比：1~5∶1~5（吸、呼值均可在 1~5 之间调节，这样，共有 25 种呼吸时比可调）。

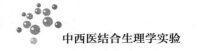

（3）呼吸频率：1~200 次/min 可调。

注意：潮气量、呼吸时比和呼吸频率三者之间会相互制约，比如，当呼吸时比为1∶1，潮气量为300mL时，呼吸频率的上限只能达到33次/min。

2．HX-300 动物呼吸机使用方法

（1）HX-300 动物呼吸机工作条件

电源：220V±10%，50Hz

环境温度：0~50℃

相对湿度：≤85%

（2）呼吸机初始化：呼吸机开机后，系统将进行初始化操作，此时参数显示窗口中的8个数码管全亮，显示数字8，系统自检完成后，数码管暂时熄灭2s，然后，系统设置实验的初始参数值，系统处于待机状态，在待机状态下，可以改变呼吸机的工作参数，也可以直接按启动按钮开始使用呼吸机进行实验。

（3）呼吸机各个参数的调节方法

潮气量的调节：通过调节潮气量旋钮来改变潮气量的大小，顺时针是增大潮气量，逆时针是减少潮气量。

①呼吸时比的调节：按下呼吸时比下面相应的按钮即可单独对呼吸比例进行调节，每按一下相应按钮，其值增加1，吸和呼的可调范围均在1~5之间，当某个数值增加到5后，在按下相应按钮则其值变回1，如此周而复始。所以，呼吸时比可以设定为1~5之间的任意比例关系。比如，我们想将呼吸时比设置为1.25∶1，即5∶4，那么将吸的值设为5，呼的值设为4，即呼吸时比为1.25∶1。

②呼吸频率调节：调节方法与潮气量调节方法相同，参见上面的潮气量调节说明。

③启动/停止调节："启动/停止"按钮在系统"启动"或"停止"状态之间进行切换。系统可在工作过程中随时调节其工作参数，当调节工作参数时，系统将暂停运行（调节潮气量除外），当调节好工作参数后，按"启动/停止"按钮系统将按照新设置的参数启动工作。

注意：在系统运行中，改变潮气量后，无须按动启动按钮系统即可按最新设置运行。若改变其他参数，则需按启动按钮系统方可运行。

（二）HSS-1B 离体恒温装置

该装置既可做痛觉及肠平滑肌等离体器官实验，又可单独作为通用恒温循环浴槽使用。

控制范围：室温+10℃~+95℃

温度波动度：±0.03℃

加热功率：1kW

水泵流量：6L/min

（三）UV2800 紫外可见分光光度计

是可见光和紫外光分光光度计，波长范围 190~1000nm 可测定物质在紫外区、可见光区及近红外区的吸收光谱，所以应用范围较广。

第三节　实验常用的手术器械及使用方法

一、蛙类手术器械

图 15 显示了常用蛙类手术器械。

（一）剪刀

粗剪刀用于剪蛙类骨骼肌肉和皮肤等粗硬组织；眼科剪刀用于剪神经和血管等细软组织；组织剪刀用于剪肌肉等软组织。持剪方法见图 16。

（二）镊子

圆头镊用于夹捏组织和牵拉切口处的皮肤（因圆头镊对组织的损伤性小）；眼科镊用于夹捏细软组织。

（三）金属探针

用于破坏脑和脊髓。

（四）玻璃分针

用于分离神经和血管等组织。

（五）锌铜弓

用于对神经肌肉标本施加刺激，以检查其兴奋性。

（六）蛙心夹

使用时将一端夹住心尖，另一端借缚线连于张力换能器，以描记心脏活动。

（七）蛙板

约为 20cm×15cm 并有许多小孔的木板，用于固定蛙类以便进行实验。可用蛙钉或大头针将蛙腿钉在木板上。如制备神经-肌肉标本，应在清洁的玻璃板上操作。为此可在木板上放一块适当大小的玻璃板。使用时，在玻璃板上先放少量任氏液，然后把去除皮肤的蛙后肢放在玻璃板上分离、制作标本。

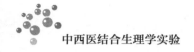

（八）培养皿

盛放任氏液，可将已做好的神经-肌肉标本置于此液中。

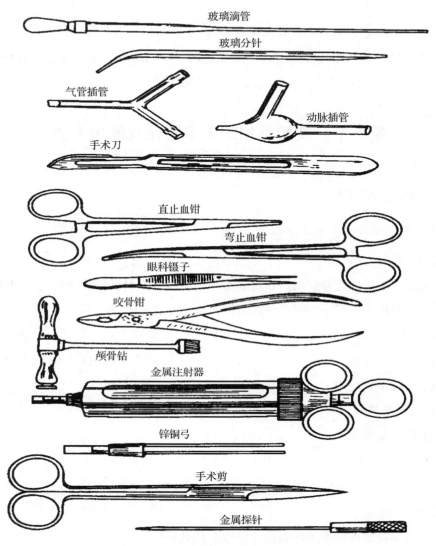

图15 实验常用手术器械

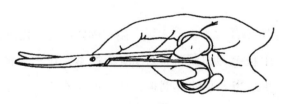

图16 持剪方法

二、哺乳类动物手术器械

（一）手术刀

包括刀柄和刀片。用于切开和解剖组织。持刀方法有四种：执弓式、执笔式、握持式和反挑式（图17）。前两种用于切开较长或用力较大的切口；后两种用于较小切口，如解剖血管、神经等组织。

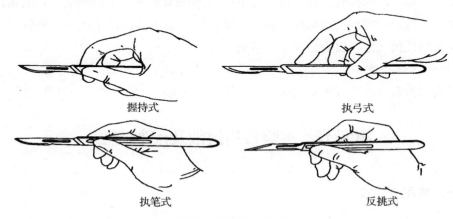

握持式　　　　执弓式

执笔式　　　　反挑式

图17　四种持刀方法

（二）手术剪

弯手术剪用于剪毛；直手术剪用于剪开皮肤和皮下组织、筋膜和肌肉等；眼科剪用于剪神经、血管或输尿管等。

（三）镊子

夹捏较大或较厚的组织和牵拉皮肤切口时使用圆头镊子；夹捏细软组织用眼科镊子。持镊方法略。

（四）止血钳

用于钳夹血管或出血点以止血或用于分离组织、带引缝线等。止血钳有各种大小型号。细小组织用蚊式钳，分离小血管及神经周围的结缔组织。持钳法同持剪法。

（五）骨钳

用于打开颅腔和骨髓腔。可按动物大小选用相应型号。使用时，使钳头稍仰起咬切骨质。切勿撕拉、拧扭，以防残骨损伤骨内组织。

（六）颅骨钻

用于开颅钻孔。钻孔后用骨钳扩大手术范围。用法为右手握钻，左手固定骨头，钻头与骨面垂直，顺时针方向旋转，到内骨板时要小心慢转，防止穿透骨板而损伤脑组织。

（七）动脉夹

用于阻断动脉血流。

（八）气管插管

用于急性动物实验时插入气管，以保证呼吸道通畅。一端接呼吸换能器或压力换能器可记录呼吸运动。

（九）血管插管

用于动脉、静脉插管。血管插管可用 16 号输血针磨平针头或相应口径的聚乙烯管代替。实验时一端插入动脉或静脉，一端接压力换能器以记录血压。插管时，管腔内应排出任何气泡，以免影响实验结果。

（十）三通开关

可按实验需要改变液体流动的方向，便于静脉给药、输液和描记动脉血压。

第四节　实验常用溶液及配制方法

一、常用盐溶液

生理学实验中常用的生理盐溶液有生理盐水、任氏液、台氏液和乐氏液等（表1、表2）。

表 1　实验常用盐溶液

单位：g/1000mL

药品名称	生理盐水		任氏液	乐氏液	台氏液
	两栖类动物	哺乳类动物	两栖类动物	哺乳类动物	哺乳类动物（小肠）
氯化钠（NaCl）	6.50	9.00	6.50	9.00	8.00
氯化钾（KCl）	—	—	0.14	0.42	0.20
氯化钙（CaCl$_2$）	—	—	0.12	0.24	0.20
氯化镁（MgCl$_2$）	—	—	—	—	0.10
硫酸镁（MgSO$_4$·7H$_2$O）	—	—	—	—	—
葡萄糖（G·S）	—	—	2.00（可不加）	1.00~2.50	1.00
碳酸氢钠（NaHCO$_3$）	—	—	0.20	0.10~0.30	1.00
磷酸二氢钠（NaH$_2$PO$_4$）	—	0.01	0.01	0.05	—
蒸馏水（H$_2$O）	加至 1000	加至 1000	加至 1000	加至 1000	加至 1000

配制时，先将各成分分别配制成一定浓度的基础溶液，然后按下表所列分量混合而成。

表 2　实验常用盐溶液配制方法

单位：g（蒸馏水：mL）

药品名称	浓度（%）	任氏液	乐氏液	台氏液
氯化钠（NaCl）	20	32.5	45.0	40.0
氯化钾（KCl）	10	1.4	4.2	2.0
氯化钙（$CaCl_2$）	10	1.2	2.4	2.0
氯化镁（$MgCl_2$）	5	—	—	2.0
葡萄糖（G·S）	5	4.0（可不加）	10~50	20.0
碳酸氢钠（$NaHCO_3$）	5	4.0	2.0	20.0
磷酸二氢钠（NaH_2PO_4）	1	1.0	—	5.0
蒸馏水（H_2O）		加至1000	加至1000	加至1000

二、常用抗凝剂的配制

（一）草酸钾

用于血液样品检验的抗凝。在试管内加饱和草酸钾溶液 2 滴，轻轻叩击试管，使溶液均匀分散到管壁四周，置≤80℃的烘箱内烤干备用。此抗凝管可用于 2~3mL 血液。

（二）肝素

体外抗凝：取 1% 肝素溶液 0.1mL 于试管内，均匀浸润试管内壁，放入 80~100℃烘箱中烤干备用。每管可用于 5~10mL 血液。体内抗凝：常用量为 5~10mg/kg。市售肝素注射浓度为 12500U/mL，相当于肝素钠 125mg。应置于 4℃保存。

（三）枸橼酸钠

体外抗凝：常用 3.8% 枸橼酸钠溶液，用量为枸橼酸钠溶液：血液=1∶9，如用于红细胞沉降率的测定等。急性血压实验常用 5%~7% 枸橼酸钠溶液抗凝。

第五节　实验动物基本操作技术

一、实验动物的选择

常用的实验动物有兔、狗、猫、小白鼠、大白鼠、豚鼠、蟾蜍、青蛙等。要获得理想的实验结果，必须选择健康状况良好的动物。一般地说，健康的温血动物表现为行动活泼、反应灵敏、毛色光泽、两眼明亮、食欲良好等。健康的蟾蜍和青蛙皮肤湿润、喜爱活动。如果进行慢性实验，还应选择年轻健壮的动物。体弱年老的

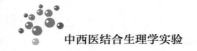

动物往往反应迟钝或过敏，对麻醉和手术耐受性差，术后也不容易恢复，这样会影响实验结果。要根据实验内容和要求选择合适的健康动物。

（一）家兔

家兔性温顺，易饲养，繁殖率高，价格低廉，在许多实验研究中可以代替狗进行各种实验和复制多种病理生理模型，是生理实验中最常用的动物。常用于直接记录血压、呼吸、尿生成、观察药物对心脏的影响，也用于钾代谢障碍、酸碱平衡紊乱、水肿、炎症、缺氧、发热、DIC、休克等研究。由于家兔体温变化比较灵敏，也常用于体温实验和热原检测。常用品种有：中国本地兔（白家兔）、新西兰白兔、日本大耳白兔等。

（二）狗

经过训练的狗能很好地配合实验，适用于慢性实验。常用于其他动物不宜进行的手术，如胃瘘、肠瘘、膀胱瘘和颈动脉桥等。

（三）小白鼠

适合于动物需要量大的实验，如药物的筛选、半数致死量、药物的效价比较和抗癌药研究等，还能复制出多种疾病模型，如流感、慢性气管炎、脑炎等。

（四）大白鼠

具有小白鼠其他优点。可用于多种实验和复制多种动物模型，特别是需要做较大体形的实验，如直接记录血压，或用大白鼠做胆管插管收集胆汁以及肺水肿等实验，也可用于研究休克、DIC 的血液循环变化。大白鼠后肢可做肢体血管灌流实验，心脏可做离体心脏实验。大白鼠的垂体—肾上腺功能很发达，常用来做应激反应和肾上腺、垂体等内分泌功能实验。大白鼠的高级神经活动发达，因此，也广泛用于神经官能症的研究。

（五）豚鼠

又名天竺鼠、荷兰猪。因豚鼠对组织胺敏感，并易于致敏，常被用于抗过敏药实验。也常用于离体心脏、子宫及肠管的实验。又因它对结核杆菌敏感，故也常用于抗结核病药的实验治疗研究。

（六）蟾蜍和青蛙

其心脏在离体情况下仍能有节律地跳动很久，常用于心脏生理、病理和药理实验。蟾蜍、蛙的坐骨神经腓肠肌标本可用来观察药物对周围神经、横纹肌或神经肌接头的作用。

二、实验动物的编号

狗、家兔等大动物可用特殊的铝制号码牌固定在耳上。白色家兔和小动物可用黄色苦味酸染料涂于毛上做标号，编号原则为"先左后右、先上后下"。用单一颜色可标记1~10号，若用两种颜色的染液配合使用，其中一种颜色代表个位数，另一种代表十位数，可编到99号。

三、常用动物的捕捉方法

（一）蛙及蟾蜍

取蛙或蟾蜍，左手无名指与中指夹前肢，使蛙趴在左手掌中，然后用拇指握住蛙的尾体部及后肢；或用小指将蛙后肢外隔于掌背外侧，使后肢蹬空以免影响操作。这种方法常用来破坏脊髓和脑。

（二）鼠类

1. 小白鼠　右手提尾巴让小白鼠爬行于鼠笼上，稍提起使其两后肢悬空，左手拇、食指捏住其耳和颈后部皮肤（图18），右手将鼠尾递到左手，让左手无名指和小指夹住拿起即可。

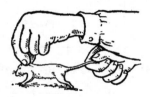

图 18　拿小鼠方法

2. 大白鼠　大白鼠较凶猛，操作者先戴好棉手套，也可用布盖于大白鼠身上，按上法捕捉。

3. 豚鼠　豚鼠性情温顺，用左手抓住其头、颈及背部皮肤拿起即可。

（三）兔

右手抓住其背部皮肤稍提起，左手托住其臀部，让兔呈现坐位姿势捕捉。

（四）猫

猫易激怒，简便的捕捉方法是将猫诱入一已称重的尼龙口袋，扎紧袋口，连同口袋一起称重，然后减去口袋的重量，按体重隔着口袋进行腹腔注射麻醉。

（五）狗

狗易激怒。可在实验前，与动物熟悉，使其配合实验。也可按下法捕捉：

1. 上狗钳　两手分别握住钳两柄，打开钳，夹住狗颈部，固定狗头。

2. 捆绑狗嘴　用一根粗绳在狗嘴绕一周，将上、下颌骨拉紧让狗嘴闭合。打一双环扣，在下颌成结后绕到双耳后，在颈部打结以防滑脱。

3. 绑四肢　用较粗绳子将四肢捆绑即可。

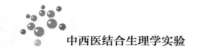

四、常用动物的麻醉方法

表3　常用麻醉药剂量和给药途径

麻醉药	动物	给药途径	浓度	剂量	持续时间	其他
乙醚（Ether）	各种动物	吸入		适量		可用阿托品抗分泌黏液
戊巴比妥钠（Sodium Pento barbital）	兔	静脉	3%	30mg/kg	3～5h	麻醉较平稳
	狗、猫	腹腔	3%	35mg/kg		
	鼠	腹腔	3%	40mg/kg		
氨基甲酸乙酯（Urethane）	兔、猫	静脉	25%	1000mg/kg	4～5h	对器官功能影响较小
		腹腔	25%	1000mg/kg		
	鼠	腹腔	25%	1000mg/kg		
	蛙	皮下囊	25%	1000mg/kg		
硫喷妥钠（Sodium Thiopental）	狗、猫	静脉	2.5%～5%	15～25mg/kg	0.5～1.5h	溶液不稳定，现用现配；不宜做皮下肌内注射；注射速度要慢。
	兔	静脉	2.5%～5%	10～20mg/kg		
安密妥钠（Sodium Comgital）	狗、兔、猫	静脉	10%	60mg/kg	4～6h	
	鼠	腹腔	10%	100mg/kg		
		腹腔	10%	100mg/kg		
氯醛糖（Chloralose）	狗、兔、猫	静脉	1%	70mg/kg	3～4h	对呼吸和血管运动中枢影响较小
		腹腔	1%	100mg/kg		
		胃肠	1%	100mg/kg		

（一）常用的麻醉药

1. 氨基甲酸乙酯（乌拉坦）　是最常用的麻醉药之一。氨基甲酸乙酯药效迅速，麻醉过程平稳，持续时间较长（4～5h）。无烦躁、呕吐、呼吸道分泌等现象，各种动物均可使用。

2. 乙醚　是一种挥发性麻醉药，经呼吸道给药，常用于需要动物苏醒快的实验项目。乙醚常用口罩法给药，给动物戴上用金属网特制的麻醉罩，外敷数层纱布，将药物滴于纱布上，吸入麻醉，常用于大动物，如狗等。另一种方法是将动物置于玻璃罩内，将浸有乙醚的棉球放入罩内，这种方法常用于小动物，如大白鼠、小白鼠等。

3. 氯醛糖　由于氯醛糖对神经系统抑制程度较轻，有不刺激呼吸道分泌等优点，常用于神经系统实验，如诱发电位等。此药溶解度低，常配成 1%氯醛糖水溶液，用前须加温助溶。

4. 戊巴比妥钠　其药效快，持续时间 3~5h，实验室较常用。方法是取 3~5g 戊巴比妥钠，加入 95%乙醇 10mL，稍加温助溶后，再加入 0.9% NaCl 溶液加至100mL。注意动物保温。

5. 其他　较小动物做离体实验时，如摘取心脏、肝脏或肾脏等，可采用木锤击头，使动物昏迷。此法常用于猫、兔、鼠类。而对于蛙类常采取破坏中枢神经系统法。

（二）常用麻醉给药途径

1. 静脉注射　常用于狗和兔的麻醉。狗一般选用前肢皮下头静脉和后肢小隐静脉，兔常选用耳缘静脉。

2. 腹腔注射　常用于猫和鼠类，亦用于狗、兔、鸽和蛙等的麻醉。

3. 肌肉注射　常用于鸟类麻醉。可选用胸肌和腓肠肌。

4. 皮下注射　一般用于局部麻醉。将动物局部的皮肤提起，注射针头以 15°角刺入皮下，缓慢注入麻醉剂即可。

5. 皮下淋巴囊注射　常用于蛙和蟾蜍的麻醉。

（三）麻醉指标及麻醉异常的处理

不同的动物，采用不同麻醉药和麻醉方法，使动物进入麻醉状态的速度和方式不同，如静脉麻醉比腹腔麻醉快，有些药经过一段兴奋期后才进入麻醉状态等。常有以下四个共同麻醉体征：①皮肤夹捏反应消失；②头颈及四肢肌肉松弛；③呼吸深慢而平稳；④角膜反射消失及瞳孔缩小。一旦发现这些活动明显减弱或消失，则立即减慢给药速度或立即停止给药。

如动物挣扎、呼吸急促、血压不稳，需要补充麻醉药，一般补充总麻醉剂量的1/5；如动物呼吸慢而不规则，或呼吸停止、血压下降、心跳微弱或停止，则要立即抢救：①立即停止给药；②实施人工呼吸或吸氧；③人工胸外按摩心脏；④静脉注射温热的 50%葡萄糖；⑤心跳停止时 1∶10000 肾上腺素心内注射；⑥呼吸停止，人工呼吸无效时，注射苏醒剂：咖啡因 1mg/kg、可拉明 2~5mg/kg、山梗茶碱 0.3~1mg/kg 等。

五、常用动物的固定方法

慢性实验要求动物体位便于记录结果，并且要注意动物的习惯和承受力。对于急性实验来说，动物麻醉后，其固定方法主要有：仰卧位，用于腹部、胸部实验；俯卧位，用于头部实验。而脑核团记录，则要求头部固定，且处于一特定水平位置，

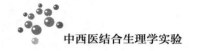

以便确定向深部核团插入电极的角度。

（一）狗的固定方法

1. 固定头　用狗头夹先将狗舌头拉出，将狗嘴套入狗头夹的铁圈内，横铁条嵌入狗嘴内，然后旋转圈顶的下压杆使弧形铁扣下压到狗的鼻子上。仰卧位或俯卧位均可。

2. 固定四肢　先将粗棉绳套扣结缚扎于踝关节上部，另一端固定于手术台上。

（二）猫的固定方法

猫常用做神经系统的实验，以俯卧位固定为主。头部实验时，将头固定于立体定位仪上，其方法是左手握住猫的上、下颌骨，右手持耳棒插入其耳道内，使耳棒尽量插入颅骨外耳道孔内，固定耳棒。对侧耳朵按同样方法固定。调节耳棒上的刻度使之对称，以确保头被固定于立体定位仪正中位置。将口腔固定器塞入口腔，用眼眶固定杆分别压到两眼下眶，然后调整口腔固定器和眼眶固定杆，并拧紧固定螺丝。躯体自然趴卧在手术台上。如猫头仰卧位固定，则用绳将猫的上犬齿固定于手术台柱上，再四肢固定。

（三）兔的固定方法

仰卧位固定用棉绳拉住兔的上门齿固定于手术台柱上。也可用兔头架，先将兔颈嵌入半圆形铁圈，再将兔嘴套入可调铁环内。拧紧固定螺丝，再将长柄固定于手术台的固定柱上俯卧位固定时，让兔自然爬卧在手术台稍加固定即可。如果需行头部实验时，固定方法与猫头固定相似。

（四）鼠的固定法

仰卧位固定可用棉绳拉住鼠的上门齿，拴到手术台上。四肢分别用绳固定。俯卧位固定则用脑立体定位仪固定头部即可。

六、常用手术的基本操作

（一）术前准备

1. 备皮

（1）剪毛法：常用于急性实验。用一般弯剪刀贴皮肤依次将手术范围内的皮毛剪去。勿用手提起毛剪之，以免剪破皮肤。

（2）拔毛法：适用于大、小白鼠和家兔耳缘静脉，以及后肢皮下静脉的注射、取血等。

（3）剃毛法：用于大动物的慢性实验，用电剃刀顺着毛方向剃毛。

（4）脱毛法：用于无菌手术野备皮。

①小动物脱毛：脱毛剂配方：硫化钠 8g、淀粉 7g、糖 4g、甘油 5g、硼酸 1g、

水 75g，调成稀糊状；用法：先将手术野的毛剪短，后用棉球涂一薄层脱毛剂，2~3min 后用温水洗净，擦干，涂一薄层油脂。鼠类亦可不用剪毛，直接涂脱毛剂。

②狗等大动物脱毛：脱毛剂配方：硫化碱 10g、生石灰 15g，加水至 100mL 拌匀；用法：术者戴耐酸手套，用纱布涂之，使狗毛浸透，等 2~3min 后洗净擦干，涂一薄层油脂。注意切不可在脱毛前用水弄湿脱毛部位，以免脱毛剂渗入毛根，造成炎症。

2. 消毒　常用于慢性实验，一般用 3%碘酊和 75%乙醇常规法消毒。

（二）手术

1. 切开皮肤　先用左手拇指和食指绷紧皮肤，右手持手术刀切开皮肤，切口大小以便于手术操作为宜。

2. 分离组织　有钝性和锐性分离两种。钝性分离不易损伤神经和血管等，常用于分离肌肉包膜、脏器和深筋膜等；锐性分离要求准确、范围小，但要避开神经、血管或其他脏器。

（1）颈动脉分离术：暴露气管，分别在颈部左右侧用止血钳拉开肌肉，于胸头肌与胸舌骨肌之间，可看到与气管平行的颈总动脉。它与迷走神经、交感神经、减压神经伴行于颈动脉鞘内（注意颈动脉有甲状腺动脉分支）。用玻璃分针小心分离颈动脉鞘，并分离出颈总动脉 3cm 左右，在其下面穿两条线，一线在近心端动脉干上打一虚结，供固定动脉套管用，另一线准备在头端结扎颈总动脉。

（2）迷走神经、交感神经、减压神经分离术：按上法找到颈动脉鞘，先看清 3 条神经走行后用玻璃分针小心分开颈动脉鞘，切勿弄破动脉分支。辨认 3 条神经，迷走神经最粗，交感神经次之，减压神经最细，且常与交感神经紧贴在一起（一般先分离减压神经）。每条神经分离出 2~3cm，并各穿两条不同色的、生理盐水润湿的丝线以便区分（图 19）。

（3）颈外静脉分离术：颈部去毛，从颈部甲状软骨以下沿正中线作 4~5cm 皮肤切口，夹起一侧切口皮肤，右手指从颈后将皮肤向切口顶起，在胸锁乳突肌外缘，即可见到颈外静脉。用玻璃分针分离出 2~3cm，下穿双线备用。静脉压测定常采用颈外静脉。

（4）股动脉、股静脉分离术

①固定动物，在股三角区去毛，股三角上界为韧带，外侧为内收长肌，中部为缝匠肌。

②沿血管走行方向切一个长 4~5cm 的切口。可以用止血钳钝性分离肌肉和深筋膜，暴露神经、动脉、静脉（神经在外，动脉居中，静脉在内）。

③分离静脉或动脉，在下方穿线备用。用温热生理盐水纱布覆盖于手术野。

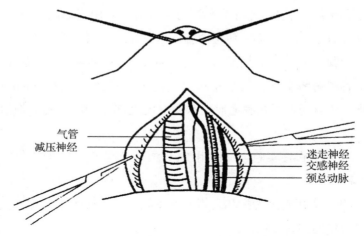

图 19　家兔迷走、交感、减压神经解剖图

（5）内脏大神经分离术

①家兔内脏大神经分离术：兔麻醉固定。沿腹部正中线做 6~10cm 切口，并逐层切开腹壁肌肉和腹膜。用温盐水纱布推腹腔脏器于一侧，暴露肾上腺，细心分离肾上腺周围脂肪组织。沿肾上腺斜外上方向，即可见一根乳白色神经（图 20），向下方通向肾上腺，并在通向肾上腺前形成两根分支，分支交叉处略膨大，此即为副肾神经节。分离清楚后，在神经下引线（不结扎）备用。

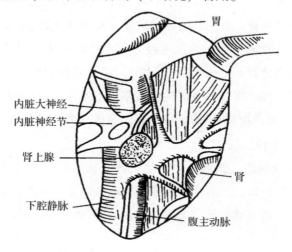

图 20　家兔内脏大神经分离术

②狗内脏大神经分离术：同上法，暴露肾上腺。分离左侧内脏大神经时，向上方寻找交感神经节和内脏神经主干，用玻璃棒剥离盖在内脏大神经上的壁层腹膜，即可分离出内脏大神经。手术中要充分麻醉，防止反射性呼吸、心跳停止。

（三）插管技术

1. 气管插管术　气管插管技术是哺乳类动物急性实验中常用手术，可保证呼吸通畅；在开胸实验时，气管插管可接人工呼吸机；气管插管也利于乙醚麻醉；与呼吸换能器或压力换能器相连，可观察呼吸运动。

（1）仰卧位固定动物，颈前区备皮，从甲状软骨下沿正中切开并逐层钝性分离，暴露气管。

（2）分离并游离气管。在气管下方（食管上方）穿粗线备用。

（3）在甲状软骨下 0.5cm 处横向切开气管前壁，再向头端做纵向切口，使切口呈"⊥"形。

（4）一手提线，另一手插气管套管，结扎固定。

2. 动脉插管术

（1）用注射器向管道系统注满肝素生理盐水，排尽气泡，检查管道系统有无破裂，动脉套管尖端是否光滑，口径是否合适。

（2）尽可能靠头侧结扎颈总动脉。用动脉夹尽量靠近心脏侧夹闭颈总动脉。两者之间相距 2~3cm，以备插管。

（3）用眼科镊子，提起颈总动脉，用锐利的眼科剪，靠结扎处朝心脏方向剪一 V 形切口，注意勿剪断颈总动脉。

（4）生理盐水润湿的动脉插管从切口向心方向插入颈总动脉，并保证套管与动脉平行，以防刺破动脉壁。插入 1~1.5cm，用已备线将套管与颈总动脉一起扎紧，以防脱落。

3. 静脉插管术　插管部位，兔在颈外静脉，猫、狗常在股静脉。在已分离好的静脉上，用线结扎远心端，在结扎处的近心侧的静脉上朝心脏方向剪一 V 形切口，将静脉套管向心性插入静脉，结扎固定即可。

4. 其他插管技术　常因实验目的不同，需进行特殊插管术，如观察尿量需要膀胱插管或输尿管插管，观察某些药物对蛙心的影响时需要蛙心插管，做迷走神经和某些药物对胰液、胆汁分泌的影响时需在胰总管插管或胆总管插管等。其插管方法与上述基本相似。

七、常用动物的给药方法

（一）淋巴囊内注射法

常用于蟾蜍。注入药物易于吸收。方法为左手取动物，右手持注射器以 15°角斜挑刺入尾骨两侧皮下淋巴囊，缓慢推入，量宜小于 0.5mL，因动物皮薄，弹性差，拔针后应用棉球压针孔片刻。

（二）皮下注射法

常用于鼠类、兔、猫、狗等。鼠类注射法为左手提起其头部皮肤，右手握注射

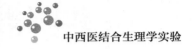

器，以约 15°角刺入皮下，缓缓注入药液，拔针后轻压针孔。小白鼠注入量应小于 0.4mL 药液。大白鼠、豚鼠要用大号针头。鼠类亦可从背部皮下注射，但需两人合作完成。兔、狗、猫常在背部或大腿内侧等皮下脂肪少的部位进行皮下注射，禽类常选翼下注射。

（三）肌肉注射法

鼠类常选后肢外侧肌肉。兔、狗、猫多选臀部肌肉，鸟类选胸肌和腓肠肌。方法为左手固定动物，右手持注射器，垂直刺入肌肉，缓慢注射，注射完毕用手轻轻按摩注射部位，以利药物吸收。

（四）腹腔注射法

除蛙类外，几乎所有动物都可使用此法给药。

1. 猫　麻醉后进行腹腔注射。方法是在腹壁中央稍外侧将注射器刺入腹腔，回抽无血液或腹腔内容物，则注入药液。

2. 鼠类　按小鼠捕捉法将鼠固定于左手，然后将鼠翻转使其腹部向上，右手持注射器，与腹部呈约 45°角从下腹部腹白线稍外侧入腹腔，回抽无血液，即可缓慢注入药物。

（五）静脉注射法

1. 鼠类　常选用尾静脉。先将鼠固定于特制的鼠筒内或倒置的玻璃罩下，使鼠尾外露，用 75% 乙醇擦之使血管扩张。左手拉住尾端，右手持注射器（4~4.5 号针头），以约 15°角刺入扩张最明显的血管内，轻推药液，阻力不大，血管变色，说明已注入静脉内；如果阻力大，局部变白，应重新刺入。注射部位先从远端开始，以便失败后逐步上移注射部位。

2. 豚鼠　常选用后掌外侧静脉，操作时一人捉豚鼠，露出一侧后肢，另一人去毛消毒后，用 4~5 号注射针头以约 15°角刺入静脉，轻轻推药。豚鼠的静脉壁脆弱，操作时需小心。

3. 狗　常选用前肢内侧的皮下头静脉和后肢外侧的小隐静脉。剪毛消毒，在血管近心端先扎一条绷带，使血管充盈，左手握肢体，拇指向远端轻轻绷紧皮肤，右手持注射器，顺血管方向向心性刺入皮下，沿血管外平行走约 0.5cm 后，再刺入血管，如有回血表明针头已进入血管，放松近心端绷带，缓慢注入药物。

4. 兔　常选用耳缘静脉。先拔毛，左手食指和中指夹住耳缘静脉近心端，使血管充盈。拇指和无名指固定耳朵，并与食、中指绷紧注射部位，右手持注射器，顺血管方向刺入静脉 0.5~1cm，左手固定针头，右手缓慢注射。如阻力大或局部肿胀苍白，说明针头在血管外，应重新注射。注射应从血管远心端开始，以便逐次向近心端重复注射（图 21）。

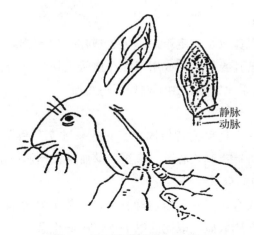

图21　兔耳缘静脉流向示意图

八、常用的采血方法

（一）剪尾采血

常用于小白鼠和大白鼠。少量采血时用本法。固定动物并露出鼠尾，将尾部浸入45℃的温水中数分钟，也可用二甲苯棉球擦拭或用灯光照射片刻，使尾部血管扩张，擦干后，用手术剪剪去尾尖0.3～0.6cm，让血滴入盛器或直接用吸管吸取。

（二）眼底球后静脉丛采血

常用于小白鼠和大白鼠，当需要中等量的血液而又须避免动物死亡时采用本法。用左手持小鼠，拇指及中指抓住颈部皮肤，食指按于眼后，使眼球轻度突出，眼底球后静脉丛淤血。右手持一段内径约0.6mm的毛细玻璃管（或配有磨钝的7号针头的1mL注射器），沿内眼眶后壁向喉头方向刺入，刺入深度小鼠为2～3mm，大鼠为4～5mm，当毛细玻璃管刺破静脉时，则血沿毛细玻璃管上升，吸够血量后，拔出。立即用吸管准确地从毛细玻璃管中吸取所需血量。若手法恰当，20～25g的小鼠可采血0.2～0.3mL，200～300g的大鼠可采血0.5～1.0mL。

（三）摘眼球取血

方法同上，右手持眼科镊将眼球摘除，血液从眼底球后静脉丛涌出，用吸管取血液。

（四）断头取血

常用于小白鼠和大白鼠，较大量取血，而不保留动物生命时采用本法。捏住动物的颈背部皮肤，使其头略向下倾，用剪刀剪断鼠颈，让血液滴入盛器。小白鼠可采血0.8～1.0mL，大白鼠可采血5～8mL。

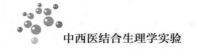

（五）耳静脉取血

常用于家兔。将家兔放在固定箱内，拔毛或用二甲苯棉球擦拭耳廓，使耳部血管扩张，用粗针头刺破耳缘静脉，或用刀片在血管上切口（方向可与血管平行或垂直）。血液自然流出。采血完毕，用干棉球压迫止血。

（六）心脏取血

常需两人合作。一人将动物背位固定，一人持配 7 号针头的 10mL 注射器，于胸壁心跳最明显处，将针头刺入心脏，直至取够血量，迅速拔出针头。

（七）后肢小隐静脉取血

常用于狗，需两人合作。一人压迫静脉上端，使静脉充血，另一人持配有 7 号或 8 号针头注射器，穿刺取血，取完后以干棉球压迫止血。

（八）前肢皮下头静脉取血

常用于狗。该血管在脚爪上方背侧的正前位，操作步骤同上法。

第六节　实验动物用药剂量的计算方法

一、给药剂量的确定

药物对于某种动物的适当剂量来自实践经验，不能凭空推算。为了某一目的准备给某种动物用药时，首先应该查阅该药的有关文献，了解前人的经验。如能查到为了同一目的，给相同种类动物用药的记录，那就可以直接采用。如查不到治疗剂量，但能找到半数致死量（LD_{50}），也可先用 LD_{50} 来设计剂量并进行实验。如果查不到待试动物的合适剂量，但知道其他动物的剂量或人用剂量，则需要加以换算。关于不同种类动物间用药剂量的换算，一般认为不宜简单地按体重比例增减，而须按单位体重所占体表面积的比值来进行换算。如表 4 所示。

表 4　人和动物间按体表面积折算的等剂量比值表

	小白鼠 （20g）	大白鼠 （200g）	豚鼠 （400g）	家兔 （1.5kg）	猫 （2.0kg）	猴 （4.0kg）	狗 （12kg）	人 （70kg）
小白鼠（20g）	1.0	7.0	12.25	27.8	2.97	64.1	124.2	367.9
大白鼠（200g）	0.14	1.0	1.74	3.9	4.2	9.2	17.8	56.0
豚鼠（400g）	0.08	0.57	1.0	2.25	2.4	5.2	4.2	31.5
家兔（1.5kg）	0.04	0.25	0.44	1.0	1.08	2.4	4.5	14.2
猫（2.0kg）	0.03	0.23	0.41	0.92	1.0	2.2	4.1	13.0
猴（4.0kg）	0.016	0.11	0.19	0.42	0.45	1.0	1.9	6.1

续表

	小白鼠 （20g）	大白鼠 （200g）	豚鼠 （400g）	家兔 （1.5kg）	猫 （2.0kg）	猴 （4.0kg）	狗 （12kg）	人 （70kg）
狗（12kg）	0.008	0.06	0.1	0.22	0.23	0.52	1.0	5.1
人（70kg）	0.0026	0.018	0.031	0.07	0.078	0.16	0.32	1.0

例如：某一利尿药，大白鼠灌胃给药时的剂量为 250mg/kg。请粗略估计狗灌胃给药时的剂量。如按表 4 进行计算，12kg 狗的体表面积为 200g 大白鼠的 17.8 倍。200g 大白鼠需给 250×0.2＝50mg，于是狗的适当剂量应是 50×17.8/12＝74mg/kg。

上述不同种类动物间剂量的换算法只提供一个粗略的参考值。究竟是否恰当，只有通过实验才能了解。

二、药物浓度与给药剂量的计算

（一）药物浓度的表示方法

一定容积的溶液中所含溶质的量称为溶液浓度。常用的浓度表示方法有如下几种。

1. 百分浓度　每 100mL（或 100g）溶液中所含溶质的克数或毫升数，用"％"表示。例如，25% 戊巴比妥钠溶液，即指 100mL 溶液中有戊巴比妥钠 25g。计算公式为：

$$百分浓度（\%）＝\frac{溶质的质量（g）}{溶液的体积（mL）}×100\%$$

2. 比例浓度　药典中常见的比例浓度符号为 1：X，即指 1g 固体或 1mL 液体溶质加溶剂配成 XmL 的溶液，叫作比例浓度。如不特别指定溶剂种类时，都是以蒸馏水为溶剂。例如，重碳酸钠 15g 配成 300mL 溶液的比例浓度如下：

比例浓度＝15：300＝1：20

3. 摩尔浓度　以 1L 溶液中所含溶质的摩尔数来表示溶液的浓度，叫作摩尔浓度，用符号 mol/L 表示。

（二）给药剂量的计算

一般按"mg/kg"或"g/kg"体重计算。例如，体重 20g 的小白鼠按每千克体重注射 15mg 盐酸吗啡计算，如果吗啡浓度为 0.1%，应注射多少毫升？首先计算出 20g 小白鼠注射盐酸吗啡的量为 20/1000：x＝1：15，x＝0.3mg；其次计算出 0.3mg 相当于多少毫升 0.1% 的吗啡？0.1% 即 1mg/mL，所以应注射 0.1% 的盐酸吗啡 0.3mL。

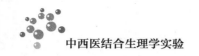

第二章　验证性实验

第一节　生理学实验

实验一　坐骨神经腓肠肌标本制备

【实验目的】

掌握坐骨神经腓肠肌标本的制备技术，为以后有关实验打下基础。

【实验原理】

两栖类的一些基本生命活动和生理功能与温血动物相似，而其离体组织所需的生活条件比较简单，易于建立、控制和掌握。因此在实验中常用蟾蜍或蛙的坐骨神经腓肠肌标本来观察兴奋与兴奋性的一些规律以及骨骼肌的收缩特点等。所以坐骨神经腓肠肌标本的制备是生理实验的一项基本操作技术。

【实验对象】

蟾蜍或蛙。

【实验材料】

两栖类手术器械 1 套（粗剪刀、组织剪、眼科剪、组织镊、眼科镊、金属探针、玻璃分针、蛙板）、手术线、蛙尸缸、滴管、平皿、锌铜弓、任氏液。

【实验步骤】

1. 破坏脑和脊髓　取蟾蜍 1 只，用自来水冲洗干净。左手握住蟾蜍，用拇指按压背部，食指按压头部前端使其头部前俯，右手持金属探针在头前缘沿正中线向尾端触划，所触划到的头部后端的凹陷处，即为枕骨大孔所在部位。在此处将金属探针垂直刺入皮肤，有突破感后再将金属探针折向前经枕骨大孔刺入颅腔，左右搅动捣毁脑组织；然后将金属探针回抽至枕骨大孔处，转向后刺入脊椎管，反复提插捣毁脊髓。此时如蟾蜍的四肢松软，呼吸运动消失，表示脑和脊髓已完全破坏，否则应按上法再行捣毁。

2. 剪除躯干上部及内脏　在骶髂关节位置用左手将蟾蜍提起，在骶髂关节水平以上 0.5~1cm 处用粗剪刀剪断脊柱，然后将粗剪刀尖向下深入体腔沿躯干两侧剪开皮肤，使蟾蜍头、上肢与内脏自然下垂，将其一并剪除弃去，仅留后肢、骶骨、脊柱及紧贴于脊柱两侧的坐骨神经。在整个剪除过程中注意勿损伤神经。

3. 剥皮　左手用组织镊夹紧或用手直接捏住脊柱断端（注意：不要夹住或接触神经），右手捏住其上的皮肤边缘，用力向下剥掉全部后肢皮肤，将标本放在盛有任氏液的平皿中。将手及用过的粗剪刀、组织镊等全部手术器械洗净，再进行下述步骤。

4. 分离两腿　用镊子从背位夹住脊柱将标本提起，剪去向上突出的骶骨（注意勿损伤坐骨神经），然后沿正中线用粗剪刀将脊柱分为两半，并从耻骨联合中央剪开两侧大腿，然后将分离的两条腿浸于盛有任氏液的平皿中备用。

5. 制作坐骨神经腓肠肌标本（图22）

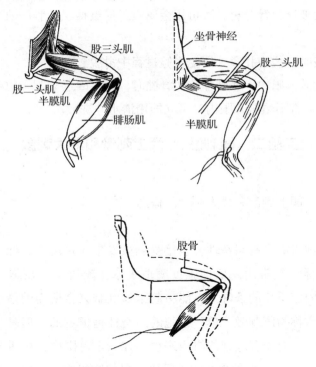

图22　坐骨神经分离暴露后的位置及标本
制备好的坐骨神经腓肠肌标本

（1）游离坐骨神经：取一侧下肢放于蛙板上，用玻璃分针沿脊柱侧游离坐骨神经。将标本背侧向上放置，划开梨状肌群及其附近的结缔组织，循坐骨神经沟（股二头肌及半膜肌之间的裂缝处），找出坐骨神经的大腿部分，用玻璃分针小心剥离。用玻璃分针将坐骨神经轻轻提起，以眼科剪剪断其所有分支，并将神经一直游离至腘窝为止，再用粗剪刀剪下一小段与坐骨神经相连的脊柱并将游离干净的坐骨神经搭于腓肠肌上。

（2）去除大腿肌肉：在膝关节周围剪掉全部大腿肌肉并将股骨刮干净，然后在股骨中部剪去上段股骨。

（3）完成坐骨神经腓肠肌标本：用眼科剪剪开跟腱腱膜，在跟腱处穿线结扎，并于结扎线远端剪断跟腱。游离腓肠肌至膝关节处，然后沿膝关节将小腿其余部分全部剪掉，这样就制得一个具有附着在股骨上的腓肠肌并带有支配腓肠肌的坐骨神经的标本。

6. 用锌铜弓检查标本　将锌铜弓在任氏液中沾湿后迅速接触坐骨神经，如腓肠肌发生明显而灵敏的收缩，则表示标本的兴奋性良好，即可将标本放在盛有任氏液的平皿中，以保持其兴奋性。

【注意事项】

1. 神经需用玻璃分针分离，不可用金属镊子提摄神经和腓肠肌，并尽量避免过度牵拉。

2. 结扎跟腱时，线应扎紧，以免实验过程中滑脱。

3. 避免蟾酥溅入眼内，在破坏脑和脊髓时，不要因过分刺激位于眼睛后方的酥囊而使蟾酥外溅。若不慎溅入眼内，可立即用清水冲洗数次。

实验二　阈刺激、阈上刺激和最大刺激

【实验目的】

掌握阈刺激、阈上刺激和最大刺激的概念。

【实验原理】

活的神经肌肉组织具有兴奋性，能接受刺激发生兴奋反应。标志单一细胞兴奋性大小的刺激指标一般常用阈值即强度阈值表示，阈值是指在刺激作用时间和强度—时间变化率固定不变的条件下，能引起组织细胞兴奋所需的最小刺激强度，达到这种强度的刺激称为阈刺激。单一细胞的兴奋性是恒定的，但是不同细胞的兴奋性并不相同。因此，对于多细胞的组织来说，在一定范围内，刺激与反应之间表现并非"全或无"的关系。坐骨神经和腓肠肌是多细胞组织，当单个方波电刺激作用于坐骨神经或腓肠肌时，如果刺激强度太小，则不能引起肌肉收缩，只有当刺激强度达到阈值时，才能引起肌肉发生最微弱的收缩，这时引起的肌肉收缩称阈收缩（只有兴奋性高的肌纤维收缩）。以后随着刺激强度的增加，肌肉收缩幅度也相应增大，这种刺激强度超过阈值的刺激称为阈上刺激。当刺激强度增大到某一数值时，肌肉出现最大收缩反应。如再继续增大刺激强度，肌肉的收缩幅度不再增大。这种能使肌肉发生最大收缩反应的最小刺激强度称为最适强度，具有最适强度的刺激称为最大刺激。最大刺激引起的肌肉收缩称最大收缩（所有的肌纤维都收缩）。由此

可见，在一定范围内，骨骼肌收缩的大小取决于刺激的强度，这是刺激与组织反应之间的一个普遍规律。

【实验对象】

蛙或蟾蜍。

【实验材料】

两栖类手术器械1套、蛙尸缸、滴管、平皿、生物机能实验系统、肌槽、张力换能器、刺激电极、铁支架、双凹夹、任氏液。

【实验步骤】

1. 制备坐骨神经—腓肠肌标本（参见实验一）。将标本置于任氏液中浸泡数分钟，待其兴奋性稳定后开始实验。

2. 连接标本与实验仪器

（1）利用双凹夹将肌槽固定于铁架台上，张力换能器固定在肌槽的正上方。张力换能器的接口为一个5芯插口，将其插入主机的1通道接口中。

（2）把标本的股骨残端插入肌槽的螺丝孔内，将螺丝旋紧；其坐骨神经部分就近搭在肌槽的一对电极上并注意保持湿润。然后将跟腱上的结扎线挂在张力换能器簧片上，使肌肉处于自然拉长的状态。

（3）取出生物机能实验系统专用刺激电极，将其插头插在主机"刺激"插口中，另一端的两个鳄鱼夹分别夹在肌槽的搭有坐骨神经的电极对应的两个接口螺丝上。

3. 打开计算机，进入生物机能实验系统，开始实验数据的采集。

（1）在"实验"下拉菜单中选择"常用生理学实验"，在二级菜单中选择实验内容。

（2）鼠标左键单击显示器左上方工具栏下面的"打开刺激器设置对话框"按钮，弹出刺激器设置对话框。选择对话框中的"设置"面板，在"方式"下拉菜单中选择"单刺激"；此时每一次单击"启动/停止刺激"按钮，则对标本进行一个单个刺激，同时在3通道下缘标记刺激发生位置并显示刺激的频率、强度和波宽。

（3）将强度调整为最小值即0.005V，然后开始刺激。注意观察此时3通道是否有收缩波形出现。之后逐渐增大刺激强度，并仔细观察，直至当强度增大到某一特定数值时，波形突然改变，标志着此时肌肉产生了一次收缩。那么引起这第一次收缩的刺激强度即为阈值；该刺激称阈刺激。

（4）再增大刺激强度，则发出的均为阈上刺激。注意观察收缩波形幅度的变化，直至找到最大刺激。

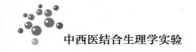

【参数设定】

实验参数详见下表（可据实际情况调整各参数）

采样参数	通道	换能器类型	增益选项	时间常数	滤波调节	扫描速度	50Hz 滤波
	1	张力	20	DC	10k	1.00s/div	关
刺激器参数	刺激模式	刺激方式	延时	波宽	波间隔	频率	强度
	细电压	单刺激	100ms	1ms	—	—	—

【注意事项】

1. 换能器与标本之间连线的松紧度应适当，过松或过紧均无法读出实验数据。

2. 在整个连接过程中不可以用力牵拉换能器，以避免超过受力范围造成损坏。

3. 5 芯插口与通道口连接时应先找到 5 芯插口豁口位置并使之与通道口对齐，以免损坏。

实验三　骨骼肌的单收缩和复合收缩

【实验目的】

通过电刺激蛙的坐骨神经—腓肠肌标本，观察不同刺激频率时骨骼肌的收缩方式，了解刺激频率与收缩反应间的关系和强直收缩的形成过程。

【实验原理】

在一定刺激强度下，不同的刺激频率可使肌肉出现不同的收缩形式，如果刺激的间隔时间大于肌肉收缩的收缩期与舒张期之和时，这种刺激引起肌肉出现一连串单收缩。随着刺激频率的增加，刺激的间隔时间缩短，如果刺激的间隔时间大于收缩期，但小于收缩期与舒张期之和时，则后一刺激引起的肌肉收缩落在前一刺激引起的收缩过程的舒张期内，出现不完全性强直收缩。如果刺激的间隔时间小于收缩期时间，则后一刺激引起的肌肉收缩落在前一刺激引起的肌肉收缩的收缩期内，出现完全性强直收缩。

【实验对象】

蟾蜍或蛙。

【实验材料】

两栖类手术器械 1 套、手术线、滴管、平皿、BL-420 生物机能实验系统、张力换能器、刺激电极、肌槽、铁架台、双凹夹、任氏液。

【实验步骤】

1. 标本的制备　制备蟾蜍的坐骨神经—腓肠肌标本（参见实验一），浸泡在任氏液中，待其兴奋性稳定后开始实验。

2. 连接标本与实验仪器。

3. 将坐骨神经—腓肠肌标本同肌槽、张力换能器和计算机相连接，接好刺激电极（方法同实验二）。

4. 打开计算机，进入生物机能实验系统，开始实验数据的采集。

（1）在"实验"菜单中选择"常用生理学实验"，在二级菜单中选定实验内容。

（2）点击"开始"命令按钮，启动数据采样，即可在3通道中观察代表肌肉收缩张力变化的波形曲线。

（3）"打开刺激器设置对话框"；在"方式"下拉菜单中选择"连续单刺激"；此时单击"启动/停止刺激"按钮，则开始对标本进行连续的单个刺激。

（4）将强度调整为1V，频率调整为0.5Hz，然后开始刺激，则在3通道中出现一连串收缩曲线，为单收缩曲线。

（5）后逐渐增大刺激频率，曲线将依次转变为不完全强直收缩和完全强直收缩，注意观察它们在波形上的区别（图23）。

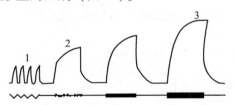

图23　骨骼肌的单收缩和强直收缩示意

1. 单收缩　2. 不完全强直收缩　3. 完全强直收缩

【参数设定】

实验参数详见下表（可据实际情况调整各参数）

采样参数	通道	换能器类型	增益选项	时间常数	滤波调节	扫描速度	50Hz 滤波
	1	张力	20	DC	10k	1.00s/div	关
刺激器参数	刺激模式	刺激方式	延时	波宽	波间隔	频率	强度
	粗电压	连续单刺激	100ms	1ms	—	—	1.00V

【注意事项】

1. 每次连续刺激一般不要超过3~4s，每串刺激后应给标本一段休息时间，以防止标本疲劳。

2. 保持标本的湿润状态以维持其兴奋性。

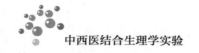

实验四　神经干动作电位的测定

【实验目的】

学习生物电活动的细胞外记录法；观察坐骨神经干动作电位的基本波形、潜伏期、幅值以及时程。

【实验原理】

神经组织属于可兴奋组织，其兴奋的客观标志是产生动作电位，即当受到有效刺激时，膜电位在静息电位的基础上将发生一系列的快速、可逆、可扩布的电位变化。动作电位可以沿着神经纤维传导。在神经细胞外表面，已兴奋的部位带负电，未兴奋的部位带正电。采用电生理学实验方法可以引导出此电位差或电位变化，根据引导的方式不同，所记录到的动作电位可呈现单向或双向的波形。

由于坐骨神经干是由许多神经纤维组成的，所以其产生的动作电位是众多神经纤维动作电位的叠加，即为一个复合动作电位。这些神经纤维的兴奋性是不同的，所以在一定范围内增大刺激强度可以使电位幅度增大。这和单一细胞产生的动作电位是有区别的。本实验所引导出的动作电位即为坐骨神经干的复合动作电位。

【实验对象】

蛙或蟾蜍。

【实验材料】

两栖类手术器械1套、滴管、生物机能实验系统、神经屏蔽盒、刺激电极、接收电极、任氏液。

【实验步骤】

1. 制备坐骨神经干标本　坐骨神经干标本的制备方法与制备坐骨神经—腓肠肌标本相似。首先按照制备坐骨神经—腓肠肌标本的方法分离坐骨神经，当游离至膝关节处时，在腓肠肌两侧找到胫神经和腓神经，任选其一剪断，然后分离留下的一根直至足趾并剪断。保留与坐骨神经相连的一小段脊柱，其余组织均剪除。此时，即制成了坐骨神经干标本。将标本浸于任氏液中，待其兴奋性稳定后开始实验。

2. 连接标本与实验仪器

（1）棉球沾任氏液擦拭神经标本屏蔽盒内的电极，将标本的脊柱端置于屏蔽盒的刺激电极端（即0刻度端），其神经部分横搭在各个电极上。

（2）取出生物机能实验系统专用刺激电极，将其插头插入主机"刺激"插口中，另一端的两个鳄鱼夹分别夹在屏蔽盒左侧的两个刺激接口上。红色接正极，黑色接负极。保持两鳄鱼夹的间距为1cm。

（3）取出生物机能实验系统专用生物电信号引导电极。引导电极的一端是一个

5 芯插口，将该插口与主机的 1 通道相连；另一端有三个不同颜色的鳄鱼夹，其中黑色的夹子用于接地，夹在屏蔽盒的接地接口上并和屏蔽盒本身的接地鳄鱼夹相对应地接在同一电极上；红色的夹子引导正电信号，黄色的夹子引导负电信号，分别夹在屏蔽盒的两个接收电极接口上（红、黄鳄鱼夹的连接位置可以任选，但要保证间距为 1cm，且所接的电极上搭有神经）。

3. 打开计算机，进入生物机能实验系统，开始实验数据的采集

（1）菜单条中点击"实验"按钮，在"常用生理学实验"中选择"神经干动作电位的引导"，进入该实验模块。此时，1 通道的信号类型位置已标注为"动作电位"。

（2）观察双向动作电位：在窗口下方刺激器栏中将刺激类型定为"单刺激"，强度定为"1.5V"，之后单击右侧的"启动/停止刺激"按钮，此时在 1 通道中可观察到一个刺激伪迹和随后出现的双向动作电位。此双向动作电位的第一相和第二相的方向相反（先上后下），注意两者是否对称。

（3）观察单向动作电位：用一小块浸有高浓度 KCl 溶液的滤纸片贴附在后一个记录电极上或用眼科镊夹伤两个记录电极之间的神经，按（2）中的刺激条件给予刺激，可见到双向动作电位的第二相逐渐减小，数分钟后完全消失。此时得到的即为单向动作电位。

①刺激强度与复合动作电位幅度的关系：用上述记录单向动作电位的方法进行如下实验。

②"打开刺激器设置对话框"，在"方式"下拉菜单中选择"单刺激"。将强度调整为最小值即 0.005V，并开始刺激。注意观察此时 1 通道是否有动作电位波形出现。之后逐渐增大刺激强度，并仔细观察，直至当强度增大到某一特定数值时，波形突然出现，标志着此时在神经干中兴奋性最好的某个神经纤维发出了一个动作电位。那么引起这第一个动作电位的刺激强度即为该神经纤维的阈值；该刺激称阈刺激。

③进一步增大刺激强度，观察不同神经纤维共同产生的复合电位的幅度以及刺激伪迹的变化。待复合电位的幅度不再随刺激强度而增大时，记录此时的刺激强度值，即为最大刺激。再继续增大刺激强度，观察波形是否变化。

【参数设定】

实验参数详见下表（可据实际情况调整各参数）

采样参数	通道	电极类型	增益选项	时间常数	滤波调节	扫描速度	50Hz 滤波
	1	引导电极	200	DC	10k	0.63ms/div	关
刺激器参数	刺激模式	刺激方式	延时	波宽	波间隔	频率	强度
	粗电压	单刺激	—	—	—	—	1.00V

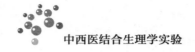

【注意事项】

1. 标本的神经部分一定要尽量长一些，并应仔细清除附着于神经干上的结缔组织及血管。

2. 神经在屏蔽盒中摆放时不可折叠，并应与各个电极接触良好。

3. 实验过程中屏蔽盒盖应保持关闭。

实验五　神经兴奋传导速度的测定

【实验目的】

了解神经兴奋传导速度测定的基本原理和方法。

【实验原理】

神经组织兴奋的标志是产生动作电位。动作电位可以沿着神经纤维传导，其传导方式根据神经纤维的特性而分成局部电流和跳跃式传导两种，传导的速度取决于神经纤维的直径、温度、有无髓鞘等因素。此实验中我们采用的坐骨神经干为混合性神经，刺激该标本所产生的应为复合动作电位，也就是由一些不同阈值、传导速度和不同幅度的单一动作电位所总和而成的电位变化。

如果用电生理学实验方法记录神经干动作电位，测算出电位在神经干上传播的距离和所需时间，即可计算出兴奋在神经上传导的速度。

【实验对象】

蟾蜍或蛙。

【实验材料】

两栖类手术器械1套、滴管、生物机能实验系统、神经屏蔽盒、刺激电极、接收电极、任氏液。

【实验步骤】

1. 标本的制备　制备蟾蜍的坐骨神经干标本（参见实验四），浸泡在任氏液中，待其兴奋性稳定后开始实验。

2. 连接标本与实验仪器（方法同实验四）。

3. 打开计算机，进入生物机能实验系统，开始实验数据的采集

（1）菜单条中点击"实验项目"按钮，在"常用生理学实验"中选择"神经干兴奋传导速度的测定"，进入该实验模块。将弹出"传导电极距离输入对话框"，在其中输入屏蔽盒中刺激电极与接收电极之间的距离（0.5～5cm），按"确定"按钮。此时，1通道和2通道的信号类型位置均已标注为"动作电位"。

（2）在窗口下方刺激器栏中将刺激类型定为"单刺激"，强度定为"1V"，之后单击右侧的"启动/停止刺激"按钮，再次读出传导速度的数值。

（3）重复步骤数次，将读数取平均值。

【参数设定】

实验参数详见下表（可据实际情况调整各参数）

采样参数	通道	电极类型	增益选项	时间常数	滤波调节	扫描速度	50Hz滤波
	1	引导电极	500	DC	10k	1.25ms/div	关
刺激器参数	刺激模式	刺激方式	延时	波宽	波间隔	频率	强度
	粗电压	单刺激	—	—	—	—	1.50V

【注意事项】

同实验四。

实验六　肌电图描记

【实验目的】

了解肌电图描记的常规方法；观察正常肌电图的波形和拮抗肌交替抑制的电活动。

【实验原理】

骨骼肌是可兴奋细胞，其收缩之前先产生电变化。如果将电极刺入人体和动物肌肉或置于体表部位可记录到肌肉电活动的图形，称为肌电图。肌肉的电活动可随肌肉收缩的强弱而改变。如果将表面电极置于关节周围的拮抗肌皮肤表面，可观察到关节屈伸运动时拮抗肌交替抑制的电活动。

【实验对象】

人。

【实验材料】

同心针形电极、表面电极、肌电图机或计算机生物信号采集处理系统、电极糊、75%酒精棉球、胶布。

【实验步骤】

1. 固定表面电极　用酒精棉球擦拭待测肌肉皮肤表面，将涂有电极糊的两个表面电极（相距约2cm）沿肌肉纵行方向贴附待测肌肉皮肤表面，以胶布固定。表面电极导线插入肌电图机输入插孔，或与计算机生物信号采集处理系统的输入通道连接。在距离引导电极稍远处的皮肤上固定接地电极，连于肌电图机的接地插头。

2. 刺入针形电极　用酒精消毒皮肤，将无菌的针电极经皮肤刺入肌肉，电极导线插入肌电图机输入插孔，或与计算机生物信号采集处理系统的输入通道连接。

3. 打开肌电图机记录，或打开计算机启动生物信号采集处理系统，点击菜单

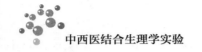

"实验/实验项目"，按计算机提示逐步进入肌电图实验项目。

【观察项目】

1. 受试者安静，肌肉放松。此时，由于上运动神经元无冲动下传，肌肉无兴奋反应，称电静息。

2. 移动针形电极，当针尖刺激肌纤维的瞬间，屏幕可见电位变化波形，时程约100ms，电压1~3mV，称插入电位。

3. 受试者轻度运动被测肌肉，观察针电极记录出的单个运动单位的电位波形，波形可呈双相、单相或三相。表面电极记录出多个神经肌单位的综合电位波形。

4. 受试者进行由弱到强的运动，观察两种电极记录出的肌电变化。

5. 用酒精棉球消毒肱二头肌和肱三头肌表面皮肤，将两对表面电极分别固定在肱二头肌和肱三头肌表面皮肤上。受试者做肘关节屈伸运动，可记录出屈肌的电活动，而伸肌没有肌电活动。

6. 受试者做肘关节交替屈伸运动，观察屈肌和伸肌交替出现的肌电活动。

【注意事项】

1. 针形电极要求无菌，皮肤要求严格消毒。

2. 被测肌肉可选用四肢较发达肌肉，如肱二头肌、股四头肌、小腿三头肌、三角肌等。

3. 检查地线是否接好。

【思考题】

针形电极与表面电极记录出的肌电图波形有何不同？

实验七　红细胞渗透脆性测定

【实验目的】

学习红细胞渗透脆性的测定方法；了解细胞外液的渗透压对维持细胞正常形态和功能的重要性。

【实验原理】

在临床或生理实验中使用的各种溶液，其渗透压与血浆渗透压相等的称为等渗溶液，如5%葡萄糖溶液和0.9%NaCl溶液；其渗透压高于或低于血浆渗透压的称为高渗溶液或低渗溶液。红细胞在等渗溶液中其形态和大小可保持不变。若将红细胞置于渗透压递减的一系列低渗盐溶液中，红细胞逐渐胀大甚至破裂而发生溶血。正常红细胞膜对低渗盐溶液具有一定的抵抗力，这种抵抗力的大小可作为红细胞渗透脆性的指标。对低渗盐溶液抵抗力小，表示渗透脆性高，红细胞容易破裂；反之，表示脆性低。正常人的红细胞一般在 0.40%~0.44% 氯化钠溶液中开始溶血，该浓度氯化钠溶液表示该血液中抵抗力最小的红细胞发生溶血，在 0.32%~0.36% 氯化钠溶液中完全溶血，该浓度氯化钠溶液表示该血液中抵抗力最大的红细胞也发生溶血。前者代表红细胞的最大脆性，后者代表红细胞的最小脆性。

【实验对象】

人或家兔。

【实验材料】

试管架，小试管 10 支（10×75mm）、2mL 吸管 3 支、消毒的 2mL 注射器及 8 号针头、棉签、1% 氯化钠溶液、蒸馏水、碘伏。

【实验步骤】

1. 制备不同浓度的低渗盐溶液　取干燥洁净的小试管 10 支，编号排列在试管架上，按下表所示，分别向试管内加入 1% 氯化钠溶液和蒸馏水并混匀，配制成 0.70%~0.25% 的 10 种不同浓度的氯化钠低渗溶液。

【参数设定】

低渗氯化钠溶液的配制及浓度

试　剂	1	2	3	4	5	6	7	8	9	10
1%NaCl 溶液（mL）	1.40	1.30	1.20	1.10	1.00	0.90	0.80	0.70	0.60	0.50
蒸馏水（mL）	0.60	0.70	0.80	0.90	1.00	1.10	1.20	1.30	1.40	1.50
NaCl 浓度（%）	0.70	0.65	0.60	0.55	0.50	0.45	0.40	0.35	0.30	0.25

2. 采血　用干燥的 2mL 注射器从家兔取血 1mL（如采人血则须严格消毒，从肘正中静脉取血 1mL），立即依次向 10 支试管内各加 1 滴血液，轻轻颠倒混匀，切勿用力振荡，室温下静置 1h，然后根据混合液的色调进行观察。

【观察项目】

1. 如果试管内液体下层为浑浊红色，上层为无色透明，说明红细胞完全没有溶血。

2. 如果试管内液体下层为浑浊红色，而上层出现透明红色，表示部分红细胞破裂，称为不完全溶血。

3. 如果试管内液体完全变成透明红色，说明红细胞全部破裂，称为完全溶血。此时该溶液浓度即为红细胞最大抵抗力。

4. 记录红细胞脆性范围，即最小抵抗力时的溶液浓度和最大抵抗力时的溶液浓度。

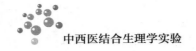

【注意事项】

1. 不同浓度的低渗氯化钠溶液的配制应准确。

2. 小试管必须清洁干燥。

3. 在光线明亮处进行观察。

4. 为使各管加血量相同，加血时持针角度应一致。

5. 血液滴入试管后，立即轻轻混匀，避免血液凝固和假象溶血。

【思考题】

1. 为什么同一个体不同红细胞的渗透脆性不同？

2. 测定红细胞渗透脆性有何临床意义？

3. 输液时为何要输等渗溶液？

4. 为什么在一定范围内的低渗溶液中，红细胞并不发生溶血？

实验八　蛙心起搏点的分析

【实验目的】

采用斯氏结扎法观察蛙心起搏点，并分析心脏兴奋传导顺序。

【实验原理】

心脏特殊传导系统具有自律性，不同部位的自律组织其自律性不同。哺乳类动物窦房结自律性最高，依次降低，浦肯野纤维最低。正常心脏兴奋传导由窦房结开始，经心肌特殊传导组织相继引起心房、心室的兴奋和收缩。哺乳类动物的心脏起搏点是窦房结，两栖类动物的心脏起搏点是静脉窦。

【实验对象】

蛙或蟾蜍。

【实验材料】

两栖类手术器械、棉球、丝线、任氏液。

【实验步骤】

1. 取蟾蜍，用探针破坏中枢神经系统，仰卧位固定于蛙板。

2. 自剑突向两侧角方向手术，打开胸腔，剪去胸骨，暴露心脏。

3. 剪开心包膜（图 24），识别心房、心室、房室沟、动脉圆锥、动脉干、静脉窦、窦房沟（半月线）。观察静脉窦、心房和心室的活动顺序及各部位跳动的频率。

4. 在主动脉干下穿线备用。

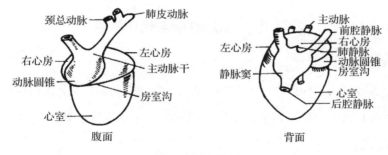

图 24　蛙心外形

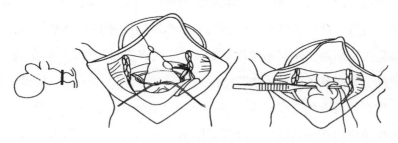

图 25　斯氏第一结扎

【观察项目】

1. 观察静脉窦、心房、心室每分钟跳动的次数及跳动的顺序，并计数。

2. 按图 25 所示，在静脉窦和心房交界的半月形白线（窦房沟）处用线结扎（斯氏第一结扎），观察到心房和心室停跳，但静脉窦仍在跳动。

3. 在第一结扎后，经 15~30min，房室可恢复跳动（为促其恢复，可用镊柄轻叩房室交界区）。分别计数静脉窦、心房和心室跳动频率，注意是否一致。

4. 于房室沟进行第二结扎（斯氏第二结扎），观察并计数静脉窦、心房、心室跳动情况。

5. 比较第一和第二结扎前后，静脉窦、心房、心室跳动频率等变化，分析心脏各部分的自律性及传导顺序。

【注意事项】

1. 破坏中枢要彻底，防止上肢肌紧张，影响暴露手术野。

2. 实验中经常用任氏液湿润心脏。

3. 第一结扎时，注意勿扎住静脉窦。第一结扎后，如心房、心室长时间不恢复跳动，可提前进行第二结扎而促使心房、心室恢复跳动。

【思考题】

1. 本次实验能否证实心房和心室的特殊传导组织具有自动节律性？为什么？

2. 正常心脏起搏点如何主导心脏的节律性活动？

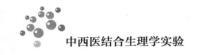

实验九　　期前收缩与代偿间歇

【实验目的】

通过在心脏活动不同时期给予刺激，以验证心肌每兴奋一次其兴奋性发生周期性变化，观察心肌不应期、期前收缩和代偿间歇，并分析其机制。

【实验原理】

心肌每兴奋一次，其兴奋性就发生一次周期性的变化。心肌兴奋性周期性变化的特点在于其有效不应期特别长，约相当于整个收缩期和舒张早期。因此，在心脏的收缩期和舒张早期内，任何刺激均不能引起心肌兴奋和收缩。但在舒张早期以后，一次较强的阈上刺激就可以在正常节律性兴奋到达心肌以前产生一次提前出现的兴奋和收缩，称之为期前兴奋和期前收缩。同理，期前兴奋也有不应期。因此，下一次正常的窦性节律性兴奋到达时正好落在期前兴奋的有效不应期内，便不能引起心肌兴奋和收缩，这样，期前收缩之后就会出现一个较长的舒张期，称为代偿间歇。

【实验对象】

蛙或蟾蜍。

【实验材料】

两栖类手术器械、万能支台、张力换能器、滴管、蛙心夹、微调固定器、刺激电极、生物机能实验系统、任氏液。

【实验步骤】

1. 蛙心标本制备

（1）取蟾蜍，破坏脑和脊髓，仰卧位固定于蛙板上。从剑突下将胸部皮肤向上剪开（或剪掉），再剪掉胸骨，打开心包，暴露心脏。

（2）将有连线的蛙心夹在心室舒张期夹住心尖，蛙心夹的线头连至张力换能器的悬梁臂。此线应有一定的紧张度。将刺激电极固定于万能支台，使其两极与心室接触。

2. 连接实验仪器装置　张力换能器接生物信号采集处理系统第三通道（亦可选择其他通道）。刺激电极与生物信号采集处理系统的刺激输出相连。

3. 蟾蜍心室期前收缩与代偿间歇的观察　打开计算机，启动生物信号采集处理系统，点击菜单中的信号输入，在实验项目中选循环实验，在"子菜单"中选期前收缩与代偿间歇。

【参数设定】

实验参数详见下表（可据实际情况调整各参数）

采样参数	通道	换能器类型	增益选项	时间常数	滤波调节	扫描速度	50Hz 滤波
	1	张力	100	DC	10k	1.00s/div	关
刺激器参数	刺激模式	刺激方式	延时	波宽	波间隔	频率	强度
	粗电压	单刺激	1ms	5ms	—	—	0.5V

【观察项目】

1. 描记正常蛙心的搏动曲线，观察曲线的收缩相和舒张相。

2. 用中等强度的单刺激分别在心室收缩期和舒张早期刺激心室，观察能否引起期前收缩。

3. 用同等强度的刺激在心室舒张早期之后刺激心室，观察有无期前收缩的出现。刺激如能引起期前收缩，观察其后是否出现代偿间歇。

【注意事项】

1. 破坏蟾蜍脑和脊髓要完全。

2. 蛙心夹与张力换能器间的连线应有一定的紧张度。

3. 注意滴加任氏液，以保持蛙心适宜的环境。

【思考题】

1. 在心脏的收缩期和舒张早期，分别给予心室肌中等强度的阈上刺激，能否引起期前收缩，为什么？

2. 在期前收缩之后为什么会出现代偿间歇？

3. 在什么情况下期前收缩之后可以不出现代偿间歇？

4. 心肌存在不应期的实验依据是什么？

实验十 影响心脏活动的体液因素

【实验目的】

学习离体蛙心的灌流方法，并观察 K^+、Na^+、Ca^{2+}、肾上腺素、乙酰胆碱、乳酸、$NaHCO_3$ 等体液因素对心脏活动的影响。

【实验原理】

作为蛙心起搏点的静脉窦能按一定节律自动产生兴奋，因此只要将离体的蛙心保持在适宜的环境中，在一定时间内仍能产生节律性兴奋和收缩活动；另一方面，心脏正常的节律性活动有赖于内环境理化因素的相对稳定，若改变灌流液的成分，则可引起心脏活动的改变。

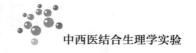

【实验对象】

蛙或蟾蜍。

【实验材料】

两栖类手术器械、任氏液、滴管、蛙心夹、蛙心插管、微调固定器、万能支台、滑轮、搪瓷杯、丝线、张力换能器、生物机能实验系统、0.65%氯化钠溶液、3%氯化钙溶液、1%氯化钾溶液、1∶10000肾上腺素溶液和1∶10000乙酰胆碱溶液、1%乳酸、2.5%NaHCO$_3$。

【实验步骤】

1. 离体蛙心制备

（1）取蟾蜍，毁坏脑和脊髓，仰卧位固定于蛙板上。从剑突下将胸部皮肤向上剪开（或剪掉），然后剪掉胸骨，打开心包，暴露心脏。

（2）在主动脉干下方穿引两根线，一条在主动脉上端结扎做插管时牵引用，另一根则在动脉圆锥上方系一松结，用于结扎和固定蛙心插管。

（3）左手持左主动脉上方的结扎线，用眼科剪在松结上方左主动脉根部剪一小斜口，右手将盛有少许任氏液的大小适宜的蛙心插管由此剪口处插入动脉圆锥，当插管头部到达动脉圆锥时，再将插管稍稍后退，并转向心室中央方向，在心室收缩期插入心室。判断蛙心插管是否进入心室，可根据插管内任氏液的液面是否能随心室的舒缩而上下波动来定。如蛙心插管已进入心室，则将预先准备好的松结扎紧，并固定在蛙心插管的侧钩上，以免蛙心插管滑出心室。剪断主动脉左右分支。

（4）轻提起蛙心插管以抬高心脏，用丝线在静脉窦与腔静脉交界处做一结扎，结扎线应尽量向下移，以免伤及静脉窦。在结扎线外侧剪断所有组织，将蛙心游离出来。

（5）用任氏液反复换洗蛙心插管内含血的任氏液，直至蛙心插管内无血液残留为止。此时，离体蛙心已制备成功，可供实验。

2. 连接实验仪器装置

（1）将蛙心插管固定在铁支架上，用蛙心夹在心室舒张期夹住心尖，并将蛙心夹的线头连至张力换能器的悬梁臂上。此线应有一定的紧张度。

（2）张力换能器输出线接生物信号采集处理系统第一通道（亦可选择其他通道）。

3. 打开计算机，启动生物机能实验系统，点击菜单"实验/实验项目"，按计算机提示逐步进入离体蛙心灌流的实验项目。

【参数设定】

实验参数详见下表（可据实际情况调整各参数）

采样参数	通道	换能器类型	增益选项	时间常数	滤波调节	扫描速度	50Hz滤波
	1	张力	100	DC	10Hz	1.00s/div	开

【观察项目】

1. 描记正常的蛙心搏动曲线，注意观察心跳频率、强度及心室的收缩和舒张程度。

2. 把蛙心插管内的任氏液全部更换为0.65%氯化钠溶液，观察心跳变化。

3. 吸出0.65%氯化钠溶液，用任氏液反复换洗数次，待曲线恢复稳定状态后，再在任氏液内滴加3%氯化钙溶液1~2滴，观察心跳变化。

4. 将含有氯化钙的任氏液吸出，用任氏液反复换洗，待曲线恢复稳定状态后，在任氏液中滴加1%氯化钾溶液1~2滴，观察心跳变化。

5. 将含有氯化钾的任氏液吸出，用任氏液反复换洗，待曲线恢复稳定状态后，再在任氏液中加1：10000的肾上腺素溶液1~2滴，观察心跳变化。

6. 将含有肾上腺素的任氏液吸出，用任氏液反复换洗，待曲线恢复稳定状态后，再在任氏液中加1：10000的乙酰胆碱溶液1~2滴，观察心跳变化。

7. 将含有乙酰胆碱的任氏液吸出，用任氏液反复换洗，待曲线恢复稳定状态后，再在任氏液中加1%乳酸溶液1~2滴，观察心跳变化。

8. 将含有乳酸的任氏液吸出，用任氏液反复换洗，待曲线恢复稳定状态后，再在任氏液中加2.5%NaHCO₃溶液1~2滴，观察心跳变化。

【注意事项】

1. 制备蛙心标本时，勿伤及静脉窦。

2. 上述各实验项目，一旦出现效应，应立即用任氏液换洗，以免心肌受损，而且必须待心跳恢复稳定状态后方能进行下一步实验。

3. 蛙心插管内液面应保持恒定，以免影响结果。

4. 加药品和换取任氏液必须及时做标记，以便分清项目观察效果。

5. 吸取任氏液和吸取蛙心插管内溶液的吸管应区分专用，不可混淆使用。而且，吸管不能接触蛙心插管，以免影响实验结果。

6. 化学药物作用不明显时，可再适量滴加，密切观察药物剂量添加后的实验结果。

【思考题】

1. 正常蛙心搏动曲线的各个组成部分分别反映了什么？

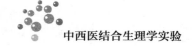

2. 用 0.65%氯化钠溶液灌注蛙心时，将观察到心搏曲线发生什么变化？为什么？

3. 在任氏液中加入 3%氯化钙溶液灌注蛙心时，将观察到心搏曲线发生什么变化？为什么？

实验十一　心音听诊

【实验目的】

掌握心音听诊方法、正常心音的特点及其产生原理，为临床心音听诊奠定基础。

【实验原理】

心脏泵血过程中，由于瓣膜关闭和血流冲击等因素而产生心音。将听诊器置于胸前壁可听到两次音调不同的心音，分别称为第一心音（S_1）和第二心音（S_2）。S_1 标志着心缩期开始，S_2 标志着心舒期开始。4 套瓣膜各有特定的听诊部位，当某心瓣膜病变而产生杂音时，则在该瓣膜听诊区听得最清楚。

【实验对象】

人。

【实验材料】

听诊器。

【实验步骤】

1. 受试者解开上衣，裸露前胸，取坐位或卧位。检查者坐在受试者对面或站在受试者卧床的右侧。

2. 检查者将听诊器耳件塞入外耳道，使耳件的弯曲方向与外耳道一致，向前弯曲。用右手拇、食、中指持听诊器胸件，紧贴受试者心尖搏动处，听取心音，并仔细区分 S_1 或 S_2。

3. 在左房室瓣听诊区听取心音后，再按主动脉瓣、肺动脉瓣及右房室瓣听诊区的顺序听心音。

4. 瓣膜听诊区（图 26）

（1）左房室瓣听诊区：左锁骨中线第 5 肋间稍内侧部（心尖部）。

（2）右房室瓣听诊区：第 4 肋间胸骨上或右缘处。

（3）主动脉瓣听诊区：第 2 肋间胸骨右缘处。

（4）肺动脉瓣听诊区：第 2 肋间胸骨左缘处。

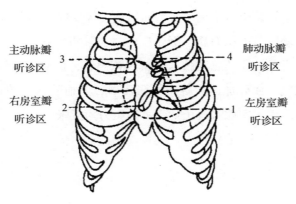

主动脉瓣
听诊区 — 3

肺动脉瓣
听诊区 — 4

右房室瓣
听诊区 — 2

左房室瓣
听诊区 — 1

图 26 听诊区

5．S_1 和 S_2 的鉴别法

（1）按心音的性质：S_1 音调低，持续时间长；S_2 音调高，持续时间较短。

（2）按两次心音的间隔时间：S_1 与 S_2 间隔时间较短，S_2 与下一次 S_1 之间的间隔时间较长。

（3）与心尖搏动同时听到的心音为 S_1，与桡动脉搏动同时听到的心音为 S_2。

【注意事项】

1．保持室内环境安静。

2．听诊器胸件按于听诊部位，不宜过重或过轻。

3．避免隔着衣服听诊以免衣服和听诊器摩擦。

【思考题】

1．心音听诊区是否在各瓣膜解剖的相应位置？

2．怎样区别第一心音和第二心音？

实验十二　人体动脉血压的测定

【实验目的】

了解间接测定动脉血压的原理，掌握人体动脉血压测定方法、正常值及其生理波动。

【实验原理】

每个心动周期中，随着心脏的舒缩活动，动脉血压亦出现高低周期性变化，而这种血压变化可用血压计和听诊器在上臂肱动脉处间接测定。

通常血液在血管内流动时并不产生声音，但流经血管狭窄处形成湍流时则可发出声音。测量血压时，将袖带缠绕于上臂，用橡皮球向带内打气加压，经皮肤施加于肱动脉壁上，当带内压力超过动脉内收缩压，肱动脉内血流被完全阻断，此时用

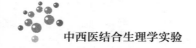

听诊器在受压的肱动脉远端听不到声音。而后旋动橡皮球处的螺丝帽徐徐放气减压，当带内压力低于肱动脉收缩压而高于舒张压时，血液将断续地流过受压血管，形成湍流而发出声音，可在被压的肱动脉远端听到该声音，此时血压计指示的压力相当于收缩压；继续放气，使外加压力等于舒张压时，则血管内血流由断续变成连续，声音突然由强变弱或消失，此时血压计指示的压力为舒张压。

【实验对象】

人。

【实验材料】

听诊器、血压计。

【实验步骤】

1. 熟悉血压计的结构及使用方法。

2. 测定准备

（1）受试者静坐 5min，脱去一侧衣袖。松开血压计橡皮球上的螺丝帽，排出袖带内残留气体，然后将螺丝帽旋紧。

（2）受试者前臂平放，手掌向上，前臂与心脏位置等高，将袖带缠于上臂，袖带下缘位于肘关节上 2cm 处。

（3）检查者戴好听诊器（耳件弯曲方向与外耳道一致），在肘窝内侧触及肱动脉搏动，并将听诊器胸件置于搏动处。

【观察项目】

1. 用橡皮球向袖带内打气加压，使血压计水银柱逐渐上升，一般上升到 24kPa（180mmHg）（听不到脉搏音），即松开气球螺丝，徐徐放气，在水银柱缓慢下降的同时仔细听诊，当听到第一声脉搏音时，水银柱高度所指刻度即为收缩压。

2. 继续放气减压，声音则发生一系列变化，先由低而高，而后突然由高变低，最后完全消失。在声音突然变低的瞬间，水银柱高度所指刻度即为舒张压。

3. 重复测定 3 次，记录测定值，以收缩压/舒张压 kPa（mmHg）表示。

【注意事项】

1. 保持环境安静，受试者尽量安静放松。

2. 手臂、血压计必须与心脏水平等高。

3. 袖带缠缚松紧适宜，听诊器的胸件不要塞在袖带里。

4. 重复测定血压时，每次要将袖带里的气体排净。

【思考题】

如何测定收缩压和舒张压？其原理如何？

实验十三 人体体表心电图描记

【实验目的】

了解人体体表心电图的描记方法和正常心电图的波形，学习各波形的测量和分析方法。

【实验原理】

在一个心动周期中，由窦房结发出的兴奋，按一定途径和时程，依次传向心房和心室，引起整个心脏的兴奋。心脏各部分兴奋过程中的电变化及其时间顺序、方向和途径等都有一定规律，这些电变化通过心脏周围的导电组织和体液这个容积导体传导到体表，将测量电极放置在人体表面的一定部位引导和记录到的心脏电变化曲线，就是临床上常规记录的心电图。心电图对心脏起搏点、传导功能的判断和分析，以及心律失常、房室肥大、心肌损伤的诊断具有重要价值。

【实验对象】

人。

【实验材料】

心电图机、电极糊（导电膏）、碘伏棉球、3%盐水棉球、分规、诊察床。

【实验步骤】

1. 心电图的描记

（1）接好心电图机的电源线、地线和导联线。接通电源，预热3~5min。

（2）受试者仰卧于诊察床上，全身肌肉放松。在手腕、足踝和胸前安放引导电极，V_1在胸骨右缘第4肋间，V_3在胸骨左缘第4肋间与左锁骨中线第5肋间相交处；V_5在左腋前线第5肋间（图27），接上导联线。为了保证导电良好，可在引导电极部位涂上少许电极糊。导联线的连接方法是：红色：右手；黄色：左手；绿色：左足；黑色：右足（接地）；白色：V_1；蓝色：V_3；粉红色：V_5。

（3）心电图机定标，使1mV标准电压推动描笔向上移动10mm，然后依次打开导联开关，记录Ⅰ、Ⅱ、Ⅲ、aVR、aVL、aVF、V_1、V_3、V_5导联的心电图。

（4）取下心电图记录纸，进行分析。

2. 心电图的分析

（1）波幅和时间的测量

①波幅：当1mV的标准电压使基线上移10mm时，纵坐标每一小格（1mm）代表0.1mV（图28）。测量波幅时，凡向上的波形，其波幅沿基线的上缘量至波峰的顶点；凡向下的波形，其波幅应从基线的下缘量至波峰的底点。

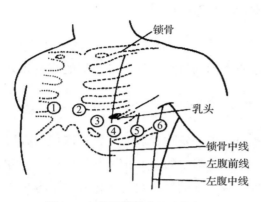

图 27　心前导联的电极安置部位　　　　图 28　心电图各波测量

②时间：心电图机的纸速由心电图机固定转速的马达所控制，一般分为 25mm/s 和 50mm/s 两挡，常用的是 25mm/s。这时心电图纸上横坐标的每一小格（1mm）代表 0.04s（图 28）。

（2）波形的辨认和分析

①心电图各波形的分析：在心电图记录纸上辨认出 P 波、QRS 波群和 T 波，并根据各波的起点确定 P-R 间期和 Q-T 间期。测定 Ⅱ 导联中 P 波、QRS 波群、T 波的时间和电压，并测量 P-R 间期和 Q-T 间期的时间。测量波宽时，从该波的一侧内缘量至另一侧内缘。

②心率的测定：测定相邻的两个心动周期中的 P 波与 P 波或 R 波与 R 波的间隔时间，按下列公式进行计算，求出心率。如心动周期的时间间距显著不等时，可将五个心动周期的 P-P 或 R-R 间隔时间加以平均，取得平均值，代入下列公式：

$$心率（次/分）= \frac{60}{P\text{-}P \text{ 或 } R\text{-}R \text{ 间隔时间 （s）}}$$

③心律的分析：包括主导节律的判定、心律是否规则整齐、有无期前收缩或异位节律出现等。

窦性心律的心电图表现：P 波在 Ⅱ 导联中直立，aVR 导联中倒置；P-R 间期在 0.12s 以上。如果心电图中的最大 P-P 间隔和最小 P-P 间隔时间相差 0.12s 以上，称为窦性心律不齐。成年人正常窦性心律的心率为 60~100 次/min。

【注意事项】

1. 描记心电图时，受试者静卧，全身肌肉放松。

2. 室内温度应以 22℃ 为宜，避免低温时肌电收缩的干扰。

3. 电极和皮肤应紧密接触，防止干扰和基线漂移。

【思考题】

1. 何谓心电图？它是怎样记录到的？

2. 何谓导联？常用的心电图导联有哪些？为什么各导联心电图波形不一样？

3. 心电图各波的正常值及其生理意义是什么？

实验十四　人体动脉脉搏的描记

【实验目的】

学习人体指端脉搏的容积描记方法，了解脉搏图形及其与心电图的关系，加深对动脉脉搏的理解。

【实验原理】

在每个心动周期中，动脉内的压力发生周期性的波动。这种周期性的压力变化可引起动脉血管发生搏动，通过压力传感装置用记录仪将动脉血管的搏动描记下来，就是压力脉搏图。除压力变化外，心动周期中所伴随的血流量变化可引起外周小动脉容积的改变，将这种容积变化描记下来，就是容积脉搏图。

描记容积脉搏图的部位，常取指端或颈总动脉走行的颈部表面，在此安放光电容积换能器。光电容积换能器的基本结构为：一边有一个恒流恒压光源，对面或侧边是一个由光电管或光敏电阻构成的平衡电桥。光源发出波长为 600~800nm 线，这种光能透过组织，并能被血红蛋白吸收（其他物质一般不吸收），其吸收量与血红蛋白含量有关。当血管中血流量改变时，局部血红蛋白含量会发生相应变化，吸收的光量随着改变，被光敏元件接受的光量也随之改变。这样，平衡电桥上的电变化可反映局部血管内血流量的改变，也就是反映了血管容积的变化。从指端所获得的这种脉搏图记录，称为指端容积脉搏图。

正常指端容积脉搏图包括升支和降支两个部分。升支较陡，历时较短，很快上升到波峰，它反映了心室快速射血期，此时检查部位动脉流入量较流出量多。降支坡度较升支小，反映心室减慢射血期及舒张期检查部位的血流情况。降支中部可见一降中峡 C 和降中波 D。从升支的起点 S 到降支切迹所经历的时间反映了心室收缩射血的时间，正常值为 274.4~340ms。若同步描记心电图，从心电图的 R 波波峰到升支起点 S 的时间称为延迟时间，它粗略地表示心室收缩射血到使检查部位的动脉内血流量增多所经历的时间（图 29）。

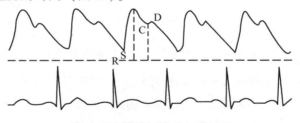

图 29　脉搏图与其对应心电图

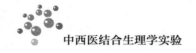

【实验对象】

人。

【实验材料】

光电容积换能器、生物信号采集处理系统、心电电极、诊察床、冰袋、针灸针、导电糊或生理盐水。

【实验步骤】

1. 将光电容积换能器和心电电极与生物信号采集处理系统相连接，仪器接地。

2. 接通换能器。

3. 室温保持在 20~25℃，受试者静卧于诊察床上，除去身上的金属物品，双手与心脏平面等高，按照心电图标准Ⅱ导联的连接方法，将三个心电电极固定在右手、左足和右足上。

4. 受试者食指或中指伸进光电容积换能器的指套内，指腹朝上，使光源对准甲床根部，并以黑布包绕固定。

5. 将换能器接到生物信号采集处理系统 1 通道上。

6. 打开计算机，启动生物信号采集处理系统，选择压力实验，记录脉搏曲线（见图 29）。

7. 继续观察和记录寒冷（用冰袋刺激手臂）、疼痛（针刺对侧手臂）及精神活动（心算）等刺激因素对脉搏图的影响。

【注意事项】

仪器应妥善接地，确保安全。

【思考题】

1. 试分析脉搏图形成的机制。

2. 精神活动对脉搏图有何影响？为什么？

实验十五　家兔动脉血压的调节

【实验目的】

学习哺乳动物动脉血压的直接测量方法，观察神经和体液因素对心血管活动的调节。

【实验原理】

心脏受交感神经和副交感神经支配。心交感神经兴奋使心跳加快加强，传导加速，从而使心输出量增加。支配心脏的副交感神经为迷走神经，兴奋时心率减慢，心脏收缩力减弱，传导速度减慢，从而使心输出量减少。

支配血管的自主神经绝大多数属于交感缩血管神经，兴奋时血管收缩，外周阻力增加。同时由于容量血管收缩，促进静脉回流，心输出量亦增加。

心血管中枢通过反射作用调节心血管的活动，改变心输出量和外周阻力，从而调节动脉血压。

心血管活动除受神经调节外，还受体液因素的调节，其中最重要的为肾上腺素和去甲肾上腺素。它们对心血管的作用既有共性，又有特殊性。肾上腺素对 α 受体与 β 受体均有激活作用，使心跳加快，收缩力加强，传导加快，心输出量增加。它对血管的作用取决于两种受体中哪一种占优势。去甲肾上腺素主要激活 α 受体，对 β 受体作用很小，因而使外周阻力增加，动脉血压增加，其对心脏的作用远较肾上腺素为弱。静脉内注入去甲肾上腺素时，血压升高，启动减压反射，可反射性地引起心跳减慢。本实验通过动脉血压的变化来反映心血管活动的变化。

【实验对象】

家兔。

【实验材料】

哺乳类动物手术器械、兔手术台、生物信号采集处理系统、压力换能器、刺激电极、照明灯、万能支台、双凹夹、烧瓶夹、试管夹、气管插管、动脉夹、三通开关、动脉导管、注射器（1mL、5mL、20mL）、有色丝线、纱布、棉花、1.5%戊巴比妥钠、1000U/mL 肝素生理盐水、1∶10000 肾上腺素溶液、1∶10000 去甲肾上腺素溶液、1∶10000 乙酰胆碱溶液、生理盐水。

【实验步骤】

1. 连接实验仪器装置　将压力换能器固定在铁支架上，换能器的位置大致与心脏在同一水平。将动脉导管经三通开关与压力换能器正中的一个输入接口相接。压力换能器的输入信号插头与生物信号采集处理系统的信号放大器输入盒的某通道相连。用注射器通过三通开关向压力换能器及动脉导管内注满肝素生理盐水，排尽气泡，然后关闭三通开关备用。

将刺激电极输入端与生物信号采集处理系统的刺激输出口相连。

2. 手术

（1）动物的麻醉与固定　用 1.5%戊巴比妥钠以 2mL/kg 的剂量由耳缘静脉缓慢注入。动物麻醉后，仰卧位固定于手术台上。

（2）气管插管　剪去颈部的毛，沿颈正中线做 5~7cm 的皮肤切口。分离皮下组织及肌肉，暴露、分离气管。在气管下方穿一丝线，于甲状软骨下方 2~3cm 处做"⊥"形切口，插入气管插管，以丝线结扎固定。

（3）分离颈部神经和血管　在气管两侧辨别并分离颈总动脉、迷走神经、交感神经和减压神经。三条神经中，迷走神经最粗，交感神经次之，减压神经最细，常

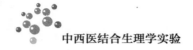

与交感神经紧贴在一起。分别在各神经下方穿以不同颜色的丝线备用。分离时特别注意不要过度牵拉，并随时用生理盐水湿润。颈总动脉下方穿两条线备用。

（4）插动脉插管　静脉注射肝素（1000U/kg）以抗血凝。在左侧颈总动脉的近心端夹一动脉夹，并在动脉夹远心端距动脉夹约3cm处结扎。用小剪刀在结扎线的近侧剪一小口，向心脏方向插入动脉插管，用备用的线结扎固定。利用头端结扎线将动脉插管再次结扎固定。

（5）记录血压　小心松开动脉夹，打开计算机启动生物信号采集处理系统，点击菜单"常用生理学实验"下的动脉血压，按"开始"按钮记录实验数据，即可记录动脉血压曲线。

【参数设定】

实验参数详见下表（可据实际情况调整各参数）

采样参数	通道	换能器类型	增益选项	时间常数	滤波调节	扫描速度	50Hz滤波
	1	压力	50	0.01	10Hz	1.00s/div	关
刺激器参数	刺激模式	刺激方式	延时	波宽	波间隔	频率	强度
	粗电压	串刺激	100ms	1ms	—	30Hz	1.00V

【观察项目】

1. 观察正常血压曲线　辨认血压波的一级波和二级波，有时可见三级波。

2. 夹闭颈总动脉　用动脉夹夹闭右侧颈总动脉15s，观察血压的变化。

3. 电刺激减压神经　用设置的串刺激刺激减压神经，观察血压的变化。在神经中部双结扎并中间剪断，分别刺激其中枢端与外周端，观察血压的变化。

4. 电刺激迷走神经　结扎并剪断右侧迷走神经，电刺激其外周端，观察血压的变化。

5. 静脉注射去甲肾上腺素　由耳缘静脉注入1∶10000去甲肾上腺素0.3mL，观察血压的变化。

6. 静脉注射肾上腺素　由耳缘静脉注入1∶10000肾上腺素0.3mL，观察血压的变化。

7. 静脉注射乙酰胆碱　由耳缘静脉注入1∶10000乙酰胆碱0.3mL，观察血压的变化。

8. 放血、补液　从右侧颈总动脉或股动脉插管放血20~50mL，观察血压的变化，然后迅速补充37℃生理盐水，观察血压的变化。

【注意事项】

1. 麻醉药注射量要准，速度要慢，同时注意呼吸变化，以免过量引起动物死亡。如实验时间过长，动物苏醒挣扎，可适量补充麻醉药。

2. 在整个实验过程中，要保持动脉插管与动脉方向一致，防止刺破血管或引起压力传递障碍。

3. 每项实验前要有对照记录，施加条件时要有标记，实验完毕后加以注释。

4. 注意保护神经不要过度牵拉，并经常保持湿润。

5. 实验中，注射药物较多，注意保护耳缘静脉。最后一项观察因放血后血压降低，血管充盈不良，静脉穿刺困难，应在放血前做好补液准备。

【思考题】

1. 正常血压的一级波、二级波及三级波各有何特征？其形成机制如何？

2. 夹闭一侧颈总动脉，血压发生什么变化？机制如何？

3. 刺激兔完整的减压神经及其中枢端和外周端，血压各有何变化？为什么？

4. 为何预先切断迷走神经再刺激其外周端？血压有何变化？为什么？

实验十六　家兔左心室内压的测定

【实验目的】

1. 学习掌握心导管插管术。

2. 观察药物对左心室内压的影响。

3. 学习利用计算机进行左心室内压的测定和分析。

【实验原理】

利用右颈总动脉从主动脉弓右侧顶端发出并与主动脉形成一直线的特征，可将心导管插入左心室。左心室内压的变化直接反映了心脏泵血功能的情况。左心室内压经计算机处理可求出心动周期中左心室内压（LVP）的压力变化率（dp/dt）、心肌收缩成分缩短速度（Vpm、Vmax）及心力环面积等多项参数，通过对这些参数的综合分析，可用以评判左心室泵血功能状况。

【实验对象】

家兔。

【实验仪器】

哺乳类动物手术器械一套（包括手术刀、粗剪、手术剪、眼科剪、止血钳、镊子等）、兔手术台、动脉夹、心导管、生物信号采集处理系统、血压换能器、1m长橡胶管一根、注射器、20%氨基甲酸乙酯溶液、1000U/mL 肝素溶液、1∶10000 肾上腺素溶液、1∶10000 去甲肾上腺素溶液、普萘洛尔。

【实验步骤和项目观察】

1. 准备检压系统　将动脉导管与血压换能器相连，通过三通开关用肝素溶液充

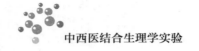

灌血压换能器和动脉导管，排尽血压换能器与动脉导管中的气泡，然后关闭三通开关备用。血压换能器连接生物信号采集处理系统。

2. 手术准备（参见"实验总论"的"兔颈部手术"）

（1）家兔麻醉：称重后，按 5mL/kg 体重的剂量于耳缘静脉注射 20% 氨基甲酸乙酯溶液。注意麻醉剂不宜过量，注射速度不宜过快，且注意家兔的呼吸频率。

（2）家兔固定：将家兔仰卧（背位）放于兔台上，先用四根绳子一端打好扣结，缚扎于四肢距小腿关节的上方，将绳子拉紧并缚于兔台的铁柱上（注意：前肢必须从背后交叉固定），再用一根棉绳钩住兔门齿，将兔头固定在铁杆上。

（3）颈部剪毛：沿正中线切开皮肤 5~7cm，分离皮下组织，于正中线分开颈部肌肉，暴露气管。在气管下方穿过一根线备用，在甲状软骨下约 1cm 处剪一倒"T"形切口，插入气管插管，用备用线结扎并固定。

（4）在气管右侧分离颈总动脉鞘，游离出右侧颈总动脉长 3~4cm，在该动脉下穿两根线，一根在尽可能靠近头端处将动脉结扎；另一根留作固定心导管用。用动脉夹在尽可能靠近心脏端处夹闭颈总动脉，然后用眼科剪刀在头端结扎处下约 0.3cm 的动脉壁上剪一个向心脏方向的半斜切口，准备插心导管时用。

（5）注射肝素：在耳缘静脉按 1000U/kg 剂量注射肝素，并等肝素在家兔体内的血液中混合均匀后再进行下面的实验。

（6）插入心导管：于家兔左胸前触摸到心尖波动最明显处，测量此点到右侧颈总动脉切口的距离，并将该段距离标记在心导管上，以便掌握导管推进的最大深度。将充满肝素溶液的心导管经右侧颈总动脉切口插入动脉腔内，直至动脉夹处。将备用线打一松结。然后用左手拇指和食指捏住动脉和插在里面的导管，用手慢慢放开动脉夹，如有血液由切口流出，可再次夹住动脉夹并将松结稍稍扣紧，再放开动脉夹。放开动脉夹后，立即将导管缓缓向动脉腔内推进。根据导管上的距离标记可估计导管离左心室的距离。一般情况下，当导管尖端进入主动脉瓣入口时，有明显的抵触、抖动感。当突然产生一个突空感时，表示导管已进入左心室内，计算机屏幕上所显示的波形会有明显变化，即舒张压突然下降到 −1.3~0kPa（−10~0mmHg）。用备用线结扎心导管，并将心导管固定于近旁活动度较小的组织上。

3. 实验装置

（1）将血压换能器与生物信号采集处理系统的信号放大器输入盒的 2 通道相连。

（2）调零、压力定标和制压：实验前，一般已调整好测量系统，实验过程中，勿轻易改动。若重新调零和压力定标，请参照"生理学实验总论"。

（3）打开计算机，启动生物信号采集处理系统。

4. 实验观察

（1）点击菜单"实验/常用生理学实验"，选择"左心室内压的测定"。

（2）放大器和采样参数自调。

（3）记录静息状态下家兔左心室压力曲线，并求得心泵功能各项参数。

（4）给家兔耳缘静脉注射 1∶10000 肾上腺素溶液 0.2~0.5mL，观察其心泵功能的变化。

（5）给家兔耳缘静脉注射 1∶10000 去甲肾上腺素溶液 0.2~0.5mL，观察其心泵功能的变化。

（6）应用长管增大无效腔，使家兔窒息时心泵功能的变化。

（7）给家兔耳缘静脉注射普萘洛尔 0.3mL，观察其心泵功能的变化。

【实验结果】

1. 统计全班各组的结果，以平均值±标准差表示，比较各种处理前后左心室内压各参数的变化，并用直方图表示。

2. 将实验结果打印输出或描绘于报告上。

实验十七　家兔减压神经放电

【实验目的】

学习引导减压神经放电的电生理学实验方法；观察动脉血压变化与减压神经放电的关系。

【实验原理】

当动脉血压升高或降低时，压力感受器的传入冲动也随之增加或减少，通过中枢机制引起心率、心肌收缩力、心输出量、血管阻力等发生相应变化，使动脉血压降低或回升，从而调节血压相对稳定，这一反射称为减压反射。家兔降压反射的主动脉弓压力感受器的传入神经在颈部单独成一束，称为主动脉神经或减压神经。它是减压反射的传入神经，可将感受器感受血压变化的传入冲动传送到中枢。用电生理学实验方法可引导、显示、记录减压神经放电，并用监听器监听减压神经放电的声音。

【实验对象】

家兔。

【实验材料】

哺乳类动物手术器械、兔手术台、生物信号采集处理系统、压力换能器、引导电极、电极架、注射器、玻璃分针、烧杯、棉球及丝线、纱布、滴管、液体石蜡、生理盐水、1.5%戊巴比妥钠、1∶10000 肾上腺素溶液、1∶10000 乙酰胆碱溶液。

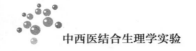

【实验步骤】

1. 手术

（1）麻醉和固定：用 1.5% 戊巴比妥钠，按 2mL/kg 的剂量从兔耳缘静脉缓慢注入，待动物麻醉后，取仰卧位固定于兔手术台上。

（2）分离减压神经：颈部剪毛，在颈部正中切开皮肤（6~8cm），钝性分离皮下组织及肌肉，暴露气管。沿气管两侧小心分离减压神经（如头发粗细）和颈总动脉，穿线备用。

（3）颈总动脉插管。

（4）安置电极：向内滴入温热的液体石蜡，浸没神经和电极，以防神经干燥，并起绝缘、保温作用。将引导电极固定在电极架上，用备用线提起减压神经并搭到引导电极的神经钩上，注意神经不可牵拉过紧。引导电极应悬空并固定于支架上，不能触及周围组织，将接地线就近夹在皮肤切口组织上。

2. 连接实验仪器装置

（1）神经放电引导电极接到生物信号采集处理系统第 1 通道上，记录减压神经放电。

（2）颈总动脉插管通过压力换能器输入到生物信号采集处理系统第 2 通道上，记录动脉血压曲线变化。

（3）打开计算机，启动生物信号采集处理系统，点击菜单"1 通道/神经放电"、"通道/压力"，按开始按钮记录实验数据（图 30）。

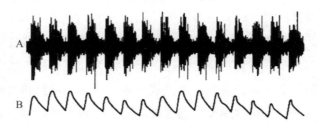

A：原始图　B：积分图

图 30　减压神经群集性放电

【参数设定】

实验参数详见下表（可据实际情况调整各参数）

	通道	换能器类型	增益选项	时间常数	滤波调节	扫描速度	50Hz 滤波
采样参数	1	银丝电极	5000	0.01	10k	80ms/div	开
	2	压力换能器	50	DC	10k	80ms/div	开

【观察项目】

1. 正常减压神经放电 减压神经伴随血压波动而呈现群集性放电，电压 100 ~ 200μV；从监听器中可听到如火车开动样的"轰轰"声（图30）。

2. 夹闭颈动脉 观察减压神经群集性放电和动脉血压曲线的变化。

3. 注射肾上腺素 从耳缘静脉注射 1∶10000 肾上腺素 0.3mL，观察减压神经群集性放电和动脉血压曲线的变化。

4. 注射乙酰胆碱 从耳缘静脉注射 1∶10000 乙酰胆碱 0.3mL，观察减压神经群集性放电和动脉血压曲线的变化。

【注意事项】

1. 麻醉不宜过浅，以免动物躁动，产生肌电干扰。

2. 仪器和动物均要接地，并注意适当屏蔽。

3. 分离神经时动作要轻柔，不要牵拉；分离后及时滴加温热液体石蜡，以防止神经干燥，并可保温。

4. 保持神经与引导电极接触良好；引导电极不可触及周围组织，以免带来干扰。

【思考题】

1. 正常减压神经放电的基本波形有何特征？

2. 静脉注射肾上腺素、乙酰胆碱后，减压神经放电频率、幅度有何变化？与血压的关系如何？

3. 肾上腺素、乙酰胆碱是如何影响动脉血压的？

实验十八 蟾蜍在体心肌动作电位描记

【实验目的】

学习引导心肌动作电位和心电图的电生理学实验方法；观察心肌动作电位各时相的变化与各种离子、神经递质的对应关系。

【实验原理】

静息状态下，心肌细胞膜两侧存在内负外正的电位差，称为静息电位。它主要由膜内钾离子顺浓度差自内向外扩散而形成。在心肌细胞受一定强度的刺激而兴奋时，将产生动作电位。心肌细胞动作电位的产生与骨骼肌、神经组织一样，是不同离子跨膜转运的结果，而心肌细胞膜上的离子通道和电位形成所涉及的离子流，远比骨骼肌、神经组织复杂得多。故心肌细胞动作电位的形状及特征与其他可兴奋细胞明显不同，它不仅时程长，而且还可分为多个时相。

心肌组织是机能合胞体，心肌细胞间的闰盘结构存在低电阻区，允许电流通过。

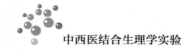

根据这一特性，将电极轻轻插入心肌组织内即可记录到心肌细胞动作电位图形。其数值和形态及记录原理都有别于用微电极在细胞内记录到的心肌细胞动作电位。电极记录的实质是用电极在接触部位的细胞膜上造成一个损伤，从而部分地反映细胞内的电位变化。

【实验对象】

蛙或蟾蜍。

【实验材料】

蛙类手术器械、生物信号采集处理系统、直径 40μm 的漆包线、导线、烧杯、棉球及丝线、任氏液、2% 氯化钙溶液、0.65% 氯化钠溶液、1% 氯化钾溶液、1:10000 肾上腺素溶液、1:10000 乙酰胆碱溶液。

【实验步骤】

1. 暴露蛙心。

2. 放引导电极　取同样长度（3~5cm）的漆包线 3 根，一端削尖，一端去漆皮，将一根漆包线绕成 3~5 圈的螺旋状，尖端弯成"蛙心夹"样，插入心室肌组织内并固定；一根插入心底附近的组织内；一根插入任意部位的组织内。生物电信号引导电极有 3 个不同颜色的鳄鱼夹，红色鳄鱼夹与插入心室肌的漆包线、白色鳄鱼夹与插入心底的漆包线、黑色鳄鱼夹与插入任意部位的漆包线相连，以引导蟾蜍在体心肌动作电位。

3. 心电图导联连接　在蟾蜍的右前肢、左后肢、右后肢分别插入 1 根银针（或大头针），用引导电极的白色鳄鱼夹与右前肢银针、红色鳄鱼夹与左后肢银针、黑色鳄鱼夹与右后肢银针相连，以引导蟾蜍的标准 II 导联心电图。

4. 连接实验仪器装置

（1）心肌动作电位引导电极接到生物信号采集处理系统第 1 通道上，记录心室肌动作电位曲线。

（2）心电图引导电极输入到生物信号采集处理系统第 2 通道上，记录心电图曲线。

（3）打开计算机，启动生物信号采集处理系统，点击菜单"输入信号/1 通道/动作电位""输入信号/2 通道/心电"，按"开始"按钮记录实验数据。

	通道	电极类型	增益选项	时间常数	滤波调节	扫描速度	50Hz 滤波
采样参数	1	引导电极	200	0.01	10Hz	5ms/div	开
	2	单导联心电电极	200	0.01	10Hz	5ms/div	开

【观察项目】

1. 正常心肌动作电位和心电图　观察蟾蜍正常心肌动作电位曲线的 0、1、2、3、4 各期的波形（图 31）；计算心肌动作电位的频率；同步描记一段心电图曲线，观察心肌动作电位曲线和心电图曲线在时间上的对应关系。

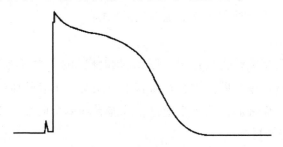

图 31　蟾蜍在体心肌动作电位

2. 氯化钙溶液的作用　在蟾蜍心脏上滴加 2% 氯化钙溶液 1~2 滴，观察指标同上。

3. 氯化钠溶液的作用　在蟾蜍心脏上滴加 0.65% 氯化钠溶液，观察指标同上。

4. 氯化钾溶液的作用　在蟾蜍心脏上滴加 1% 氯化钾溶液 1~2 滴，观察指标同上。

5. 肾上腺素的作用　在蟾蜍心脏上滴加 1：10000 肾上腺素溶液 1~2 滴，观察指标同上。

6. 乙酰胆碱的作用　在蟾蜍心脏上滴加 1：10000 乙酰胆碱溶液 1~2 滴，观察指标同上。

【注意事项】

1. 破坏蛙的脑和脊髓要完全。

2. 如波形不佳，可通过改变神经放电引导电极的神经钩钩在心室肌组织上的刺入部位和深度而获得最佳波形。

3. 如出现干扰，可在蛙体下面放一块金属板并与地线相连，起到屏蔽作用。

4. 本实验方法所引导动作电位较小，维持时间较短，只能做定性实验。

5. 每项实验观察到明显效应后，用任氏液冲洗心脏，待动作电位曲线恢复至正常（对照）水平时，再进行下一项试验。

【思考题】

1. 正常心室肌动作电位有哪几期？

2. 心肌动作电位与心电图在时相上有何对应关系？

3. 上述各种因素是怎样影响心室肌动作电位的？

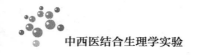

实验十九　　蟾蜍微循环观察

【实验目的】

本实验采用观察蟾蜍舌血管内血液以及小动脉、毛细血管和小静脉的血流特点，同时观察某些化学物质对外周血管舒缩活动的影响。

【实验原理】

用显微镜直接观察蟾蜍舌（或蹼、肠系膜和肺）的微循环血液特点，小动脉内血流速度快，呈轴流现象，即血细胞在血管中央流动；小静脉血流慢，无轴流现象；而毛细血管管径小，血细胞只能单个通过，故能看到单个血细胞流动情况。

【实验器材及药品】

有孔蛙板、蛙手术器械、显微镜、玻璃罩、棉球、小烧杯、大头针、任氏液、0.01%肾上腺素、0.01%乙酰胆碱、乙醚。

【实验对象】

蟾蜍。

【实验步骤】

1. 取蟾蜍，在玻璃罩内用乙醚麻醉（或在皮下淋巴囊注射乌拉坦 2.5g/kg 体重），腹位固定于有孔蛙板上。

2. 将蟾蜍的舌拉出，用大头针在舌边缘呈放射状固定到有孔蛙板上。

3. 在显微镜下，先用低倍镜后用高倍镜观察。

【观察项目】

1. 低倍镜下观察小动脉、小静脉。主要根据血流方向、血流速度和血管壁结构进行区别。小动脉管壁稍厚，管径较小，血流速度较快，呈现轴流现象。血流随心搏忽快忽慢。有分支处血液自较粗动脉流向较细动脉。小静脉正好相反，管壁稍薄，管径较宽。血流速度较慢，无搏动，流速均匀。有分支处血流自较细静脉汇集于较大静脉。

2. 高倍镜下观察毛细血管。毛细血管管壁极薄，管径很小，血流速度较慢。红细胞流入最细的毛细血管时，即使是单个细胞也要改变形状才能通过。毛细血管数目多且相互连接成网状。因毛细血管有开放和关闭功能，以致镜下某些血管时而出现，时而消失。高倍镜下能更清楚地辨别小动脉和小静脉及它们的血流特征。

3. 舌上滴一滴 0.01%肾上腺素，观察小血管口径的变化，用任氏液冲洗，观察其恢复情况。

4. 舌上滴一滴 0.01%乙酰胆碱，观察小血管口径的变化，用任氏液冲洗，观察其恢复情况。

【注意事项】

1. 固定舌头时切勿太紧、张力太大，以免影响血流循环。

2. 经常向舌上滴少量任氏液，防止干燥。

3. 注意切勿将各种溶液玷污显微镜镜头。

【思考题】

1. 何谓微循环？有哪些组成部分和通路？

2. 显微镜下观察微循环时，如何区别小动脉、小静脉和毛细血管？

3. 舌面上滴加乙酰胆碱或肾上腺素后，各种血管有何变化？为什么？

实验二十　家兔呼吸运动的调节与胸膜腔内压的观察

【实验目的】

通过描记家兔呼吸运动曲线观察各种因素对呼吸运动的影响，同时学习直接测定呼吸运动曲线及胸膜腔内压的实验方法。

【实验原理】

呼吸运动能够有节律地进行，并能适应机体代谢的需要，是由于呼吸中枢调节的缘故。

正常节律性呼吸运动是呼吸中枢节律性活动的反映，是在中枢神经系统参与下，通过多种传入冲动的作用，反射性调节呼吸的频率和深度来完成的。其中较为重要的调节活动有呼吸中枢的直接调节和肺牵张反射、化学感受器等的反射性调节。因此，体内外各种刺激可以作用于中枢或通过不同的感受器反射性地影响呼吸运动。

平静呼吸时，胸膜腔内压力虽然随着呼气和吸气而升降，随着呼吸深度的变化而变化，但其数值始终低于大气压力而为负值，故胸膜腔内压也称为胸内负压。

【实验对象】

家兔。

【实验材料】

哺乳类动物手术器械、兔手术台、气管插管、注射器（20mL、5mL）、50cm长橡皮管一条、BL-420生物信号采集处理系统、张力换能器、压力换能器、纱布、丝线、刺激电极、胸内插管或粗穿刺针头、钠石灰瓶、1.5%戊巴比妥钠溶液、3%乳酸溶液、二氧化碳球囊、生理盐水。

【实验步骤】

1. 手术

（1）麻醉和固定：用1.5%戊巴比妥钠溶液按2mL/kg体重的剂量从兔耳缘静脉缓慢注入，待动物麻醉后，取仰卧位将兔固定于兔手术台上。剪去颈部、剑突和右

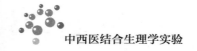

侧胸部的毛。

（2）插气管插管：沿颈部正中切开皮肤，用止血钳钝性分离气管，在甲状软骨以下剪开气管，插入Y形气管插管，用棉线将气管插管结扎固定。气管插管的两个侧管各连接一3cm长的橡皮管。

（3）分离迷走神经：在颈部分离出两侧迷走神经，在神经下穿线备用。手术完毕后用热生理盐水纱布覆盖手术伤口部位。

（4）游离剑突软骨：切开胸骨下端剑突部位的皮肤，并沿腹白线切开约2cm，打开腹腔。用纱布轻轻将内脏沿膈肌向下压；暴露出剑突软骨和剑突骨柄，辨认剑突内侧面附着的两块膈小肌，仔细分离剑突与膈肌之间的组织并剪断剑突骨柄（注意压迫止血），使剑突完全游离。此时可观察到剑突软骨完全跟随膈肌收缩而上下自由移动；此时用弯针钩住剑突软骨，使游离的膈小肌经剑突软骨和张力换能器相连接。

（5）插胸内套管：将胸内套管尾端的塑料套管连至压力换能器（套管内不充灌生理盐水）。在兔右胸腋前线4~5肋骨之间，沿肋骨上缘做一长2cm的皮肤切口，用止血钳把插入点处的表层肌肉稍稍分离。将胸内插管的箭头形尖端从肋间插入胸膜腔后（此时可记录到曲线向零线下移位并随呼吸运动升高和降低，说明已插入胸膜腔内），迅速旋转90°并向外牵引，使箭头形尖端的后缘紧贴胸廓内壁，将插管的长方形固定片同肋骨方向垂直，旋紧固定螺丝，胸膜腔将保持密封而不致漏气。也可用粗的穿刺针头（如腰椎穿刺针）代替胸内套管，则操作更为方便，无须切开及分离表层肌肉。将穿刺针头尾端的塑料套管连至压力换能器（套管内不充灌生理盐水），再将穿刺针头沿肋骨上缘顺肋骨方向斜插入胸膜腔，看到上述变化后，用胶布将针尾固定在胸部皮肤上，以防针头移位或滑出。

2. 连接实验仪器装置

（1）张力换能器连至生物信号采集处理系统第1通道上，记录呼吸运动曲线。

（2）压力换能器连至生物信号采集处理系统第2通道上，记录胸膜腔内压曲线。

（3）打开计算机，启动生物信号采集处理系统，点击菜单"1通道/张力""2通道/压力"，按"开始"按钮记录实验数据。

	通道	换能器类型	增益选项	时间常数	滤波调节	扫描速度	50Hz滤波
采样参数	1	张力	100	0.01	30Hz	80ms/div	开
	2	压力	500	0.01	100Hz	80ms/div	开

【观察项目】

1. 平静呼吸　记录呼吸运动和胸膜腔内压曲线，作为对照，认清曲线与呼吸运动的关系，比较吸气时和呼气时的胸膜腔内压，读出胸膜腔内压数值。

2. 用力呼吸　在吸气末和呼气末，分别夹闭气管插管两侧管，此时动物虽用力呼吸，但不能呼出肺内气体或吸入外界气体，处于憋气的用力呼吸状态。观察和记录此时对呼吸运动和胸膜腔内压曲线的最大幅度，尤其观察用力呼气时胸膜腔内压是否高于大气压。

3. 增加吸入气中二氧化碳浓度　将装有二氧化碳的球囊导气管口对准气管插管，逐渐松开螺旋夹，使二氧化碳气流缓慢地随吸入气进入气管，观察高浓度二氧化碳对呼吸运动和胸膜腔内压曲线的影响。呼吸运动发生明显变化后，夹闭二氧化碳球囊，观察呼吸运动和胸膜腔内压曲线恢复的过程。

4. 低氧　将气管插管的侧管通过钠石灰瓶与盛有一定容量空气的气囊相连。这时家兔呼吸时，吸入气囊空气中的氧，但它呼出的二氧化碳被钠石灰吸收。因此，呼吸一段时间，气囊内的氧越来越少，但二氧化碳含量并没有增多。观察动物低氧时呼吸运动和胸膜腔内压曲线的变化情况。

5. 增大无效腔　将50cm长的橡皮管用小玻璃管连接在侧管上，家兔通过此橡皮管进行呼吸。观察经一段时间后的呼吸运动和胸膜腔内压曲线变化。

6. 血中酸性物质增多　用5mL注射器，由耳缘静脉较快地注入3%乳酸溶液2mL，观察此时呼吸运动和胸膜腔内压曲线的变化。

7. 迷走神经在呼吸运动中的作用　描记一段对照呼吸曲线后，先切断一侧迷走神经，观察呼吸运动和胸膜腔内压曲线有何变化。再切断另一侧迷走神经，观察呼吸运动和胸膜腔内压曲线的变化。然后用中等强度电流刺激一侧迷走神经中枢端，再观察呼吸运动和胸膜腔内压曲线的变化。

8. 气胸　剪开前胸皮肤肌肉，切断肋骨，打开右侧胸腔，使胸膜腔与大气相通，引起气胸。观察肺组织萎缩、胸膜腔内压消失、呼吸运动曲线等的变化情况。

【注意事项】

1. 气管插管时，应注意止血，并将气管分泌物清理干净。气管插管的侧管上的夹子在呼吸运动实验过程中不能更动，以便比较实验前后呼吸运动和胸膜腔内压曲线的变化幅度。

2. 每项观察项目前均应有正常描记曲线作为对照。每项观察时间不宜过长，出现效应后应立即去掉施加因素，待呼吸运动恢复正常后再进行下一项观察。

3. 经耳缘静脉注射乳酸时，注意不要刺穿静脉，以免乳酸外漏，引起动物躁动。电极刺激迷走神经中枢端之前，一定要调整好刺激强度，以免因刺激强度过大

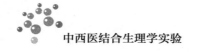

而造成动物全身肌肉紧张，发生屏气，影响实验结果。

4. 插胸内套管时，切口不宜过大，动作要迅速，以免过多空气漏入胸膜腔。如用穿刺针，不要插得过猛过深，以免刺破肺组织和血管，形成气胸和出血过多。如果穿刺针刺入较深而未见压力变化，应转动一下针头或变换一下角度或拔出，看针头是否被堵塞。此法虽简便易行，但针头易被血凝块或组织块所堵塞，应加以注意。

【思考题】

1. 分析胸膜腔内压形成的机制。

2. 平静呼吸时，如何确定呼吸运动曲线与吸气和呼气运动的对应关系？比较吸气、呼气、憋气时的胸膜腔内压。

3. 二氧化碳增多、低氧和乳酸增多对呼吸运动有何影响？其作用途径有何不同？

4. 在平静呼吸时，胸膜腔内压为何始终低于大气压？在什么情况下胸膜腔内压可高于大气压？

5. 切断两侧迷走神经前后，呼吸运动有何变化？迷走神经在节律性呼吸运动中起什么作用？

实验二十一　家兔膈神经放电

【实验目的】

应用电生理学实验方法记录和观察家兔膈神经放电情况，以加深对呼吸肌收缩节律来源的认识。观察膈神经自发放电与呼吸运动的关系。

【实验原理】

呼吸运动的节律来源于呼吸中枢，呼吸肌属于骨骼肌，其活动依赖膈神经和肋间神经的支配。脑干呼吸中枢的节律性活动通过膈神经和肋间神经下传至膈肌和肋间肌，从而产生节律性呼吸肌舒缩活动，引起呼吸运动。因此，引导膈神经传出纤维的放电，可直接反映脑干呼吸中枢的活动，同时能加深对呼吸运动调节的认识。

【实验对象】

家兔。

【实验材料】

哺乳类动物手术器械、生物信号采集处理系统、兔手术台、气管插管、神经放电引导电极、压力换能器或呼吸换能器、固定支架、U形皮兜固定架、注射器（30mL、20mL、1mL）、50cm长橡皮管一条、玻璃分针、二氧化碳气囊、1.5%戊巴比妥钠、生理盐水、液体石蜡（加温至38～40℃）、尼可刹米注射液。

【实验步骤】

1. 手术

（1）麻醉和固定：用1.5%戊巴比妥钠2mL/kg，由兔耳缘静脉注射，待动物麻醉后，仰卧位固定于兔手术台上。

（2）气管插管：剪去颈部兔毛，沿颈部正中切开皮肤，用止血钳钝性分离，暴露气管，在甲状软骨以下剪开气管，插入Y形气管插管，用棉线将气管插管结扎固定。气管插管的两个侧管各连接一3cm长的橡皮管。将气管插管的一个侧管尾端的塑料套管连到压力换能器（套管内不充灌生理盐水）上。

（3）分离迷走神经：分离两侧迷走神经，穿线备用。

（4）分离颈部膈神经：膈神经由颈4、5神经的腹支汇合而成。先将动物头颈略倾向对侧，用止血钳在术侧颈外静脉与胸锁乳突肌之间向深处分离直至见到粗大横行的臂丛。在臂丛的内侧有一条较细的由颈4、5神经分出的如细线般的神经分支，即为膈神经。膈神经横过臂丛并和它交叉，向后内侧行走，贴在前斜角肌腹缘表面，与气管平行进入胸腔。用玻璃分针在臂丛上方分离膈神经2~3cm，穿线备用。

（5）安置电极：用备用线提起膈神经放在引导电极钩上，注意神经不可牵拉过紧。引导电极应悬空并固定于电极支架上，不要触及周围组织，将接地线就近夹在皮肤切口组织上。

2. 连接实验仪器装置

（1）神经放电引导电极接到生物信号采集处理系统第1通道上，记录膈神经放电。

（2）压力换能器或呼吸换能器输入到生物信号采集处理系统第2通道上，记录呼吸运动变化。

（3）打开计算机，启动生物信号采集处理系统，点击菜单"1通道/神经放电"、"2通道/压力"，按"开始"按钮记录实验数据。

【参数设定】

实验参数详见下表（可据实际情况调整各参数）

	通道	换能器类型	增益选项	时间常数	滤波调节	扫描速度	50Hz滤波
采样参数	1	引导电极	5000	0.001	10k	1.00s/div	开
	2	压力	500	0.01	10k	1.00s/div	开
刺激器参数	刺激模式	刺激方式	延时	波宽	波间隔	频率	强度
	粗电压	串刺激	100ms	1ms	—	30	1.00V

【观察项目】

1. 正常呼吸时的膈神经放电　观察动物正常呼吸时的胸廓运动、呼吸运动和膈神经放电曲线的关系（图32），通过监听器监听与吸气运动相一致的膈神经放电声。

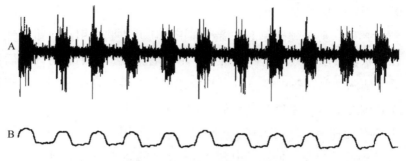

图32　兔膈神经群集性放电

2. 增加无效腔时的膈神经放电　于气管插管的另一侧管上连接50cm长橡皮管一条，观察呼吸运动和膈神经放电曲线的变化。出现明显效应后立即去掉橡皮管，待呼吸运动和膈神经放电曲线恢复正常后再进行下一项内容的观察。

3. 注射尼可刹米后的膈神经放电　由兔耳缘静脉注入稀释的尼可刹米1mL（内含50mg），观察呼吸运动和膈神经放电曲线的变化。待呼吸运动和膈神经放电曲线恢复正常后再进行下一项内容的观察。

4. 肺牵张反射时的膈神经放电

（1）肺扩张反射时的膈神经放电：观察一段正常呼吸运动后，在一次呼吸的吸气末，将气管插管的另一侧管（呼吸通气的侧管）连一20mL注射器（内装有20mL空气），同时将注射器内事先装好的20mL空气迅速注入肺内，使肺维持在扩张状态，观察呼吸运动和膈神经放电的变化。出现明显效应后立即放开堵塞口。

（2）肺缩小反射时的膈神经放电：当呼吸运动恢复后，于一次呼吸的呼气末，同上用注射器抽取肺内气体约20mL，使肺维持在萎缩状态，观察呼吸运动和膈神经放电的变化。出现明显效应后立即放开堵塞口。

5. 二氧化碳浓度升高、低氧、氢离子浓度升高后的膈神经放电　观察二氧化碳浓度升高、低氧、氢离子浓度升高等各种因素变化时膈神经放电的变化。

6. 切断迷走神经前后的膈神经放电　先切断一侧迷走神经，观察呼吸运动和膈神经放电的变化。再切断另一侧迷走神经，观察呼吸运动和膈神经放电的变化。然后用中等强度电流刺激一侧迷走神经中枢端，再观察呼吸运动和膈神经放电的变化。在切断两侧迷走神经后，重复上述肺内注气和从肺内抽气的试验，观察呼吸运动及膈神经放电的改变。

【注意事项】

1. 分离膈神经动作要轻柔，分离要干净，不要让凝血块或组织块粘在神经上。

2. 如气温适宜，可不作皮兜。改用温热液体石蜡条覆盖在神经上。

3. 引导电极尽量放在膈神经远端，以便神经损伤时可将电极移向近端。注意动物和仪器的接地良好，以避免电磁干扰对实验结果的影响。

4. 每项实验做完，待膈神经放电和呼吸运动恢复后，方可继续下一项实验，以便前后对照。自肺内抽气时，切勿抽气过多或抽气时间过长，以免引起家兔死亡。

【思考题】

1. 增加无效腔、注射尼可刹米、切断迷走神经干对呼吸运动的频率、深度和膈神经放电频率、振幅各有何影响？为什么？

2. 本实验结果能否说明膈神经放电与呼吸运动的关系？为什么？

3. 膈神经与迷走神经在肺牵张反射中各起什么作用？为什么？

实验二十二 家兔胃运动的观察

【实验目的】

学习描记胃运动的实验方法；观察兔胃的自主运动曲线，研究神经、体液因素对针刺胃运动的影响。

【实验原理】

在体内，胃的运动受神经、体液因素的调节。神经调节中，副交感神经通过释放乙酰胆碱使其运动加强，交感神经通过释放去甲肾上腺素使其运动减弱。

【实验对象】

家兔。

【实验材料】

哺乳类动物手术器械、兔手术台、压力换能器、小号导尿管、三通开关、注射器（20mL、1mL）、3~6cm针灸针、生物信号采集处理系统、1.5%戊巴比妥钠、1∶10000乙酰胆碱溶液、1∶10000肾上腺素溶液、阿托品、生理盐水。

【实验步骤】

1. 手术

（1）麻醉和固定：用1.5%戊巴比妥钠2mL/kg由兔耳缘静脉注射，待动物麻醉后，取仰卧位固定于兔手术台上。

（2）气管插管。

（3）分离迷走神经：分离两侧颈部迷走神经，穿线备用。

2. 描记胃运动

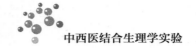

（1）胃内插管：将前端缚有小橡皮囊的导尿管由口腔经食管插入胃内。一般家兔插入约 20cm。

（2）描记胃运动：将胃内插管经三通开关连到压力换能器（套管内不充满生理盐水）。用打气球从三通开关的侧管打入气体，使囊内压力上升到 1kPa 左右，关闭三通开关的侧管，即可描记胃运动。

3. 连接实验仪器装置　胃内插管的压力换能器输入到生物信号采集处理系统。

4. 打开计算机，启动生物信号采集处理系统，点击菜单"1 通道/压力"，按"开始"按钮记录实验数据。

【参数设定】

实验参数详见下表（可据实际情况调整各参数）

采样参数	通道	换能器类型	增益选项	时间常数	滤波调节	扫描速度	50Hz 滤波
	1	压力	100	0.01	30Hz	2.50s/div	关
刺激器参数	刺激模式	刺激方式	延时	波宽	波间隔	频率	强度
	粗电压	串刺激	100ms	1ms	—	30Hz	1.00V

【观察项目】

1. 记录正常胃运动曲线　观察正常情况下的胃运动曲线。

2. 刺激迷走神经　电刺激左侧迷走神经，观察、记录电刺激左侧迷走神经对胃运动曲线的影响。

3. 注射乙酰胆碱　由耳缘静脉注射 1∶10000 乙酰胆碱 0.5mL，观察、记录注射 1∶10000 乙酰胆碱对胃运动曲线的影响。

4. 注射肾上腺素　由耳缘静脉注射 1∶10000 肾上腺素 0.5mL，观察、记录注射 1∶10000 肾上腺素对胃运动曲线的影响。

5. 注射阿托品　先刺激迷走神经，胃运动明显增强时，从耳缘静脉注射阿托品 0.5～1.0mg，观察、记录注射阿托品对胃运动曲线的影响。再重复实验 3、4，观察、记录此时电刺激左侧迷走神经和注射乙酰胆碱对胃运动曲线的影响。

【注意事项】

1. 动物麻醉宜浅，可用低于 2mL/kg 的剂量进行麻醉。

2. 胃内插管时，注意兔气管插管的器械，防止插管插入气管。

3. 每项实验后，待胃运动曲线恢复正常后，再进行下一项实验。

【思考题】

1. 刺激迷走神经对胃运动曲线有何影响？简述其作用机制。

2. 注射乙酰胆碱、阿托品和肾上腺素对胃运动曲线各有何影响？为什么？

实验二十三　影响尿生成的因素

【实验目的】

学习家兔尿液收集的实验方法；观察某些神经、体液因素对尿生成的影响。

【实验原理】

尿的生成过程包括肾小球滤过、肾小管和集合管重吸收及分泌、排泄过程。肾小球滤过作用受滤过膜通透性、肾小球有效滤过压和肾小球血浆流量等因素的影响。肾小管和集合管重吸收受小管液的溶质浓度和血液中血管升压素及肾素—血管紧张素–醛固酮系统等因素的影响。凡能影响上述各种因素者，均可影响尿的生成。

【实验对象】

家兔。

【实验材料】

哺乳类动物手术器械、兔手术台、气管插管、动脉插管、生物信号采集处理系统或二道生理记录仪、压力换能器、记滴棒、膀胱漏斗、输尿管导管（或细塑料管）、注射器（2mL 和 20mL）、丝线、纱布、尿糖试纸、生理盐水、20%氨基甲酸乙酯、0.1%肝素、50%葡萄糖溶液、1∶10000 去甲肾上腺素溶液、血管升压素、速尿。

【实验步骤】

1. 手术

（1）麻醉和固定　用 20%氨基甲酸乙酯 5mL/kg 由家兔耳缘静脉注射，待动物麻醉后，取仰卧位固定于兔手术台上。

（2）气管插管。

（3）颈总动脉插管　在气管旁分离左侧颈总动脉，按常规插管。

（4）分离迷走神经　分离两侧颈部迷走神经，穿线备用。

2. 尿液收集方法

（1）输尿管插管法　腹部剪毛，自耻骨联合上缘沿正中线向上做一长约5cm 的皮肤切口，再沿腹白线剪开腹壁和腹膜（勿损伤腹腔脏器），找到膀胱，将膀胱慢慢向下翻转，移出体外腹壁上。暴露膀胱三角，在膀胱底部找出两侧输尿管，并从周围组织中小心分离一小段输尿管。用丝线将输尿管近膀胱端结扎，然后在结扎上方的管壁处斜剪一小切口，把充满生理盐水的细塑料管向肾脏方向插入输尿管内，用丝线结扎、固定。再以同样方法插好另一侧输尿管。两侧的细塑料插管可用 Y 形管连起来。此时，可看到尿液从细塑料管中慢慢逐滴流出。手术完毕后，将膀胱与脏器送回腹腔，用温生理盐水纱布覆盖在腹部创口，以保持腹腔内温度。

（2）膀胱插管法　同上述输尿管插管法，切开腹壁将膀胱轻移至腹壁上。先辨认清楚膀胱和输尿管的解剖部位，在两侧输尿管下穿线，将膀胱翻向头侧。用丝线结扎膀胱颈部，以阻断它与尿道的通路，然后在膀胱顶部选择血管较少处剪一纵行小切口，插入膀胱插管（可用一滴管代替），插管不要紧贴膀胱后壁而堵塞输尿管。将切口边缘用丝线固定在插管壁上。此时，可看到尿液从插管中缓慢逐滴流出。手术完毕后，用温热的生理盐水纱布覆盖在腹部的膀胱与脏器上，以保持温度。

3. 连接实验仪器装置

（1）动脉插管经压力换能器输入到生物信号采集处理系统或二道生理记录仪，记录动脉血压曲线。

（2）记滴棒输入到生物信号采集处理系统或二道生理记录仪记录尿量。

4. 打开二道生理记录仪记录，或打开计算机启动生物信号采集处理系统，点击菜单"实验项目"，按计算机提示逐步进入影响尿生成的因素的实验项目（可根据实验实际情况调整各参数）。

【观察项目】

1. 记录基础尿量（滴/min）和动脉血压曲线　记录实验前动物的基础尿量（滴/min）作为正常对照数据，同步记录动脉血压曲线作为参照曲线。

2. 注射生理盐水　从耳缘静脉迅速注入37℃生理盐水20mL，记录尿量、动脉血压曲线的变化。

3. 注射去甲肾上腺素　从耳缘静脉注射1：10000去甲肾上腺素溶液0.5mL，记录尿量、动脉血压曲线的变化。

4. 注射50%葡萄糖　用尿糖试纸接取1滴尿液进行尿糖测定（见附注），然后从耳缘静脉注射50%葡萄糖溶液5mL，记录尿量、动脉血压曲线的变化。在尿量明显增多时，再用尿糖试纸接取1滴尿液进行尿糖测定。

5. 剪断右侧颈迷走神经　剪断右侧颈迷走神经，以中等强度的电压刺激迷走神经的外周端，使动脉血压下降并维持在5.33~6.67kPa（40~50mmHg）水平30~60s，记录尿量、动脉血压曲线的变化。

6. 注射呋塞米　从耳缘静脉注射速尿（5mg/kg体重），记录尿量和动脉血压曲线的变化。

7. 注射血管升压素　从耳缘静脉注射血管升压素2~5U，记录尿量、动脉血压曲线的变化。

8. 动脉插管放血　分离一侧股动脉，插管放血，使动脉血压迅速下降至10.7kPa（80mmHg）以下，记录尿量、动脉血压曲线的变化。当停止放血后，继续记录一段时间。

9. 补充循环血量　从耳缘静脉注入 37℃ 生理盐水以补充循环血量，记录尿量、动脉血压曲线的变化。

【注意事项】

1. 为保证动物在实验时有充分的尿液排出，实验前给兔多喂青菜或水，以增加其基础尿量。

2. 手术操作要轻柔，腹部切口不宜过大，不要过度牵拉输尿管，以免因输尿管挛缩而不能导出尿液。剪腹膜时，注意勿伤及内脏。

3. 输尿管插管时，应仔细辨认输尿管，要将管插入输尿管管腔内，注意不要插入管壁与周围结缔组织间，也不要扭曲输尿管，否则可能会妨碍尿液排出。

4. 本实验需多次兔耳缘静脉注射，故需注意保护耳缘静脉，开始注射时应尽量从耳尖部位开始，再逐步向耳根移行，以免造成后期注射困难。必要时也可用静脉留置针，或在股静脉进行输液和注射药品。

5. 每项实验前均应有对照数据和记录，原则上是前一项效应基本消失，尿量和血压基本恢复到正常水平后，再进行下一项实验。

【思考题】

1. 本实验中哪些因素是通过影响肾小球滤过作用而影响尿量的？哪些因素是通过影响肾小管和集合管的重吸收作用而影响尿量的？

2. 实验采用尿量和动脉血压曲线同步记录的方法有何意义？能说明什么问题？

3. 注射 50% 葡萄糖前后为什么要做尿糖定性试验？尿糖和尿量之间有何关系？

4. 动脉插管放血后与放血前比较，尿量和动脉血压曲线有何变化？为什么？

【注】尿糖试验方法

用 "尿糖试纸" 测定尿中葡萄糖。取一条试纸，用试纸的粉红色测试区蘸取一滴刚流出的新鲜尿液，观察粉红色测试区的颜色，若粉红色测试区转为暗红色或黑色，则表示尿糖实验阳性（尿糖含量可经比色卡测知）。若粉红色测试区颜色不变，则为尿糖实验阴性。

实验二十四　动物肾上腺摘除后的观察

【实验目的】

学习摘除动物肾上腺的方法；观察摘除肾上腺后动物存活率、姿态活动、肌肉紧张度及游泳运动的变化，掌握肾上腺皮质激素对动物应激能力的影响。

【实验原理】

肾上腺分皮质和髓质两部分。皮质主要释放糖皮质激素和盐皮质激素；糖皮质激素的主要功能是影响体内糖、蛋白质和脂肪的中间代谢，并能增加机体对有害刺

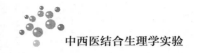

激的应激能力；盐皮质激素主要参与水盐代谢的调节。因此，肾上腺皮质激素为维持机体生命活动所必需。动物摘除肾上腺后，糖皮质激素缺乏，引起糖、蛋白质、脂肪代谢发生紊乱，应激能力降低，对寒冷等有害刺激的耐受力降低。盐皮质激素缺乏，水盐代谢紊乱，动物最终因循环衰竭而死亡。

【实验对象】

小白鼠。

【实验材料】

哺乳类动物手术器械、蛙板、500mL烧杯、秒表、天平、棉球、内盛4～5℃冷水的水槽、生理盐水、75%酒精、乙醚。

【实验步骤】

1. 动物分组　选择成熟、健康、体重相近（30g左右）的小白鼠20只，分别称重编号后随机分为对照组和实验组，每组各10只，雌雄数量对等。

2. 摘除动物两侧肾上腺　取实验组小白鼠置于倒置的大烧杯中，投入一小团浸有乙醚的棉球。将其麻醉后，取俯卧位固定于蛙板上，剪去背部的毛，用75%酒精消毒手术部位和手术者双手，手术器械也需消毒（可置盘中用75%酒精浸泡10min）。

在小白鼠背部胸腰椎交界正中线处，做一长约2cm的皮肤切口，切口前端起自第10胸椎水平。用镊子夹住创口皮肤，将切口牵向左侧，再用蚊式钳轻轻分离肌层。在左肋弓下缘中线旁开0.5cm处做一长约1cm的斜向切口，用镊子撑开此肌层切口，并以小镊子夹盐水棉球，轻轻推开腹腔内的脏器组织，便可在肾的上方找到被脂肪组织包裹的淡黄色绿豆大小的肾上腺。用止血钳紧紧夹住肾上腺与肾之间的血管和组织，再用眼科剪或小镊子将肾上腺摘除。夹住血管断端的止血钳仍应再夹片刻（不必用线结扎）。

将背部正中线切口牵向右侧，再按上述方法摘除右侧肾上腺。注意右侧肾上腺的位置略高于左侧，且靠近腹主动脉和下腔静脉，手术时应多加小心，切勿损伤大血管。手术完毕后依次用细线缝合肌层和皮肤切口，并用75%酒精消毒皮肤缝合处。对照组小白鼠也应进行与实验组相同的手术创伤，但不摘除肾上腺。

3. 术后动物饲养　术后两组动物在相同条件下饲养1周，室温应尽量保持在20～25℃，喂以高热量和高蛋白饲料，饮水供应充分。

【观察项目】

1. 观察肾上腺摘除对动物存活率的影响　小白鼠经上述手术后饲养1周，于第8天分别统计两组小白鼠的存活率，并将存活的小白鼠分别称重。比较实验组与对照组的存活率和体重的变化。

2. 观察肾上腺摘除对小白鼠的姿态活动及肌肉紧张度的影响 对术后饲养 1 周仍存活的小白鼠从第 8 天起停止喂食，只供饮水 2 天，第 10 天分别从实验组和对照组各取小白鼠 2 只，置于实验桌上，观察比较它们经过 2 天禁食后活动姿态及肌肉紧张度等的变化。

3. 观察肾上腺摘除对小白鼠游泳运动的影响 同上，将禁食 2 天的两组小白鼠各取 3 只投入盛有 4~5℃冷水的水槽中，并按动秒表记录各组小白鼠在水中的游泳时间，直至该组小白鼠全部溺水下沉为止。比较两组小白鼠游泳运动时间。

4. 观察小白鼠游泳运动后恢复情况 将溺水下沉的小白鼠及时捞起后，分别观察记录两组小白鼠恢复活动的时间和活动情况，并进行比较。

【注意事项】

1. 麻醉勿过深。

2. 进行肾上腺摘除术时动作要轻柔，勿用力按压小白鼠，以避免动物窒息致死。

3. 剥离背部肌层，寻找肾上腺时，注意避开该处附近的血管，尽量减少出血。

4. 术后的小白鼠尽可能分笼单独饲养，以免其互相撕咬致死。

【思考题】

1. 摘除肾上腺后的小白鼠与保留肾上腺的小白鼠在冷水中的游泳能力及溺水后恢复活动的时间有何差异？为什么会有这些差异？

2. 如果只摘除小白鼠的肾上腺髓质而保留皮质，其对寒冷刺激的耐受力如何？为什么？

实验二十五 反射弧的分析

【实验目的】

本实验利用脊蛙分析反射弧的组成，探讨反射弧的完整性与反射活动的关系。

【实验原理】

在中枢神经系统参与下，机体对刺激所引起的适应性反应称为反射。反射活动的结构基础是反射弧，包括感受器、传入神经、中枢、传出神经和效应器五部分。反射弧的任何一部分受到破坏或发生障碍时，都不能实现完整的反射活动。

【实验对象】

蛙或蟾蜍。

【实验材料】

蛙类手术器械、万能支台、双凹夹、肌夹、刺激电极、电刺激器、金属探针、玻璃分针、滤纸片、棉球、纱布、烧杯、1%硫酸溶液。

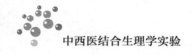

【实验步骤】

制备脊蛙　取蛙一只，用左手固定，用粗剪刀横向伸入口腔两侧口裂剪去上方头颅，保留下颌部分，以棉球压迫创口止血，然后用肌夹夹住下颌，悬挂在铁支架上，以一小棉球塞入创口止血。

【观察项目】

1. 用培养皿盛1%硫酸溶液，将蛙左侧后肢的脚趾尖浸于硫酸溶液中，观察屈肌反射有无发生。然后用烧杯盛自来水洗去皮肤上的硫酸溶液，并用纱布擦干。

2. 围绕左侧后肢在趾关节上方皮肤做一环状切口，将足部皮肤剥掉，重复步骤1，观察屈肌反射有无发生。

3. 按步骤1的方法以硫酸溶液刺激右侧脚趾尖，观察屈肌反射有无发生。

4. 分离、剪断坐骨神经　在右侧大腿背侧剪开皮肤，在股二头肌和半膜肌之间分离坐骨神经，在神经上做两个结扎，在两个结扎之间剪断神经，并重复实验步骤3，观察右后肢的反应。

5. 以适当强度的连续脉冲刺激右坐骨神经的中枢端和外周端，观察实验变化。

6. 以探针破坏蛙的脊髓，再分别刺激右坐骨神经的中枢端和外周端，观察实验变化。

7. 直接电刺激右侧腓肠肌，观察腓肠肌活动变化。

【注意事项】

1. 剪颅脑部位应适当，太高则脑组织部分残留，可能会出现自主活动。太低则伤及高位脊髓，可能使上肢的反射消失。

2. 破坏脊髓时应完全，以见到两下肢伸直、肌肉松软为指标。

3. 浸入硫酸中的部位应仅限于趾尖部位，每次浸入的范围、时间要相同。趾尖不能与培养皿接触。

4. 每次用硫酸刺激后，应立即用自来水洗去皮肤残存的硫酸，再用纱布擦干，以保护皮肤并防止再次接受刺激时冲淡硫酸溶液。

5. 剥离脚趾皮肤要干净，以免影响结果。

【思考题】

1. 用反射弧分析各项实验会出现什么结果？其机制是什么？

2. 何谓屈肌反射？用硫酸溶液浸趾尖引起的屈肌反射的反射弧包括哪些具体组成部分？

实验二十六 兔大脑皮层诱发电位

【实验目的和原理】

大脑皮层的诱发电位指感觉传入系统受到刺激时，在皮层某一区域引出的电位变化。在无明显刺激情况下，大脑皮层经常性地产生节律性电变化，称为自发脑电活动。由于诱发电位时常出现在自发脑电波的背景上，因此，使用深度麻醉可压抑自发脑电活动并突出诱发电位。此外，也可用计算机进行叠加平均计算，将埋藏于自发脑电背景噪声中的诱发电位突出显示出来。

在相应的感觉投射区表面引出的皮层诱发电位可分为两部分，即主反应和后发放。主反应的潜伏期一般为 5~12ms，是一种先正后负的电位变化。在主反应之后，常有一系列正相的周期性电位变化，称为后发放。后发放是否出现以及持续时间的久暂，取决于刺激强度与麻醉状态。一般说来，感觉传入系统的刺激强度大且麻醉浅时，后发放易于出现，且持续时间较长。后发放的周期节律一般为8~12 次/s，故易于和自发脑电的 α 节律相混淆。但后发放是一种正相的电位波动而不同于近似于正弦波的 α 节律。

在诱发电位的主反应中，正相波比较恒定而负相波则多变化。当感觉刺激的频率逐渐增加时，正相波开始占优势，负相波在初期偶然地消失，后来就永远地消失。进一步增加刺激频率，正相波幅开始减小，最后投射区只间隔地对刺激发生反应或者做不规则的反应以至完全停止反应。

依靠麻醉方法从自发脑电活动中突出诱发电位的方法，因麻醉药对中枢神经系统生理活动的影响可引起波形畸变，使皮层反应受到歪曲；而使用计算机做叠加平均运算时，因选用刺激器的同步脉冲作为计算机的外触发信号，当计算机接收到外触发信号时即开始进行叠加运算，故可将有一定潜伏期的相位相同的诱发电位相叠加显示出来，而背景噪声则是随机出现的；当许多次反应叠加起来时，与触发信号相关的反应幅度逐渐加大，随机噪声信号则被平均抵消，从而使信号噪声比得到改善。

本实验目的是引导和分析大脑皮层的诱发电位，了解大脑皮质的功能活动。

【实验对象】

家兔。

【实验材料】

计算机生物信号采集处理系统、哺乳动物手术器械 1 套、脑立体定位仪、皮层引导电极、电极操纵器、人工呼吸机、保护电极、咬骨钳、牙钻、骨蜡、止血海绵、棉纱布、液体石蜡、温热生理盐水、1.5%戊巴比妥钠溶液。

【实验步骤】

1. 用 1.5% 戊巴比妥钠按 30~40mg/kg，由耳缘静脉注入麻醉，麻醉深度以动物呼吸维持在 20~24 次/min；自发脑电波尽可能被阻抑为准。

2. 动物仰卧固定于手术台上，颈部正中切口，做气管插管。

3. 动物俯卧固定，于其大腿背侧中部纵行切开皮肤，止血钳钝性分离二头肌与肌腱，在深部找到粗大、白色的坐骨神经。固定保护电极于坐骨神经上，覆盖 38℃ 液体石蜡条，止血钳夹闭切口皮肤。

4. 将兔头固定于立体定位仪上，在头顶部沿正中线切开皮肤、暴露颅骨，用刀柄刮去骨膜，清楚暴露骨线。在刺激肢体的对侧开颅。开颅范围：矢状缝旁开 4mm，冠状缝后 3mm 用骨钻、骨钳打开颅骨。骨缝出血可用骨蜡封闭。滴一滴液体石蜡，保护皮质。

5. 引导电极（银球电极）置于矢状缝旁开 2~4mm、人字缝尖前 10mm 处。电极操纵器在该点周围移动引导电极，寻找能导出最大幅度诱发电位的中心点。电极连接信号处理系统的输入端，参考电极夹在头皮切口边缘上，地线与动物后肢皮肤相连，使动物接地。

【观察项目】

1. 以单脉冲电刺激作用于坐骨神经触发诱发电位，刺激时逐渐增加刺激强度，以刺激坐骨神经时能引起该侧后肢轻轻抖动为宜，观察是否有诱发电位。同时可移动引导电极的位置，寻找较大、恒定的诱发电位的区域。诱发电位前面为刺激伪迹，根据刺激伪迹的位置，可以测量出诱发电位的潜伏期。

2. 以 1Hz 的重复脉冲刺激坐骨神经，观察是否有诱发电位出现，波形如何。逐渐增加刺激频率直到 10Hz，观察反应情况。

3. 三碘季胺酚（2~3mg/kg）并进行人工呼吸，在固定头部皮肤处可用 1% 普鲁卡因做浸润麻醉，待动物出现活跃的自发脑电后，给坐骨神经重复冲刺激，在相应皮层区诱导诱发电位并叠加，直到显现出清晰的诱发电位为止。将图像与深度麻醉下的诱发电位进行比较（图 33）。

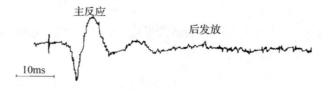

图 33　兔皮层诱发电位（叠加）

【注意事项】

1. 移动引导电极时，须先提起电极，然后再更换位置。

2. 仪器、动物必须良好接地。

实验二十七　破坏动物小脑的观察

【实验目的】

观察毁坏小白鼠一侧小脑后肌紧张失调和平衡功能失调，了解小脑对躯体运动的调节功能。

【实验原理】

小脑是躯体运动的重要调节中枢之一，古小脑（绒球小结叶）调节身体的平衡；旧小脑参与调节肌紧张和随意运动的协调；新小脑参与随意运动的设计。小脑损伤后可发生躯体运动障碍，表现为身体平衡失调，肌张力增强或减弱以及共济失调。

【实验对象】

小白鼠。

【实验材料】

哺乳类动物手术器械、鼠手术台、探针、干棉球、纱布、200mL 烧杯、乙醚。

【实验步骤】

1. 术前观察　手术前观察正常小鼠的运动情况。

2. 麻醉　将小白鼠罩于烧杯内，然后放入一团浸透乙醚的棉球，待其呼吸变为深而慢且不再有随意运动时，将其取出。

3. 手术　将小白鼠俯卧于鼠台上，用镊子提起皮肤，用剪刀在两耳之间头正中横剪一小口，再沿正中线向前方剪开长约 1cm 的口，向后剪至枕部耳后缘水平。将头部固定，用手术刀背剥离颈肌，暴露顶间骨，通过透明的颅骨可看到顶间骨下方的小脑，再从顶间骨一侧的正中，用探针垂直刺入 3~4mm 深，再将探针稍作搅动，以破坏该侧小脑。探针拔出后用棉球压迫止血（图 34）。

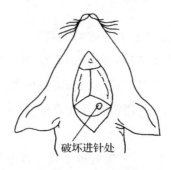

破坏进针处

图 34　破坏小白鼠小脑位置示意图

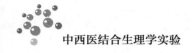

【观察项目】

待小白鼠清醒后观察其运动情况，可见小鼠行走不平衡，总向伤侧的方向旋转或翻滚，其站立姿势及肢体肌紧张度也有明显变化。

【注意事项】

1. 麻醉不可过深，以防死亡，也不要完全密闭烧杯，避免窒息死亡。

2. 捣毁小脑时不可刺入过深，以免伤及中脑、延髓或对侧小脑，也不能过浅，小脑未被损伤，反而成为刺激作用。

【思考题】

1. 一侧小脑损伤会导致动物躯体运动和站立姿势发生何种变化？为什么？

2. 小脑有哪些功能？

实验二十八　人体脑电图的描记

【实验目的】

学习记录脑电图的方法和辨认正常脑电图的波形。

【实验原理】

大脑皮层的神经元在未受到明显刺激的状态下，存在着持续不断的节律性电活动，称为自发性脑电。把引导电极放在头皮上，借助于电生理仪器，将这种自发性脑电记录下来，所得到的图形称脑电图。它是一些有规律变化的波形，据其频率和幅度的不同可分为 α 波、β 波、γ 波、δ 波四种。

【实验对象】

成年人。

【实验材料】

计算机生物信号采集处理系统（附隔离系统）、屏蔽室、电极固定帽、盘状表面引导电极、电极糊、碘伏棉球。

【实验步骤】

1. 实验仪器装置　受试者静坐于舒适的靠背椅上，保持放松姿势和清醒状态。用碘伏棉球擦拭耳垂、额和头顶皮肤，并涂以电极糊，把两对引导电极分别放置在左额部、左顶部、右额部和右顶部，用电极固定帽加以固定，地线轻轻夹在耳垂上。两对电极分别和脑电图机面板上 1 通道和 2 通道输入接口相连接，或与生物信号采集处理系统输入接口相连接。

2. 打开计算机，启动生物信号采集处理系统，点击菜单"实验/实验项目"，按计算机提示逐步进入脑电图的实验项目（可根据实验实际情况调整各参数）。

【观察项目】

1. 令受试者安静闭目，肌肉放松，精神松弛。头靠在椅背上，记录并观察脑电波波形，此时应出现 α 梭形波。

2. 令受试者睁眼，记录并观察脑电波波形，此时应出现 β 波。

3. 令受试者安静闭目，不思考问题，记录并观察一段脑电波。出现 α 波时，再令受试者睁眼 5s，观察 α 波是否消失。

4. 令受试者在闭目安静情况下，接受一声音刺激，观察 α 波是否减弱或消失。

5. 受试者在闭目安静情况下，心算数学题，观察脑电波变化。

【注意事项】

1. 实验室内应保持安静，室温在 20℃左右，光线稍暗。

2. 如脑电图中 α 波不明显，可将引导电极移到枕部。

3. 受试者应精神松弛，肌肉尽量放松，以去除肌电干扰。

4. 电极与头皮接触应良好，保证电极间的阻抗在允许范围内，否则会出现干扰。

第二节　疾病模型的复制

实验一　兔高钾血症

【实验目的】

1. 复制高钾血症的动物模型，观察高血钾对心脏的毒性作用。

2. 了解和掌握高血钾时心电图改变的特征，并设计对高钾血症的抢救治疗方案。

【实验原理】

高钾血证对机体的影响主要表现在因膜电位异常引发的障碍。尤其在心脏，可引起多种心律失常，如心脏停搏、心室纤颤。

【实验对象】

家兔。

【实验材料】

微机化实验教学系统、压力换能器、兔手术器械 1 套、压力换能器、5mL 注射器、小儿头皮针、20%乌拉坦、5%及 10%氯化钾、10%氯化钙。

【实验步骤】

1. 家兔称重后用 20%乌拉坦 5mL/kg 注入耳缘静脉麻醉，仰卧固定。

2. 剪去颈部被毛，沿正中线切开皮肤，分离气管并做气管插管。分离颈总动脉，做颈总动脉插管后，通过压力换能器连接至生物信号采集处理系统第 3 通道，用于测定血压。

3. 用注射针头作为记录电极，分别插入动物心尖部和心底部的皮下，以记录监护 Ⅱ 导联心电图。各电极分别连接实验系统的第 1 通道输入端（红夹子连心尖、黑夹子连心底，裸线接肢体）。

4. 记录一段正常心电图，并记录血压和计算心率。

5. 用小儿头皮针插入耳缘静脉，用胶布固定或缝一针将头皮针固定在耳郭上。向静脉内缓缓推注 5% 氯化钾 1mL/kg，注射后观察荧光屏上的心电波形。如无改变，继续注入 5% 氯化钾 2mL，直至出现异常波形。

6. 继续间歇性地注入 5% 氯化钾，每次 2mL，描记异常心电波形，并注意血压、心率的改变。

7. 观察到高血钾症的心电图改变后（特别是出现室颤时），同学们可运用理论知识，自行设计抢救治疗方案，以小组为单位根据现有条件立即付诸实施，观察心电图改变是否恢复正常，记录波形并注意血压、心率的变化。

8. 最后注入 10% 氯化钾，边注射边观察心电波形改变。出现室颤或呈一直线时，立即开胸观察心脏停跳情况、肺水肿、胸水、肝瘀血等脏器变化状态，并记录、分析其形成机制。

【注意事项】

1. 动物对注入氯化钾的耐受性有个体差异。有的动物需注入较多量的氯化钾才出现异常心电图改变。

2. 注意针电极要插在皮下，误插入肌肉可致肌电干扰。动物固定台上要保持干燥。

【讨论】

1. 简述家兔高钾血症的发生机制。

2. 简述高血钾时心电图改变的特征。

实验二　水肿

一、实验性肺水肿

【实验目的】

1. 急性实验性肺水肿病理模型。

2. 了解肺水肿的表现及其发生机理。

【实验原理】

血管内外液体交换失衡受毛细血管流体静压、血浆胶体渗透压、微血管壁通透性和淋巴回流受阻等因素的影响。凡能够影响上述过程的因素均可以引起组织液的生成大于回流，造成水肿的发生。

【实验对象】

家兔。

【实验材料】

婴儿秤、天平、兔固定台、兔绳、气管插管、静脉插管（输液装置）、100mL注射器、10mL注射器、针头、手术器械（剪毛剪、手术刀、手术剪、止血钳、眼科小剪刀、眼科小镊子）、手术线、听诊器、1000mL大烧杯、温度计、水浴锅、纱布、换药碗、滤纸。生理盐水、1%普鲁卡因、去甲肾上腺素或肾上腺素。

【实验步骤】

1. 取家兔一只，称重后仰卧位用绳固定于兔固定台上，颈部剪毛。用1%普鲁卡因做颈部局麻（或用3%戊巴比妥钠1mL/kg麻醉）。切开颈部皮肤，按常规剥离气管和一侧颈外静脉，分别做气管插管及颈外静脉插管。颈外静脉插管时，将剥离的静脉远心端用手术线结扎，近心端上剪一小口插入静脉导管，用手术线结扎固定。

2. 用听诊器于背侧听取正常呼吸音，然后用100mL注射器经颈外静脉插管注入生理盐水（温度37~38℃），当推入200~300mL时，在推注的生理盐水中，加入0.5mL去甲肾上腺素或肾上腺素。

3. 在连续推注生理盐水过程中密切观察实验动物呼吸状态的改变及呼吸音的改变，待两肺底闻及水泡音且气管插管中喷出粉色泡沫液体时，证明肺水肿已形成。即停止推注。

4. 动物死后，打开胸腔，用线在气管分叉处结扎，防止肺水肿液流出。在结扎处上方切断气管，小心分离心脏及血管（勿损伤肺脏），把肺取出，用滤纸吸去表面水分后称重，计算肺系数。然后肉眼观察肺大体的改变，并切开肺叶，观察切面改变。注意有无泡沫状液体流出。

【注意事项】

1. 实验过程中液体注入速度不宜快。

2. 推入生理盐水过程中切勿推进兔体内空气。

3. 解剖兔取出肺时，注意勿损伤肺表面和挤压肺组织，防止水肿液流出过多，影响肺系数计算。

【讨论】

1. 如何证明家兔已经发生了肺水肿？

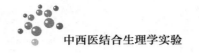

2. 简述家兔发生肺水肿的机制。

二、胶体渗透压改变在水肿发生中的作用

【实验目的】

了解胶体渗透压增高能促进水肿的发生机制。

【实验对象】

小白鼠或大白鼠。

【实验材料】

注射器、新鲜蛋清或明胶溶液。

【实验步骤】

取一只小白鼠（或大白鼠）在其后爪掌注入 0.1～0.2mL 的蛋清或明胶溶液，1h 后观察两个后爪的变化，比较其不同。

【讨论】

简述白鼠后爪发生水肿的机制。

三、毛细血管通透性的改变在水肿发生中的作用

【实验目的】

了解血管壁通透性增高促进水肿的发生机制。

【实验对象】

家兔。

【实验材料】

兔固定台、1mL 和 5mL 注射器、针头、烧杯、温度计、秒表、剪刀、生理盐水、0.1%组织胺、1%锥兰。

【实验步骤】

1. 取家兔一只，称体重后仰卧固定在兔台上，腹部被毛，在腹部左侧皮内注射0.1%组织胺 0.2mL，右侧注射生理盐水 0.2mL。

2. 将兔左耳外 1/2 浸入 60℃温水中 3min。

3. 从右耳缘静脉注入 1%锥兰（2mL/kg）。

4. 观察并计算注入锥兰后腹部注射部位和烫伤兔耳部位出现着色所需时间以及着色的深度。

5. 观察烫伤耳是否比对侧耳肿胀，血管是否扩张。

【注意事项】

1. 烫伤兔耳的水温要准确。

2. 皮内注射时要准确，不要注入皮下。

3. 注射锥兰后要密切观察。

【讨论】

分析兔耳发生水肿的机制。

实验三 缺氧

【实验目的】

1. 在动物身上复制乏氧性缺氧、血液性缺氧、组织中毒性缺氧，了解缺氧的类型。

2. 观察各类缺氧对呼吸的影响和动物颜色的改变（血液、皮肤、黏膜等的变化）。

3. 通过外界环境温度变化及机体神经系统的机能状态改变对机体缺氧耐受性的影响，了解条件因素在缺氧发病中的重要性。

【实验原理】

氧从外界空气中被吸入肺，弥散入血，由血液循环输送到全身，被组织细胞摄取利用，在此过程中任何一个环节发生障碍均可以引起缺氧。

【实验对象】

18~22g 小白鼠。

【实验材料】

小白鼠缺氧瓶（100mL 三角烧杯或 125mL 带胶塞广口瓶）、一氧化碳发生装置、5mL 和 2mL 刻度吸管、10mL 刻度离心管或试管、1mL 注射器、酒精灯、剪刀、镊子、弯盘、小方盘、300mL 烧杯、温度计。

钠石灰（NaOH、CaO）、甲酸、浓硫酸、5%亚硝酸钠、1%美兰、0.1%氯化钾、0.9%生理盐水、10%氢氧化钠、1.25%咖啡因、1%戊巴比妥钠。

【实验步骤】

1. 乏氧性缺氧

（1）环境温度变化时对小白鼠缺氧耐受性影响：取三只体重相近的小白鼠，分别装入三只缺氧瓶中，同一时间塞紧瓶塞，将缺氧瓶分别放置于不同的环境温度中。

低温组：取 500mL 烧杯，烧杯内放置冰块及少量冷水调至 0~4℃。

高温组：取 500mL 烧杯，烧杯内放置热水调至 40~42℃。

常温组：放置于室温中。

（2）不同机能状态下机体对缺氧耐受性影响：取三只体重相近小白鼠，分别做以下处理以改变其中枢神经系统的机能状态。

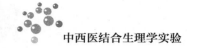
A 鼠：腹腔注射 1.25%咖啡因 0.2~0.3mL（0.1mL/10g）。

B 鼠：腹腔注射 1%戊巴比妥钠 0.2~0.3mL。

C 鼠：腹腔注射 0.9%氯化钠 0.2~0.3mL。

上述处理完后，三只缺氧瓶同时封盖。

【观察指标】

呼吸频率：次/10s，每 3min 观察记录一次。

呼吸深度：每 3min 观察记录一次。

颜色改变：小鼠鼻、耻端、尾部等颜色改变。

全身状态：抽搐、排泄等。

记录存活时间。

待小鼠死后，冰水组和热水组分别在室温内 10~15min（注意不要打开胶塞）然后用测氧仪测定瓶内余氧浓度 mL/100，再用灌入水来测量缺氧瓶的容积，计算平均耗氧量：（mL/g·min）。

计算公式：

$$平均耗氧量（mL/g·min）= \frac{20.94\%余氧浓度×缺氧瓶容积}{体重/g×存活时间}$$

保留动物尸体，以便实验后对各型缺氧颜色改变加以区别。

2. 血液性缺氧

（1）一氧化碳中毒

取甲、乙两只小白鼠分别放入缺氧瓶中观察正常表现（呼吸频率、深度、鼻唇和尾耳颜色）。

甲鼠不经任何处理放入缺氧瓶，然后与 CO 生成装置接通，观察 CO 中毒小鼠的呼吸状态、活动情况、颜色改变。

一氧化碳的制备：

取甲酸 3mL（用吸管吸取）放于试管中，再加入 2mL 浓硫酸，反应过程中产生 CO：

$$HCOOH \xrightarrow[\triangle]{H_2SO_4} H_2O + CO \uparrow$$

如反应时速度太慢，可用酒精灯稍加热，注意不能太热，以免速度太快而使小鼠迅速死亡。

乙鼠不做任何处理，立即拉椎处死。

从甲乙两鼠心脏内取血 3 滴（手术打开胸腔，暴露心脏）分别放入装有生理盐水的试管中，立即摇匀，比较两者颜色，然后分别在两试管中加入 10%氢氧化钠各

6 滴，观察颜色变化及程度。

正常血液：立即变成草黄色。

10% H_6CO：15s 变成草黄色。

25% H_6CO：30s 变成草黄色。

50% H_6CO：50s 变成草黄色。

>75% H_6CO：80s 变成草黄色。

（2）亚硝酸钠中毒

取两只体重相近的小白鼠，观察正常表现后：

甲鼠：腹腔注射 5% 亚硝酸钠 0.3mL，然后立即注入 0.3mL 1% 美兰溶液。

乙鼠：腹腔注射 5% 亚硝酸钠 0.3mL，然后立即注入 0.3mL 生理盐水。

观察两小鼠的表现及存活时间。

3. 组织中毒性缺氧

取小白鼠 1 只，观察正常表现后于腹腔注入 0.1% 氰化钾 0.3mL。

观察表现及存活时间。

最后：取乏氧性缺氧、一氧化碳中毒、亚硝酸钠中毒和氰化钾中毒的小鼠各一只，切开腹腔暴露肝脏，比较各类缺氧的颜色特点。

【注意事项】

1. 缺氧瓶封闭要紧，各缺氧瓶密闭程度应相同。

2. 注意：强酸、强碱、剧毒药品，使用时勿沾染皮肤、黏膜等处。

3. 实验中注入药量要精确，注射部位要准确。

【讨论】

1. 不同原因引起缺氧发生的机制。

2. 各类缺氧小鼠皮肤黏膜的颜色及发生机制。

实验四　酸碱平衡紊乱

【实验目的】

1. 复制单纯性酸碱平衡紊乱的病理模型。

2. 根据血气及电解质含量的变化，分析酸碱平衡紊乱的类型。

【实验原理】

机体的代谢活动必须在具有适宜酸碱度的体液内环境中进行，体液的酸碱度依靠体内的缓冲和调节功能稳定在正常范围内。本实验采用直接输入酸和碱的方法复制单纯性代谢性酸中毒和代谢性碱中毒的病理模型，并观察代谢性酸中毒和代谢性碱中毒对呼吸功能的影响。

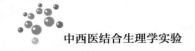
【实验对象】

1.5kg~2.5kg 家兔。

【实验材料】

固定台，手术器械，微机化实验教学系统，压力换能器，1mL、5mL 注射器，试管，软木塞，试管架，颈动脉插管，血气分析仪，生化分析仪，离心机，光电比色计，水浴锅。

3%戊巴比妥钠溶液、1%普鲁卡因溶液、生理盐水、蒸馏水、A 试剂（4%乳酸溶液）、B 试剂（2%NaHCO$_3$溶液）。

【实验步骤】

1. 家兔称重，耳缘静脉注入 3%的戊巴比妥钠溶液（30mg/kg 体重），仰卧固定于兔台上，颈部剪毛，分离一侧颈总动脉和另一侧颈外静脉，穿线备用。

2. 颈总动脉插管以备动脉取血，颈外静脉插管以备输液。

3. 动脉抽血 1mL，测各血指标，同时注意观察动物的呼吸频率与深度。

4. A 组：静脉滴入 A 试剂（按 10mL/kg 体重），20~30 滴/分，滴完后，取动脉血，测血气各指标及生化指标，同时注意观察动物的呼吸频率与深度。

5. B 组：静脉滴入 B 试剂（按 10mL/kg 体重），20~30 滴/min，滴完后，取动脉血，测血气各指标及生化指标，同时注意观察动物的呼吸频率与深度。

6. 观察指标

记录心电图，观察 T 波的变化。

全血：pH 值、PaO$_2$、PaCO$_2$、HCO$_3$$^-$（用血气分析仪测定）

血清：K$^+$、Na$^+$、Cl$^-$（用生化分析仪测定）

7. 将实验结果填入下表。

实验结果

呼吸频率深度	全血				血清		
	pH 值	PaO$_2$	PaCO$_2$	HCO$_3$$^-$	K$^+$	Na$^+$	Cl$^-$
正常							
A 组							
B 组							

根据实验结果分析 A 组与 B 组动物酸碱平衡紊乱的类型。

【注意事项】

1. 动物的营养状况要好，长期半饥饿状态引起的酮体增多可使血液 pH 值下降。

2. 注意控制麻醉深度，麻醉过深 pH 值偏低，过浅则使 pH 值偏高。

3. 取血时注意使血液与空气隔绝，否则 pH 值偏高。

4. 如有可能，动物发生酸中毒和碱中毒后 5h 再测其血气指标，观察其变化并分析变化机制。

【讨论】

1. 分析 A 组、B 组动物各是何种酸碱平衡紊乱。其判断依据是什么？

2. 注射 A 试剂或 B 试剂后会对动物的呼吸功能产生什么样的影响？为什么？

实验五　失血性休克

【实验目的】

1. 复制狗失血性休克的病理模型。

2. 观察休克时动物的某些指标变化。

3. 探讨失血性休克的发病机制。

【实验原理】

休克是各种强烈致病因子作用于机体引起的急性微循环的障碍、重要脏器的灌流不足和细胞功能代谢障碍。本实验采用股动脉放血的方法，造成血容量减少。由于循环血量不足，静脉回心血量少，血压下降，反射引起交感神经兴奋，外周血管收缩，组织灌流量急剧减少，导致休克。

【实验对象】

狗。

【实验材料】

RM6240 微机化实验教学系统，微循环图像分析系统，压力、呼吸换能器。手术器械（剪毛剪、手术刀、手术剪、止血钳、动脉夹、眼科剪、眼科镊）、手术线、测量中心静脉压装置、尿滴记录装置、气管插管、静脉插管（输液装置）、500mL量筒、心音放大器、体重秤、狗手术台、狗绳。20mL 注射器、针头，3%戊巴比妥钠、生理盐水、肝素生理盐水溶液。

【实验步骤】

取成年狗一只，称重后，经小隐静脉缓慢注射 3%戊巴比妥钠（1mL/kg）全身麻醉。

1. 将狗固定于手术台上，颈部、下腹部及一侧腹股沟部被毛。

2. 颈部正中切口 5～6cm，分离气管，右侧颈外静脉、左侧颈总动脉做如下步骤：

（1）插入气管插管，接通呼吸描记装置。

（2）插入颈外静脉插管，接通输液装置并监测中心静脉压。

（3）插入颈总动脉插管，接通血压描记装置（水银检压计或二道生理记录仪）描记血压。

3. 在耻骨联合上 3cm 向上纵行切开腹壁 4~6cm，钝性剥离筋膜、肌肉，打开腹腔找出膀胱，分离输尿管，插入输尿管插管，将输尿管插管连接尿滴记录装置。

4. 在左或右腹股沟下偏股内侧摸到动脉搏动后，沿动脉走行方向做长 4cm 切口，分离股动脉，插入股动脉插管以备放血。

5. 手术操作完毕后为防止实验过程中凝血，可经颈外静脉注入肝素生理盐水溶液。

6. 放血前观察并记录动物各项生理指标，包括一般状态：呼吸、血压、中心静脉压、心率、尿量、皮肤黏膜颜色、体温等。

7. 经股动脉少量放血，失血量为全血量 5%~10%，立即记录各项指标改变，观察 10min 后变化情况。

8. 经股动脉再次大量放血，失血量为全血量 25%~30%，3~5min 内放完，观察大量失血情况下各项记录指标的变化情况，连续观察 10min，并和少量失血加以对照。

9. 维持动脉压 30~40mmHg，15~20min，证明实验休克形成，停止放血。

10. 将所放出的血，经颈外静脉快速回输，10~15min 内输完。观察治疗后各项指标变化并与治疗前比较。

【注意事项】

1. 麻醉深度要适宜。

2. 尽量减少手术过程中的失血。

【实验结果】

	血压 （mmHg）	心率 （次/min）	呼吸 （次/min）	中心静脉压 （cmH$_2$O）	尿量 （滴/min）
正常					
少量失血（失全血量的 5%）					
5min 后观察					
大量失血（失全血量的 25%~30%）					
5min 后观察					
输血后					

【讨论】

1. 失血各阶段生命活动指标的变化及发生机制。

2. 输血后各项指标的变化，探讨治疗方案。

实验六　局部血液循环障碍

【实验目的】

1. 复制动脉性充血、静脉性充血、血栓形成、空气栓塞的病理模型。

2. 观察局部充血等血液障碍的表现，并分析其发病机制。

【实验原理】

血液循环是维持机体正常生命活动的基本条件。通过动脉系统输送给组织细胞所必需的氧和营养物质，通过静脉系统运走二氧化碳和其他代谢产物，以保证组织细胞的代谢和功能活动的正常进行。

【实验对象】

家兔，蛙或蟾蜍。

【实验材料】

家兔固定筒、棉签、二甲苯、弯盘、带槽软木塞、胶套。蛙板、眼科镊子、小剪刀、5mL注射器、100mL注射器、大或小针头、玻璃片、显微镜、100mL注射器、液体石蜡或空气、20%乌拉坦、任氏液或生理盐水。

【实验步骤】

一、实验性兔耳动脉性充血

将家兔固定，观察兔耳颜色、温度、血管数目和血管口径大小。用棉签蘸少许二甲苯在一侧兔耳上涂抹，5min后再观察上述指标有何变化，与正常侧兔耳做对比。

二、兔耳静脉性充血

将兔放在固定筒内；观察正常兔耳颜色、血管数目、耳壳厚度、血管粗细，并测兔耳温度。

将带槽软木塞放入一侧耳孔内，软木塞上的槽对准兔耳中央动脉血管，在兔耳外面用皮筋扎紧，使兔耳静脉受到压迫，而中央动脉不受影响，40min后，观察各项指标与正常耳对照有何变化。

三、血栓形成

1. 用5mL注射器抽取乌拉坦溶液0.5～1mL，注入蛙背淋巴囊内，待麻醉后（蛙翻正反射消失）仰卧固定在蛙板上。

2. 在侧腹壁（靠近玻片处），用剪刀做一小纵行切口，约2cm长，皮肤切开后

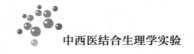

依次剪开腹壁肌肉，打开腹腔，用小镊子轻轻取出小肠，将肠系膜展开平铺在玻片上，经常用任氏液湿润。

3. 在低倍镜下观察肠系膜的正常血液循环，区别动脉、静脉和毛细血管（按血流方向、速度、血管分叉的血流情况来区别动脉、静脉）。

4. 选择一根静脉（最好在二根静脉分支汇合处不远的总支上）。用眼科镊子轻轻地压迫该处血管，注意力量不能太大，以免血管破裂出血。压迫后立即在低倍镜下观察，在压迫部位有无白色液体形成，此物体是否增大，后来是否脱落，白色血栓形成后对血流影响怎样。

四、空气栓塞

观察正常兔的呼吸频率与深度、一般行为状态。从耳缘静脉注入 20~30mL 空气，注射完毕后立即观察家兔呼吸深度的变化，全身状态、痉挛、排便等，并记录死亡时间。

家兔死亡后，打开胸腔解剖心脏、肺脏并观察病变特点。

【注意事项】

1. 动作要轻柔，避免动物躁动影响观察效果。

2. 经常用任氏液湿润肠管，并保持局部温度，保证血液循环。

3. 空气栓塞时，气体量不宜过大，影响观察效果。

【讨论】

1. 血栓形成的机制有哪些？

2. 栓子的运行途径是什么？

实验七　发热

【实验目的】

1. 复制内毒素性发热模型。

2. 观察内毒素的发热效应。

3. 分析讨论内毒素的致热机制。

【实验原理】

发热是因为致热原的作用使体温调定点上移而引起的调节性体温升高。革兰氏阴性菌感染是常见的发热原因，突出的是胞壁中所含的内毒素，是常见的外致热原，其刺激内生致热原的产生和释放，引起发热。

【实验对象】

家兔。

【实验材料】

婴儿秤、体温计、坐标纸、灭菌除污染的 5mL 注射器、7 号针头、镊子、恒温水浴锅、碘酒、酒精棉球、液体石蜡、25%乌拉坦溶液、50μg%精制大肠埃希菌内毒素生理盐水、生理盐水。

【实验步骤】

1. 取体重相近、体温低于 40℃的健康家兔两只，分别标记实验兔、对照兔。

2. 称体重后，测肛温三次，每次间隔 10min，取平均值为基础体温。

3. 实验兔经耳缘静脉注入 38℃水浴 10min 的 50μg%精制大肠埃希菌内毒素生理盐水 1mL/kg；对照兔经耳缘静脉注入 38℃水浴 10min 的灭菌生理盐水 1mL/kg，5~10s 内注完。注射前局部皮肤应常规消毒。

4. 注射后，每隔 10min 测温一次，共测 9 次，分别记录每次体温与基础体温之差值，称为发热高度。

5. 以基础体温为零点，以时间为横坐标，每 1cm 为 10min，以发热高度为纵坐标，每 2cm 为 1℃，画出体温反应曲线。

6. 从体温反应曲线中求出：

（1）发热反应的潜伏期：从注入内毒素开始至体温上升 0.5℃所需时间。

（2）发热高峰：即体温上升的最大数值。

（3）体温反应指数（TRI）：指每一动物的体温反应曲线与基线之间的面积，亦称发热指数，是反映发热效应强度的较好指标，方法按梯形面积计算。可将发热曲线与体温基线间的面积划分成若干个小梯形或三角形，分别计算其面积，其面积总和即为体温反应指数。

【注意事项】

1. 体温计插入动物肛门前，体温计水银球部应涂以少许液体石蜡（或凡士林）。

2. 体温计每次插入深度应一致。一般约 5cm 为宜（事先要做好标记）。测温时间保持 3min。

3. 测温时，动物置于实验台上，由一人轻轻抚摸动物，另一人缓缓插入体温计，切忌捆绑动物，尽量防止动物躁动，以免影响体温测量。

【讨论】

1. 分析发热的可能机制。

2. 分析体温反应曲线。

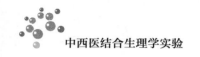

实验八　实验性急性右心衰竭

【实验目的】

1. 通过急性右心室前、后负荷的过度增加，制造家兔急性右心衰竭。

2. 观察急性右心衰竭时血液动力学的主要改变。

3. 加深对心力衰竭发病机制的理解。

【实验原理】

通过静脉注射液体石蜡致急性肺小血管栓塞，引起右心后负荷增加。通过大量静脉输液，引起右心前负荷增加，急性右心室前、后负荷的过度增加，造成右心室收缩和舒张功能降低，导致家兔急性右心衰竭。

【实验对象】

家兔。

【实验材料】

RM-6240 微机化实验教学系统，呼吸、压力换能器，手术器械一套，1mL 注射器，5mL、10mL 注射器，听诊器，呼吸、血压描记装置一套，中心静脉压测量装置一套，输液装置一套，3%戊巴比妥钠溶液，1%普鲁卡因溶液，3%肝素溶液，3.5%氢氧化铁溶液（或液体石蜡）。

【实验步骤】

1. 家兔称重后，由耳缘静脉注入 3%戊巴比妥钠溶液（按 30mg/kg）麻醉。仰卧固定于兔手术台上，颈部被毛。

2. 颈部正中皮下注射 1%普鲁卡因做浸润麻醉后，做颈部正中切口。分开颈部组织，游离出气管两侧颈外静脉和一侧颈总动脉。

3. 耳缘静脉（按 2mL/kg）注入 3%肝素溶液后，经颈总动脉插管描记动脉压，经右颈外静脉插入中心静脉导管测量中心静脉压，经左颈外静脉插管以供输液，再做气管插管描记呼吸。

【观察指标】

心率、心音强度、呼吸（包括呼吸频率和呼吸幅度，并注意听诊胸背部有无水泡音出现）；动脉压；中心静脉压；肝—中心静脉压反流试验（以压迫右上腹 3s，中心静脉压上升的 cmH_2O 数表示）。

【实验过程】

1. 完成手术操作，调好记录装置，动物安静稳定 5min，测量各项指标。

2. 用 1mL 注射器（按 0.5~0.1mL/kg，分四次抽注）由耳缘静脉注入 3.5%氢氧化铁溶液（或按 0.5mL/kg 注入液体石蜡），注射速度要慢。1~2min 注完。注射时注意观察呼吸、中心静脉压和血压，当有一项指标出现较显著变化时即终止注入。注入一半和注入结束时各测各项指标一次。

3. 注射栓塞剂后观察 5min，再测各项指标一次。

4. 以约每分钟 5mL/kg 速度，输入生理盐水。输液量每增加 25mL/kg 即测各项指标一次，直至动物死亡。

5. 动物死亡后，挤压胸壁，观察气管内有无分泌物溢出。剖开胸、腹腔（注意不要损伤脏器和大血管），观察有无腹水及其量，肠系膜有无血管充盈或肠壁水肿，肝脏体积和外观，心脏各腔体积，有无胸水及其量，肺脏外观和切面的变化。最后剪破腔静脉，放出血液，观察肝脏和心腔体积的变化。

【注意事项】

1. 栓塞剂氢氧化铁易沉淀，虽抽吸前摇匀但在注射过程中又会在针管内沉淀。故最好用两个 1mL 注射器交换注射，每次抽取 0.3mL，注射完成不拔出针头，仅取下注射器重接另一吸好氢氧化铁注射器继续注射。若用液体石蜡作栓塞剂时，要给液体石蜡和注射器加热到 37℃，以降低液体石蜡稠度，使其在进入血液后易形成小栓子。

2. 栓塞剂注入速度要慢，否则造成严重急性肺梗塞很快死亡。

3. 输液量已超过 200mL/kg，而动物各指标变化仍不显著时，可再补充注入栓塞剂。

【讨论】

1. 急性右心衰竭的发生机制是什么？

2. 急性右心衰竭时血液动力学有哪些改变？

3. 实验动物是否发生了缺氧、酸碱平衡紊乱和肺水肿？

实验九　呼吸功能不全

【实验目的】

1. 复制两种不同类型的呼吸衰竭模型。

2. 观察不同类型呼吸衰竭时血气和呼吸的变化。

3. 观察低氧和不同 CO_2 浓度对呼吸运动的影响。

4. 了解呼吸中枢对呼吸运动的调节机制。

【实验原理】

直接采用窒息造成Ⅱ型呼吸衰竭。用油酸注射，引起肺泡毛细血管损伤，复制Ⅰ型呼吸衰竭。通过人工吸入不同浓度的氧气和二氧化碳气体，观察不同程度低氧和二氧化碳潴留对呼吸功能的影响，分析化学感受器反射在呼吸调节中的作用。

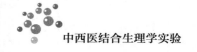

【实验对象】

大白鼠，体重 250～300g。

【实验器材与药品】

手术器械，大鼠固定台，1mL、2mL、5mL 注射器各 2 只，气管插管，动脉插管，血气分析仪，呼吸描记装置，动物人工呼吸机，听诊器。

20%氨基甲酸乙酯溶液、1%普鲁卡因、1%肝素生理盐水、油酸、生理盐水、含 3%和 6%O_2 的气体、含 3%和 6%CO_2的气体、40%氧气。

【测定指标】

呼吸频率和幅度，全血 pH 值、$PaCO_2$、PaO_2。

【实验步骤】

1. 大白鼠称重，腹腔注射 20%氨基甲酸乙酯（1g/kg 体重）麻醉后仰卧固定于鼠台。

2. 颈部正中皮下注入 1%普鲁卡因做局部浸润麻醉后，自颌下至胸骨上缘正中切口，钝性剥离，做气管插管。

3. 分离颈总动脉并结扎远心端，用动脉夹夹闭近心端，眼科剪剪一占 1/3～1/2 血管周径的斜口，插入已充满肝素生理盐水的动脉插管，结扎固定后打开动脉夹。待动物休息 15min 后测定各项指标。

4. 分离颈外静脉，做颈外静脉插管，注入生理盐水。

5. 用注射器抽出动脉插管内的死腔液，然后用经肝素化处理的注射器取血，迅速套上带有软木塞的针头做血气分析。

6. 在动物胸部第 4 至第 6 肋间呼吸最明显处皮下插入 2 只发射（红色）和 2 只接收（黑色）电极（发射电极在胸部内侧，接收电极在外侧），连阻抗仪描记呼吸。

7. 两种类型的呼吸衰竭及呼气运动的调节。

A 组：窒息引起的呼吸衰竭。

（1）夹闭气管插管，使动物处于完全窒息 25s，立即取动脉血 0.5mL 做血气分析，并观察呼吸的变化，至 30s 时松开夹闭的气管插管。

（2）待动物呼吸恢复正常后记录各指标，准备做 C 组实验。

B 组：油酸引起的呼吸衰竭。

（1）外静脉缓慢注入油酸（10～15μL/100g），注射后 30min、60min 记录各指标。

（2）出现明显呼吸变化后，迅速通过人工呼吸机给动物吸 40%氧气，并进行呼气末正压通气，记录各指标。

C 组：CO_2 与 O_2 对呼吸的调节作用。

①用 A 组恢复后的动物，动物气管插管连接气袋，吸入含 6%O_2 的气体 2~5min，迅速记录各指标，然后恢复正常通气 30min。

②动物吸入含 3%O_2 的气体 2~5min，记录各指标后，恢复正常通气 30min。

③吸入含 3%CO_2 的气体 2~5min，迅速记录各指标。

④恢复正常通气 30min，再吸入含 6%CO_2 的气体 2~5min，记录各指标。

肺病变观察

处死大鼠，开胸取出双肺，肉眼观察肺形态变化，称重，计算肺系数。并剪开肺组织，观察有无泡沫样液体流出。肺系数=肺重量（g）/体重（kg），正常大鼠肺系数为 4~8。

【实验结果】

将实验结果填入表

分组	血气			呼吸运动	
	pH 值	PaCO$_2$	PaO$_2$	频率	深度
A 组　基础状态					
窒息					
基础状态					
注油酸					
治疗后					
B 组　常氧					
6%O_2					
3%O_2					
常氧					
C 组　3%CO_2					
6%CO_2					

【注意事项】

1. 实验过程中液体注入速度不宜快。

2. 注入生理盐水过程中切勿推入大鼠体内空气。

3. 解剖鼠取出肺时，注意勿损伤肺表面和挤压肺组织，防止水肿液流出过多，影响肺系数计算。

4. 取血切忌与空气接触，如针管内有小气泡要即时排除。

【讨论】

1. 窒息和油酸所引起的呼吸衰竭有什么不同？为什么？

2. 吸入不同浓度 CO_2 与 O_2 对呼吸的影响有什么不同？为什么？

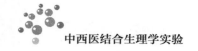

3. Ⅰ型呼吸衰竭和Ⅱ型呼吸衰竭时氧疗有何不同？为什么？

实验十　急性肾功能不全

【实验目的】

1. 复制急性中毒性肾功能不全动物模型。

2. 观测动物血液肌酐、尿素氮浓度及酚红（PSP）排泄率等指标的变化。

3. 讨论分析急性肾衰竭的可能发病机制。

【实验原理】

急性肾功能不全是指各种原因导致肾泌尿功能急剧下降，并引起机体内环境发生严重紊乱的急性病理过程。本实验采用肾毒物重金属 $HGCl_2$ 造成家兔急性肾小管坏死，复制的肾功能不全动物模型。

【实验对象】

家兔。

【实验材料】

兔手术器械 1 套，兔固定台 1 个，恒温箱，721 分光光度计，离心机 1 台，显微镜 1 架，细塑料管（长 40cm）2 条，酒精灯 2 盏，丝线，干棉球、纱布、玻片、盖玻片若干，蜡笔 1 支，滤纸少许，注射器 30mL、10mL、1mL 各 1 副，5mL 注射器 2 副，刻度吸管（1mL、5mL）、试管（1×10）、量筒（20mL、1000mL）、滴管各若干，搪瓷杯，比重计，有孔胶木，导尿管，木试管夹，试管架，火柴，草酸钾抗凝小瓶子，小漏斗等，25%NaOH 20mL，1%普鲁卡因溶液 10mL，0.5%NaOH 100mL，肌酐标准应用液 25mL，1%$HgCl_2$10mL，50mmol/L 苦味酸溶液 30mL，5%醋酸溶液 20mL，磷酸盐—NaOH 缓冲液 pH12.0 10mL，尿素氮（BUN）标准液 20mL，酸性试剂 60mL，酚红注射液 4 支，二乙酰一肟 10mL，蒸馏水，生理盐水。

【观测指标】

血肌酐或尿素氮、尿比重、尿蛋白定性、尿沉渣镜检、PSP 排泄率。

【实验步骤与方法】

1. 于实验前 24h 将 2 只家兔分别称重后，于皮下或肌肉分别注射 1%$HgCl_2$ 和 0.9%NaCl1mL/kg 体重，前者造成急性中毒性肾功能不全模型，后者供实验对照之用。

2. 实验时将兔分别固定于兔台上，分为四组，每组 4~5 人，第一、二组用模型组兔子，第三、四组用对照组兔子，实验内容各组均相同。

3. 血肌酐测定或血尿素氮测定：

（1）用 5mL 干燥注射器从动物心腔抽血 2~3mL，立即注入草酸钾抗凝小试管摇匀，以 2500r/min 速度离心 15min。离心前应先平衡，离心完毕，小心将上清液用滴管吸取，加于另一试管中，所得上清液为血浆。

（2）肌酐测定按表操作：

血肌酐测定步骤

	标准管（S）	测定管（R）	空白管（B）
肌酐标准应用液（mL）	0.6	—	—
血浆（mL）	—	0.6	—
蒸馏水（mL）	—	—	0.6
50mmol/L 苦味酸（mL）	2.4	2.4	2.4

充分混匀后 2000r/min 离心 10min，取 2.4mL 清液分别放另三只标明 S、R、B 试管中，各加入 0.6mLpH 12.0 磷酸盐－NaOH 缓冲液，37℃保温 25min 后，取出，以蒸馏水调零，在 525nm 波长处比色，读取光密度值（A）。

计算：肌酐（mg%）＝［（AR—AB）/（AS—AB）］×2

正常值：1.18±0.26mg%

4. 血尿素氮测定（二乙酰一肟法）：

（1）原理：尿素与二乙酰一肟及氧化剂在强酸溶液中，于沸水内共热产生黄色反应，此颜色和参加反应的尿素含量成正比（加入硫氨脲可增强颜色反应，并使呈红色而提高敏感度）。

（2）操作：按表进行。

血尿素氮测定步骤

测定管（R）	标准管（B）	空白管（S）	
血清（mL）	0.02	—	—
BUN 标准液（20mg/dL）	—	0.02	—
蒸馏水（mL）	—	—	0.02
二乙酰一肟（mL）	0.5	0.5	0.5
酸性试剂（mL）	5	5	5

各试管加好后混合，置于沸水内煮 10min（B 管不加热），再在冷水中冷却后 20min 内比色完毕。以 540nm 波长比色，用蒸馏水调零，读取光密度（A）。

（3）计算：（AR/AS）×（100/0.02）×0.004＝（AR/AS）×20＝BUN（mg/dL）

BUN（mol/L）＝BUN（mg/dL）×0.357

黄疸及浑浊标本：［（AR—AB）/AS］×20＝BUN（mg/dL）；

正常值；9~20mg/dL

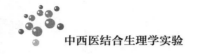

5. 尿液检查：

用石蜡油润滑导尿管头端，插入尿道，固定，用搪瓷杯收集尿液，此尿液用于做尿比重测定、尿蛋白定性试验及尿沉渣镜检。

（1）尿比重测定：取 20mL 量筒盛满动物尿液，用比重计测定尿比重。

（2）尿沉渣镜检：取收集的尿液 5mL 于普通离心管内，以 1000r/min 的速度离心 5min，倾出上清液于另一试管中以备尿蛋白定性试验用，将离心后的尿沉渣滴入两滴 5% 醋酸，然后将沉渣直接滴在玻片上，盖上盖玻片，用普通光学显微镜进行镜检。管型计数至少检查 10 个低倍视野，细胞计数至少检查 10 个高倍视野，以最低至最高数报告，如红细胞 4~10 个/高倍视野，在尿中可能见到的成分见实验室挂图。

（3）尿蛋白定性试验：将离心后尿液（若浑浊应先过滤）倾入试管内（盛满试管 2/3），倾斜试管，由上至下地在酒精灯火焰上直接加热煮沸，观察尿液是否变浑浊，然后加入 5% 醋酸溶液 3~5 滴。如浑浊不退则蛋白定性阳性，按其浑浊程度不同分别用 ±、+、++、+++、++++ 表示。标准如下：

微浑浊：±（蛋白定性可疑阳性，含极少量蛋白，约 0.01g/dL 以下）

明显浑浊：+（含蛋白质 0.01~0.05g/dL）

明显颗粒状浑浊：++（含蛋白质约 0.05~0.2g/dL）

絮状沉淀：+++（含蛋白质 0.2~0.5g/dL）

块状沉淀：++++（含蛋白质约 >0.5g/dL）

6. PSP 排泄试验：将有孔胶木插入兔嘴内，取 1 条导尿管慢慢插入胃内，插入长度约为兔嘴至剑突下的距离。然后将导尿管的另一端插入水中，观察 30s，若无气泡出现，说明已插入胃内，否则应重插。用 50mL 注射器从导尿管注射 70mL 温水于胃内，然后取出导尿管，再用 1mL 注射器从兔耳缘静脉准确注入酚红 1mL（6mg/mL）。计时，收集注射酚红后 30min 的尿液，记录尿量，用 10mL 水冲洗膀胱 3 次，测定 30min 的 PSP 排泄率，过 30min 再重复以上步骤。

PSP 排泄率的测定方法：

将膀胱冲洗液和尿液倒入 1000mL 量筒内加水至 1000mL，从中取 10mL 于试管内，并加入 25%NaOH 2 滴，混匀。待溶液充分显色后（红色）与分装着不同浓度 PSP 标准液（5%、10%、20%、30%、40%……100%）的标准管进行比色，找出与试验管颜色最接近的标准管。那么，该标准管上所标的浓度即为本试验的 PSP 排泄率（若颜色介于两相邻浓度的标准管之间，可取平均值）。

【实验结果】

中毒性肾功能不全时肾功能指标变化

	血肌酐 （或尿素氮）	PSP 排泄率 30min　60min	尿蛋白定性	尿沉渣镜检	尿比重	尿量（mL/h）
甲兔						
乙兔						

【讨论】

1. 急性肾衰竭的可能发病机制。

2. 分析肾衰竭时动物血液肌酐、尿素氮浓度及酚红（PSP）排泄率等指标的变化。

3. 根据什么判断急性肾功能不全模型复制成功?

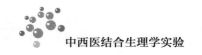

第三章　中西医结合实验

第一节　中医动物模型的复制

实验一　过劳和饮食失节复制大鼠脾气虚证模型

【实验目的】

以劳倦伤脾和饮食失节脾胃乃伤等为指导，以劳倦伤脾为主，佐以饮食失节，甘肥过度复制大鼠脾气虚证，并对此造模动物进行生物化学、免疫学、病理形态学和电镜各项指标的观察。

【实验原理】

祖国医学认为，脾胃运化水谷食物精微为气血生化之源，若饮食不节、过食生冷、过服寒凉药物或饥饱失度皆可伤及脾胃致虚。过饥则摄入不足，气血生化之源亏乏，气血得不到足够的补充，日久则衰少为病，气血不足则正气虚弱，抵抗力降低，反之暴饮暴食，饮食过量，超过脾胃消化、吸收和运化能力，可导致饮食阻滞，脾胃损伤，出现胀满、嗳腐、泛酸、厌食、吐泻等病症。如果饮食五味偏嗜，可导致阴阳失调，或某些营养缺乏，出现形体消瘦倦怠乏力、体力下降等病症。

【实验对象】

雄性大鼠 60 只，体重 180~220g。

【实验材料】

器材：鼠固定板两块、灌胃器 2 个、手术剪刀 2 把、中镊子、大镊子、图钉等。

药品：1∶1 四君子汤、20%乌拉坦。

【实验步骤】

1. 将大鼠随机分为 2 组，造模组 40 只，正常对照组 20 只。

2. 分为两个阶段

（1）第一阶段：约 3 周。造模组大鼠隔天在跑步机上跑步 30min，造成过劳损伤，再佐以饮食失节，甘肥过度于单日精炼猪油灌胃，每日 2 次，共 6mL；双日喂大白菜，不限量，自由进水。正常对照组喂普通块料，不限量，自由进水。第 20 天时活杀部分造模组及正常对照组动物，取样进行各项指标测定。

（2）第二阶段：即造模组动物自然恢复及治疗阶段，约第 4 周。自然恢复组从第 4 周开始改喂普通块料，以观察其自然恢复情况；四君子汤组除喂块料外，另加喂四君子汤，每日一次 3mL（相当于生药 1g/1mL）灌胃，以观察其治疗情况。正常对照组处理同第一阶段。各组动物均于第 50 天全部活杀，取样进行各项指标测定。

在第一、二阶段进行体重、体温测定，并观察其毛色精神状态、活动情况等。

【实验记录】

体重记录表

动物	造模组				四君子汤组			
编号	第一天	第三天	第五天	第七天	第一天	第三天	第五天	第七天
X 均值								

体温记录表

动物	造模组				四君子汤组			
编号	第一天	第三天	第五天	第七天	第一天	第三天	第五天	第七天

游泳时间记录

动物	造模组				四君子汤组			
编号	第一天	第三天	第五天	第七天	第一天	第三天	第五天	第七天

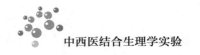

续表

动物	造模组				四君子汤组			
编号	第一天	第三天	第五天	第七天	第一天	第三天	第五天	第七天

【结果分析】

整理分析实验结果。

实验二 生大黄致家兔脾虚模型

【实验目的】

用过服苦寒泻下药物损伤脾胃，造成脾胃虚寒的方法复制脾虚模型。

【实验原理】

中医学认为，脾胃运化水谷食物精微，为气血生化之源，若饮食不节、过食生冷或过服寒凉药物或与饮食不节重复皆可伤及脾胃致虚。过饥则摄入不足，气血生化之源亏乏，气血得不到足够的补充，日久则衰少为病，气血不足则正气虚弱，抵抗力降低，反之暴饮暴食，饮食过量，超过脾胃消化、吸收和运化能力，可导致饮食阻滞，脾胃损伤，出现胀满、嗳腐、泛酸、厌食、吐泻等病症。如果饮食五味偏嗜，可导致阴阳失调，或某些营养缺乏，出现形体消瘦倦怠乏力、体力下降等病症。

【实验对象】

2kg 左右的雄性家兔 9 只。

【实验材料】

器材：婴儿秤 1 台，万分之一分析天平 1 台，1000mL 烧杯 1 个，500mL 量筒一个。500mL 烧杯 9 只，试管 10 支，1mL、5mL、10mL 刻度吸管各 1 个，50mL、100mL 注射器各 1 个，12 号导管一个，张口器一个，7151 型半导体点温计 1 台，759WA 分光光度计一台。

药品：100%大黄水煎液、对溴苯胺试剂；将 2g 对溴苯胺溶于 100mL 硫脲饱和的冰乙酸上清液中（使用当天配制）。D-木糖标准液：用饱和苯甲酸液配成每毫升含 1mgD-木糖的溶液。

【实验步骤】

1. 脾虚模型：将 9 只兔随机分为三组，Ⅰ组（造模组）、Ⅱ组（防治组）、Ⅲ

组（正常对照组）。Ⅰ、Ⅱ两组给 1∶1 大黄水煎液 100mL/只灌胃。6h 以后Ⅰ组给生理盐水 40mL/只灌胃。Ⅱ组给 1∶1 四君子汤 40mL/只灌胃，连续 3~4 天。观察并记录食量减少、腹泻、精神萎靡、体毛散乱、活动减少等症状体征出现的时间，每日测体重、体温。

2. 收集尿液：于实验第三天晚上至次日早晨各组兔禁食，自由饮水，试验当天，给普通水 40mL/只灌胃，并轻压下腹部排空膀胱。然后每只兔按 350mg/500g，D—木糖灌胃，（D-木糖配成 3.5%浓度），给药 2h 后用人工压迫膀胱法收集尿液。

3. D—木糖测定　方法见第四节实验三。

【结果分析】

比较各组均值大小，说明其意义。

实验三　肝郁动物模型复制

【实验目的】

1. 模拟中医情志失调致郁的病因学复制肝郁动物模型。

2. 以胆汁分泌量的变化为指标验证和以疏肝药的利胆作用反证肝郁模型。

【实验对象】

250~280g 雄性大鼠 6 只。

【实验材料】

器材：电子秤、网格板、鼠固定板 6 块、细绳、弯剪刀、直剪刀、中号镊子两把、眼科剪刀 3 把、内径 0.5mm 塑料管、5 毫升注射器 3 支、1 毫升注射器 2 支、5 号针头 3 个、6 号针头 2 个、盐水纱布、干纱布、缝合针线持针器、中号器械盘一个、刻度试管。

【实验步骤】

1. 实验前禁食 12h，自由饮水，随机分为三组，一组每鼠给生理盐水 3mL 灌胃，30min 以后，用棉绳绑扎四肢，呈俯卧位固定于网格板上，二组每鼠给柴胡舒肝汤水煎液 3mL 灌胃。30min 以后用棉绳绑扎四肢，呈俯卧位固定在网格板上，束缚时间 1h。三组在饲笼中正常饲养为对照组。

2. 利胆实验

（1）麻醉束缚 1h 后，用 3%的戊巴比妥钠，腹腔注射，剂量为 40~50mg 体重。

（2）插管引流胆汁将动物固定在解剖板上，剖腹，在剑突下腹部做正中纵行切口，长 2~3cm，打开腹腔，暴露总胆管，用无齿镊子提出胃，拉出十二指肠，找到胆总管，稍作分离，在胆管中段用眼科剪刀，剪一小口，然后向肝脏方向插入一根内径 0.5mm 的透明塑料管，并结扎远离肝脏端胆总管，引流胆汁。

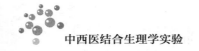

（3）用刻度试管收集 1h 胆汁量并记录。

【实验记录】

各组小鼠 1h 胆汁分泌量

动物编号	Ⅰ造模组	Ⅱ防治组	Ⅲ对照组
均值			

【结果分析】

整理实验结果，比较各组胆汁分泌量均值差异程度并阐明其机制。

实验四　羟基脲制造"阳虚"动物模型

【实验目的】

1. 用影响核酸代谢比较明显的羟基脲制造"阳虚"动物的虚损表现与脱氧核糖核酸合成率低下有关。

2. 并用助阳药物反证造模动物确属"阳虚"状态。

【实验原理】

羟基脲作用是抑制核苷酸还原酶，阻止核苷酸还原为脱氧核苷酸，由于脱氧核苷酸的缺乏不能合成 DNA，DNA 是细胞核内的主要物质，一旦缺乏，细胞的代谢、分化和增殖都受到影响。并且直接影响到核外的线粒体合成，被称为能量工厂的线粒体含有许多与能量代谢有关的酶。因此，线粒体缺乏，体内能量也会缺乏，出现恶寒、蜷缩、弓背等一派"阳虚"症状。由于线粒体还参与脂肪酸氧化，一旦线粒体缺乏体内脂肪代谢发生障碍，就会出现形体疲弱、体重减轻等阳虚不能化气生阴症状，综合上述，用羟基脲能复制"阳虚"证动物模型。

【实验对象】

22~28g 雄性小白鼠。

【实验材料】

器材：冰箱 1 台、秒表数支、半导体点温计 1 台、电子秤 1 台、IPI－CARB460CD 型液体闪烁计数器 1 台、滤纸若干、电子血球计数器。

药品：羟基脲，研成粉末配成混悬液。助阳药淫羊藿、肉苁蓉，研细末。氚标记胸腺嘧啶核苷、生理盐水。

【实验步骤】

1. 阳虚造模

（1）按随机原则分为实验组、防治组、对照组。

（2）实验组每日每只喂羟基脲 7.5mg/0.75mL 生理盐水，对照组喂等量生理盐水。造模连续 15 天，出现阳虚症状为度。

（3）观察指标：体重减轻、弓背蜷缩、活动迟缓、体毛枯疏至成片脱毛、尾巴发凉、眼睁不开等症状。

（4）观察指标测定：体重、体温、肛温及皮温变化。

肛温、皮温测量法：用半导体点温计，探头插入肛内 0.5cm，测肛温 2min，在 12℃室温下，点温计探头固定于小鼠尾巴中段，测皮温 3min。

2. 正常对照组每日喂生理盐水 0.75mL，阳虚组每日只喂羟基脲 7.5mg/0.75mL 生理盐水，阳虚加助阳药组每日每只喂羟基脲 7.5mg/0.75mL+助阳药水煎剂 2mL，实验 13 天，其中部分动物进行耐冻实验，部分动物进行 3H-TdR 体内介入实验，用改良之 Kay 法和 Marmur 法提取并纯化 DNA。用紫外光度法测定 DNA 含量。

3. 动物耐冻实验方法：将各组动物置入铁笼，放入-5～-6℃的冰箱中观察。

4. 实验前后分别测其各组小白鼠的血红蛋白和白细胞计数。

【结果分析】

整理实验结果，比较各组各项观察指标结果有何不同，说明意义。

实验五　烟熏法制备肺气虚模型

【实验目的】

掌握肺气虚模型的客观指标，用烟熏法制备模型的方法。

【实验原理】

肺气虚证是指肺的功能受损，临床上以咳喘无力、声低、懒言、动则气喘、自汗、神疲乏力等为主要表现。多由久咳久喘等引起。用烟熏大白鼠可以出现以上症状，符合中医肺气虚的临床辨证要点，据此设计制成大白鼠肺气虚证的动物模型。

【实验对象】

200g 左右雄性大鼠。

【实验步骤】

用刨花 20g 烟熏大白鼠，30 分/日，一周后减为 10g，2～3 周剖杀。

【结果分析】

比较鼻、气管、支气管的上下呼吸管道炎症的改变。

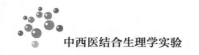

实验六 睡眠剥夺法建立心虚证模型

【实验目的】

通过用睡眠剥夺的小站台法，来观察中医理论的"惊"和"劳"等病因，造成心虚证模型。

【实验原理】

动物剥夺睡眠的小站台法，是睡眠研究中的一种常用手段，从中医角度考察这一实验，就会发现它可能包含着一些典型的致病因素，REM 睡眠是深度睡眠和梦的标志，此时动物神志消失，对因肌肉松弛而落水的事件"不能自知"，"梦"中的突然惊醒便构成了中医称之为"惊"的状态。由于站台窄小，动物只能以固定的姿态伫立台上，站久便构成了"劳"的病因，在这两种致病因素的持续作用下，就会导致相应病症产生。

【实验对象】

200~250g 雄性成年大鼠 20 只。

【实验材料】

小站台直径为 4.5cm，大站台直径为 13.5cm、大鼠血压描记装置、计数器 1 台、计算机 1 台。

【实验步骤】

1. 将大鼠随机分为睡眠剥夺组和对照组。

2. 本实验睡眠剥夺组所用小站台直径为 4.5cm，大站台直径为 13.5cm，符合上述要求。水池上方装有料斗槽及水瓶，实验期间大鼠可自由取食和饮水。分别于 24、48、72 和 96h 测量血压和记录 ECG。实验均在下午进行，室温 18~27℃。

3. 在实验室自然光照条件下，采用小站台水环境技术剥夺大鼠 REM 睡眠。据 Mendelson 的工作，动物体重（W）与站台面积（A）的比值 W/A 需 ≥ 6.4 时，才能得到满意的 REM 睡眠剥夺；而对照组 W/A ≤ 1.73 时，方可允许自由睡眠。

4. 血压测量和 ECG 记录：实验在恒温小室（35cm×27cm×25cm28±0.5℃）内进行。将大鼠禁锢在有机玻璃筒内，在其胸、背皮肤各固定一带导线别针，作为 ECG 记录电极。在鼠尾基部套上一个加压器（内径 1.8cm、长 1.4cm）；在鼠尾中部距加压器约 2cm 处安放一个光电转换装置。

5. 用光电法测量大鼠血压，用加压器在鼠尾基部加压至 15mmHg 阻断血循环，然后徐徐减压。此时 x-y 记录仪上的压力和血流曲线同时缓慢下降，随后血流曲线又骤然回升。与曲线拐点对应的压力值即为鼠尾基部的动脉压，每次结果均为 3 次连续测量的平均值。待大鼠安静后，将 ECG 记录在 GF-555 型磁带记录仪上，连续

10min，然后将动物放回原处。

6. 心率测量及心率变异功率谱的分析：将磁带记录的大鼠 ECG 整形后，用一台通用计数器（E323A 型）计数平均心率。然后经 T-V 转换装置，把相邻 R 波的时间间隔转换成连续的电压幅度变化，送入 7T08 型信号分析仪，做 1024 点功率谱分析。计算机采样间隔 50ms，频率分辨率 0.02Hz。

【结果分析】

整理实验结果，比较两组动物血压（收缩压）。比较两组动物平均心率。

第二节 中西医肺系实验

实验一 肺主"通调水道" 的实验观察

【实验目的】

通过改变肺容积观察家兔的尿量变化，用以论证肺主"通调水道"与肾脏在水液代谢过程中的相互作用。

【实验原理】

《内经》中关于"肺主气""主肃降""主通调水道""下输膀胱"的论述，阐明了肺气有参与体内水液代谢和直接影响肾主水液代谢的机能。

【实验材料】

动物：杂种白兔 1 只，雌雄不拘，体重均在 2~3kg。

药品：25%乌拉坦、0.9%生理盐水、5%葡萄糖。

器材：婴儿秤、兔实验台、气管插管、静脉插管、手术器械 1 套、直径 2mm 细塑料管、RM-6240 信号系统、换能器、20mL 注射器、输液器、结扎线、纱布、棉球。

【实验步骤】

1. 动物麻醉手术：称动物体重，25%乌拉坦，按 4mL/kg 耳缘静脉注射，仰卧位固定于兔台上，麻醉后进行分离气管，行气管插管，颈外侧皮静脉插管，接输液，调节输液速度至 8~10 滴/min，在耻骨上方做切口暴露膀胱，进行双侧输尿管插管。

2. 人工扩肺：在家兔吸气过程中，经气管插管向肺内注入空气 30~40mL，夹闭插管，使肺处于扩张状态，呼吸 10~15s，之后打开插管，自主通气 5~10s，如此反复进行 10min。

3. 实验中，排出尿量的记录，通过换能器连接在 RM-6240 信号系统上进行描记。以滴/min 计尿量。

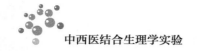

【结果分析】

比较呼吸深度变化对尿量的影响，阐述其机制。

实验二　肺与大肠相表里实验观察

【实验目的】

通过阻断大肠的血液供应，观察肺组织的病理变化，探讨祖国医学关于肺与大肠相表里的论述。

【实验原理】

中医理论认为，肺为脏，大肠为腑。脏与腑的关系实际是中医理论的表里关系，肺与大肠通过经脉的络属而构成表里关系，肺气的肃降有助于大肠传导功能的发挥，大肠传导功能正常，则有助于肺的肃降。

【实验材料】

动物：健康家兔4只，性别一致，体重2.5kg左右。

器材：消毒动物手术器械4套、兔台4个、兔笼4个、动脉夹3个。

药品：0.01%苯巴比妥钠、10%甲醛、生理盐水、敷料若干、50%葡萄糖、链霉素。

【实验步骤】

1. 4只兔随机抽样分别为：①号钳夹肠系膜上动脉1h；②号结扎肠系膜上动脉24h；③号钳夹左肾动脉1h；④号对照。

2. 分别称重，耳缘静脉注入苯巴比妥钠1mL/kg仰卧固定兔于兔台上，自剑突下剪掉腹部兔毛（4cm×10cm）。

3. 常规消毒铺孔布，行腹部正中切口，沿腹白线打开腹膜，暴露腹腔脏器，找出肠系膜上动脉，按编号，钳夹肠系膜上动脉1h和结扎该动脉。对③号兔钳夹左肾动脉1h，④号兔只暴露腹腔1h，尔后分别取动脉夹，关闭腹腔，常规缝合皮肤。

4. 每只家兔耳缘静脉注入50%葡萄糖30mL，肌内注射链霉素0.5g。放入兔笼。

5. 如24h死亡者，立即开胸取全肺，切取心脏、胸腺、右肾上腺、右肾等组织，进行肉眼观察、记录，然后放入10%甲醛溶液内固定、制片、染色、镜检、记录。如术后24h仍存活，在乙醚麻醉下，开胸、开腹取各脏器，方法如上。

肉眼及镜下肺脏病变分级标准

肺脏病变分级	肉眼观察	镜检
0	色泽及外理正常	肺泡及间质正常
I	双肺轻度水肿、充血	肺泡及间质轻度充血水肿

续表

肺脏病变分级	肉眼观察	镜检
Ⅱ	双肺中度充血水肿并有散在大片状出血	肺泡及间质中度充血水肿并有局部出血和肺泡不张
Ⅲ	双肺高度充血水肿并有密集大片状出血	肺泡及间质高度充血水肿有大片状出血及肺泡不张

【实验记录】

肺脏病变分级	①号钳夹肠系膜上动脉 1h 兔	②号结扎肠系膜上动脉 24h 兔	③号夹左肾动脉 1h 兔
0			
Ⅰ			
Ⅱ			
Ⅲ			

【结果分析】

比较各组肺脏损伤的不全，结合其他脏器情况，得出理论性结论。

【注意事项】

1. 无菌操作。

2. 麻醉不要过深。

3. 随时观察，一旦死亡，立即取脏器。

实验三　补益气血法抗缺氧实验

【实验目的】

1. 复制小鼠乏氧性缺氧（低张性缺氧）、组织中毒性缺氧和血液性缺氧模型。

2. 观察不同类型的缺氧对呼吸的影响和血液颜色的变化，并解释其机制。

3. 观察神经系统和代谢状况对缺氧耐受性的影响，并探讨其临床意义。

4. 观察中药人参黄芪注射液对各种缺氧的影响及其机制。

【实验原理】

氧为生命活动所必需，当组织和细胞得不到充足的氧，或不能充分利用氧时，组织的代谢、功能，甚至形态结构都可能发生异常变化。中药人参和黄芪是中药中的上品，它所含有的多种成分，对机体的神经、血液循环、代谢和免疫等系统具有多方面的生物活性。

【实验对象】

昆明种小鼠，体重 20~22g，雌雄不拘。

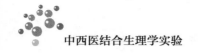

【实验材料】

抽气机、水银减压计、真空干燥瓶、100mL 广口瓶及瓶塞、手术剪、有齿镊、眼科镊、白瓷化学反应板、粗天平、100mL 广口烧杯、1mL 注射器、小鼠解剖板及固定钉、碎冰块、滴管、针头、1% $NaNO_2$、10% $Na_2S_2O_3$、0.1% KCN、5% NaOH、1%咖啡因、0.25%氯丙嗪、钠石灰、一氧化碳气体、1∶1 人参水煎液。

【实验步骤】

1. 乏氧性缺氧（低张性缺氧）

（1）取小白鼠 4 只，分别置于 3 个广口瓶内，其中 1 只 10min 前腹腔注射人参水煎液 0.1mL/10g，先不加瓶塞，观察和记录其正常活动情况，口唇、尾部皮肤及呼吸次数（次/10s）。

（2）将其中 2 个鼠瓶及人参鼠瓶用瓶塞塞紧，另 1 个不加瓶塞作为对照（3 种缺氧的正常对照组均可用），每隔 2min 观测上述指标一次。

（3）当密闭在瓶内的 3 只小白鼠呼吸次数减至 10 次/10s 或痉挛跌倒时，记录各项指标变化结果，并立即取出其中 1 只实验鼠于通风处吸空气或通入氧气抢救，观察疗效，另两只实验鼠则不给予救治，直至死亡，观察死亡时间。

（4）将 3 只实验鼠进行解剖（存活鼠施行颈椎脱臼处死），剪开胸、腹腔，观察肝肺颜色，从眼球后取血 2~4 滴或从心脏抽血 0.2~0.3mL，注入白瓷反应板的小凹槽内，观察血色并做 HbCO 定性试验。

2. 组织中毒性缺氧

（1）取小白鼠 3 只，其中 1 只已经腹腔注射了人参水煎液，称体重后观察和记录其正常活动，口唇、尾部肤色，计算呼吸次数。

（2）分别用注射器抽取 1% $NaNO_2$、10% $Na_2S_2O_3$ 各 0.1mL/10g，以备急救用。

（3）由腹腔注射 0.1% KCN 0.1mL/10g，立即观察上述指标的变化并记录，每隔 15s 重复记录一次。

（4）当小白鼠跌倒和跳跃时，其中 3 只自腹腔先后快速注入备好的 $NaNO_2$ 和 $Na_2S_2O_3$，观察恢复情况，若无明显好转可以同样方法再注射 1 次 10%的 $Na_2S_2O_3$ 0.05mL/10g，继续观察直至动物恢复正常；另 1 只不给予治疗，直至死亡。

（5）处死救活的小白鼠，与 KCN 中毒死亡的小白鼠一起解剖，观察肝、肺颜色及血色并进行 HbCO 定性试验。

3. 血液性缺氧：

（1）取小白鼠 3 只，其中 1 只已经注射了人参水煎液，分别放入 3 个广口瓶，观察并记录其正常活动情况，口唇及尾部肤色，计算呼吸次数。

（2）将 3 个广口瓶分别用橡皮塞塞紧，并从通气管各注入 3mL 一氧化碳，观察和记录上述指标，每隔 2min 重复记录一次。

（3）待小白鼠呼吸明显减慢减弱时或痉挛跌倒后，立即打开瓶塞，取出 1 只小白鼠于通风处吸新鲜空气或吸氧急救，观察恢复情况；另 1 只不抢救，直至死亡。

（4）将救活的小白鼠处死，然后与一氧化碳中毒致死的小白鼠一起解剖，观察比较 3 只小白鼠肝、肺及血液的颜色，做 HbCO 定性试验。

4. 缺氧耐受性的影响因素：

（1）取小鼠 3 只，其中一只已腹腔注射了人参水煎液。在抽气前 30min 腹腔注射 0.25%氯丙嗪 0.1mL/10g，待动物不活动后把其全身浸入放有碎冰块的冰水中 10min，并做好标记。

（2）取小鼠 3 只，在抽气前 30min 腹腔注射 1%咖啡因 0.1mL/10g，做好标记。塞紧瓶塞后开始抽气减压，观察各组动物的活动情况、存活时间及死亡时的气压。

【实验结果】

缺氧对小白鼠活动情况、呼吸频率及血液颜色的影响

组别	动物编号	呼吸频率（次/10s）		活动情况	肤色	血液颜色	肝脏颜色
		缺氧前	缺氧后				
正常对照组	1						
乏氧性缺氧	2						
组织中毒性缺氧	3						
KCN 中毒	4						
血液性缺氧	5						
CO 中毒	6						

人参黄芪注射液对缺氧小白鼠活动情况、呼吸频率及血液颜色的影响

组别	动物编号	呼吸频率（次/10s）		活动情况	肤色	血液颜色	肝脏颜色
		缺氧前	给药后				
正常对照组	1						
乏氧性缺氧	2						
组织中毒性缺氧	3						
KCN 中毒	4						
血液性缺氧	5						
CO 中毒	6						

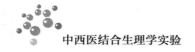

【讨论与分析】

1. 不同类型的缺氧各项指标的变化，其发生机制是什么？

2. 观察神经系统和代谢状况对缺氧耐受性的影响，并探讨其临床意义。

3. 人参及黄芪对动物缺氧各项指标变化的影响，探讨中西医的原因。

实验四　针刺不同腧穴对急性呼吸功能不全影响的观察

【实验目的】

1. 复制急性呼吸功能不全的动物模型。

2. 观察呼吸功能不全时呼吸运动和血压的变化及膈肌放电变化，并探讨其机制。

3. 探讨针灸对呼吸运动影响的中西医机制。

【实验原理】

机体外呼吸包括肺通气和肺换气两个基本过程。肺通气是通过呼吸运动使肺泡气与外界气体交换的过程；肺换气则是肺泡气与血液之间的气体交换过程。任何因素直接作用于呼吸中枢或通过外周的感受器反射性地刺激呼吸中枢，均可影响呼吸运动。根据文献记载和临床实践证明，针刺和某些中药对呼吸系统有调整作用。膻中为任脉穴，位于胸部，属气会穴。肺居胸中，主气司呼吸。故可调节肺气而影响呼吸运动。素髎，穴属督脉，位于鼻尖正中，可升举阳气，调畅气机。现代医学证明：上二穴可调节自主神经功能，同时与血中乙酰胆碱、组织胺和肾上腺素的水平有关。

【实验对象】

家兔。

【实验材料】

RM-6240 微机化实验教学系统，呼吸、压力换能器，兔手术器械 1 套，兔固定台 1 个，气管插管，注射器（20mL、5mL），动脉插管，球囊，装有钠石灰的广口瓶，12 号和 16 号针头，血气分析仪，银针，1%肝素生理盐水溶液，20%乌拉坦，3%乳酸，5%碳酸氢钠，CO_2 气体，钠石灰，1%盐酸吗啡，25%尼可刹米，20%葡萄糖液，毫针（0.5 寸）。

【实验步骤】

1. 取家兔一只，称重，以 20%乌拉坦 5mL/kg 由耳缘静脉缓慢注入进行全身麻醉，然后固定于兔台上。沿颈部正中切开皮肤，分离气管并插入气管插管，固定，夹闭气管插管的一侧管口。

2. 分离左侧颈总动脉，由耳缘静脉注射 1%肝素 1mL，然后进行动脉插管插入，并连接压力换能器，描记血压。

3. 分离一侧股动脉，结扎远心端，近心端夹上动脉夹，用眼科剪在靠近远心端结扎线处剪一斜口，插入充满生理盐水的细塑料管，结扎固定。

4. 描记呼吸运动，剑突下切一小口，暴露剑突软骨，将夹子直接夹住剑突软骨经换能器连接 RM-6240 实验教学系统的第 4 通道，描记呼吸情况。四道仪面板上参数设置：1 道取 SR20ms，压缩比 1：1，滤波 10k，时间常数 0.001，增益 2000；2 道选择处理方式为直方图。信号源来自 1 道，窗宽为 100~200ms。将两支银针插入剑突两侧的膈肌，并分别连接电极输入端，用 12 号针头插在两支银针正中下方的腹壁上连接地线端（黑色），将电极插入主机板第 1 道接口，描记膈肌放电，同时观察血压情况。

5. 观察 CO_2 对呼吸的影响　将装有 CO_2 的球囊通过一细塑料管插入气管插管一侧管中，让家兔吸入球囊内高浓度的 CO_2 气体若干毫升，观察记录 CO_2 对呼吸运动的影响。呼吸恢复正常后进行下一项观察。

6. 将气管插管一侧管与装有钠石灰的广口瓶相连，广口瓶上的另一开口与盛有一定容量空气的气囊相连，此时动物呼出的 CO_2 可被钠石灰吸收，随着呼吸的进行，气囊里的 O_2 逐渐减少，观察缺氧对呼吸运动的影响。

7. 观察血液酸碱度对呼吸运动的影响，由耳缘静脉较快地注入 3% 乳酸 2mL，观察 H^+ 增多对呼吸运动的影响。然后由耳缘静脉注入 5%NaHCO$_3$ 6mL，观察呼吸运动的变化。等呼吸恢复正常后，抽股动脉血测血气指标作为呼衰前对照。

8. 针刺家兔膻中及素髎，并进行提插捻转手法，观察呼吸曲线。

9. 由耳缘静脉注入 1% 盐酸吗啡 0.5~0.6mL/kg（5~6mg/kg），3~5min 后待呼吸抑制明显时，耳缘静脉注射 25% 尼可刹米 0.2mL/kg（50mg/kg），观察呼吸频率和深度有何改变。

10. 复制实验性肺水肿模型，抬高兔头 30°，用 2mL 注射器抽取 20% 葡萄糖溶液 1~2mL，将针头插入气管内，于 5min 内缓慢匀速滴入，观察口唇黏膜颜色、呼吸频率和幅度的变化；呼吸曲线是否变化，有无呼吸急促、困难。肺部是否出现啰音。气管插管口有无粉红色泡沫样液体溢出。有变化后，针刺家兔膻中及素髎，并进行提插捻转手法，观察呼吸曲线的变化。针刺恢复后，静脉注射麻黄提取液 5 支，观察膈神经放电变化。

11. 动物死亡后，即取肺，计算肺系数。

肺系数=肺重量（kg）/体重（kg），正常家兔肺系数为 4~5。

注意观察肺大体改变，切开肺，切面的变化及有无液体溢出。

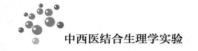

【注意事项】

1. 手术过程应尽量避免创伤，减少出血。

2. 每个实验项目结束，待呼吸运动平稳后再进行下一个实验项目，避免干扰。

3. 注入吗啡后呼吸明显抑制时，要及时解救，以免动物死亡。

4. 取肺时不要损伤肺表面和挤压肺组织，防止水肿液流出过多，影响肺系数计算。

【讨论】

1. 呼吸功能不全时呼吸运动和血压的变化及发生机制。

2. 呼吸衰竭的发生机制有哪些？

3. 探讨针刺在生理和病理状态下对呼吸运动影响的原因。

第三节　中西医结合心系实验

实验一　影响离体心脏活动因素的中西药观察

【实验目的】

学习中西医结合离体蛙心灌流的实验方法，观察 K^+、Na^+、Ca^{2+} 等离子，肾上腺素，乙酰胆碱，酸碱度因素对离体心脏活动的影响，了解心脏正常活动需要一适当的理化环境。同时观察中药参麦注射液、刺五加注射液药物对离体蛙心的作用。了解中药参麦注射液、刺五加注射液药物对心肌细胞 Ca^{2+} 浓度的影响，及调节心肌收缩力作用观察。

【实验原理】

心脏的正常节律性活动必须在适宜的理化环境中才能维持，一旦适宜的理化环境被干扰或破坏，心脏的活动就会受到影响。心脏主要受自主神经的双重支配，交感神经兴奋时，其末梢释放去甲肾上腺素，作用于心脏的 β_1 受体，使心肌收缩力加强，传导增快，心率加快；而迷走神经兴奋时，其末梢释放乙酰胆碱，作用于 M 受体使心肌收缩力减弱，心率减慢。

蟾蜍心脏离体后，用任氏液灌流，在一定时间内，可保持节律性收缩和舒张。改变任氏液的组成成分，心脏跳动的频率和幅度会随之发生改变。

【实验对象】

蟾蜍或青蛙。

【实验器材和药品】

RM-6240 系统、张力换能器、蛙类手术器械、蛙心夹、杠杆、蛙心插管、试管夹、线、双凹夹、铁支架、滴管、任氏液、无钙任氏液、0.65%NaCl、20%CaCl$_2$、1%KCl、3%乳酸、2.5%NaHCO$_3$、1:10000肾上腺素溶液、0.1%普萘洛尔溶液、1:100000乙酰胆碱溶液、0.1%阿托品溶液、中药参麦注射液、刺五加注射液。

【实验步骤及观察项目】

1. 离体心脏制备

（1）取一蟾蜍或青蛙，破坏脑和脊髓，暴露心脏。

（2）用小镊子夹起心包膜，沿心轴剪开心包膜，暴露动脉圆锥、主动脉、静脉窦、前后腔静脉等（图35）。

（3）在左主动脉下穿两根线，用一线结扎左主动脉下备用。提起左主动脉远端结扎线，用眼科小剪刀在动脉圆锥处剪一小斜口，将盛有少量任氏液的蛙心插管插至动脉圆锥时略向后退，在心室收缩时，向心室后壁方向插入心室腔内，不可插入过深，以免心室壁堵住插管下口。插管成功地进入心室腔内，管内液面会随着心室跳动而上下移动。用左主动脉近心端的备用线结扎插管，并将结扎线固定于插管侧面的小突起上（图36）。

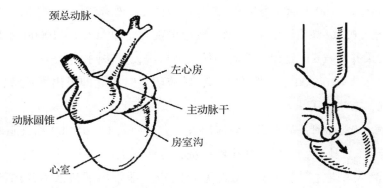

图 35　蛙心各部组成示意图　　　　图 36　插管插入心室示意图

（4）提起插管，在结扎线远端分别剪断左主动脉和右主动脉，轻轻提起插管及心脏，用线将左右肺前后腔静脉结扎，在结扎处下方剪断上述静脉而将心脏离体。用滴管吸净插管血液加入新鲜任氏液，反复冲洗数次，直至液体完全澄清。保持灌流液面高度恒定（1~2cm），即可。

（5）用试管夹将蛙心插管固定于铁支架上，将连于蛙心夹的线经滑轮转挂于张力换能器，适当调整前负荷即可记录。

2. 仪器线路连接

将张力换能器插头连接至 RM-6240 系统第 1 通道。

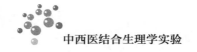

3. 软件操作

开机并启动相关实验系统。

RM-6240 系统

①实验项目中"循环实验"的"蛙心灌流"。

②G、T、F 可用默认值（100，DC，30Hz），必要时可调节 G 的放大倍数。

③扫描速度可根据波形进行调节。

4. 观察项目

（1）描记正常心跳曲线（曲线疏密表示心跳频率、曲线幅度表示心脏收缩力的强弱、曲线的规律性表示心跳的节律性）。

（2）吸出插管内全部灌流液，换入等量的 0.65%NaCl，观察心跳曲线。当效应明显时应及时吸出灌流液，并用新鲜任氏液反复换洗，直至恢复适宜的心跳曲线为止。调节最后一次液面高度同前（1~2cm）。

（3）滴入 2 % $CaCl_2$ 1~2 滴，观察及换液方法同上。

（4）滴入 1%KCl 1~2 滴，观察及换液方法同上。

（5）滴入 3%乳酸 1~2 滴，效应出现后立即滴入 2.5%$NaHCO_3$ 数滴，效应明显时及时吸出灌流液，换液方法同上。

（6）滴入 1∶10000 肾上腺素 1~2 滴，观察及换液方法同上。

（7）滴入 0.1%普萘洛尔 1~2 滴，效应出现后立即滴入 1∶10000 肾上腺素 1~2 滴，观察结果并与（6）比较，然后用任氏液换洗，方法同上。

（8）滴入 1∶100000 乙酰胆碱 1 滴，效应明显时应立即吸出灌流液，并用新鲜任氏液换洗，方法同上。

（9）滴入 0.1%阿托品 1 滴，效应出现后立即滴入 1∶100000 乙酰胆碱 1 滴，观察结果并与（8）比较，然后用任氏液换洗，方法同上。

（10）滴入参麦注射液 1 滴，效应明显时应立即吸出灌流液，并用新鲜任氏液换洗，方法同上。

（11）滴入刺五加注射液 1 滴，效应明显时应立即吸出灌流液，并用新鲜任氏液换洗，方法同上。

【注意事项】

1. 换洗时可暂停记录，且最后一次加液的液面应保持同一高度。

2. 滴入试剂时，先加 1~2 滴，观察效应。如作用不明显可再补加。

3. 每项实验均应前后对照。

4. 每次加药时，应做标记。

5. 随时滴加任氏液于心脏表面使之保持湿润。

6. 吸任氏液的吸管和吸蛙心插管内液的吸管要分开，以免影响实验结果。

【思考题】

1. 哪些因素可影响心脏的正常活动？

2. 本实验方法在未来工作中的可能作用有哪些？

实验二 补气、活血、回阳救逆法对离体蛙心功能的影响

【实验目的】

本实验通过对离体蛙心收缩的影响观察，实验中可用无钙溶液灌注心脏，制作成心功能不全病理模型，了解四逆加人参汤的强心作用。

【实验原理】

蟾蜍心脏离体后，用任氏液灌流，在一定时间内，可保持节律性收缩和舒张。改变任氏液的组成成分，心脏跳动的频率和幅度会随之发生改变。

四逆加人参汤具有回阳救逆作用，适用于阳气暴脱之厥旺。

【实验对象】

蟾蜍或青蛙。

【实验器材及药品】

生物信号采集处理系统、张力换能器、蛙类手术器械、蛙心夹、杠杆、蛙心插管、试管夹、线、双凹夹、铁支架、滴管、任氏液、无钙任氏液、0.65% NaCl、20% $CaCl_2$、1：10000 肾上腺素溶液、0.1% 普萘洛尔溶液、四逆加人参汤（附子10g、干姜10g、炙甘草6g）、10% 丹参液、参芪注射液、任氏液适量。

【实验步骤及观察项目】

1. 离体心脏制备 方法同前。

2. 仪器线路连接 将张力换能器插头连接至 RM-6240 系统第 1 通道。

3. 软件操作 开机并启动相关实验系统。

RM-6240 系统

①实验项目中"循环实验"的"蛙心灌流"。

②G、T、F 可用默认值（100，DC，30Hz），必要时可调节 G 的放大倍数。

③扫描速度可根据波形进行调节。

4. 观察项目

（1）描记正常心跳曲线（曲线疏密表示心跳频率、曲线幅度表示心脏收缩力的强弱、曲线的规律性表示心跳的节律性）。

（2）吸出插管内全部灌流液，换入等量的 0.65% NaCl，观察心跳曲线。当效应明显时应及时吸出灌流液，并用新鲜任氏液反复换洗，直至恢复适宜的心跳曲线为

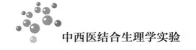

止。调节最后一次液面高度同前（1~2cm）。

（3）滴入 2% $CaCl_2$ 1~2 滴，观察及换液方法同上。

（4）吸出插管内全部灌流液，换入等量的无钙任氏液，观察心跳曲线。当效应明显时应及时加入四逆加入参汤溶液 2 滴，直至恢复适宜的心跳曲线为止。调节最后一次液面高度同前（1~2cm）。

（5）吸出插管内全部的无钙任氏液，并用新鲜任氏液换洗，直至恢复适宜的心跳曲线为止。

（6）滴入 1：10000 肾上腺素 1~2 滴，观察及换液方法同上。

（7）滴入 0.1% 普萘洛尔 1~2 滴，效应出现后立即滴入 1：10000 肾上腺素 1~2 滴，观察结果并与（6）比较，然后用任氏液换洗，方法同上。

（8）吸出插管内全部任氏液，并用新鲜任氏液换洗，加入 10% 丹参液，观察心脏活动。

（9）吸出插管内全部任氏液，并用新鲜任氏液换洗，加入参芪注射液，观察心脏活动。

【注意事项】

1. 换洗时可暂停记录，且最后一次加液的液面应保持同一高度。

2. 滴入试剂时，先加 1~2 滴，观察效应。如作用不明显可再补加。

3. 每项实验均应前后对照。

4. 每次加药时，应做标记。

5. 随时滴加任氏液于心脏表面使之保持湿润。

6. 吸任氏液的吸管和吸蛙心插管内液的吸管要分开，以免影响实验结果。

【思考题】

四逆加人参汤及中药对心脏的活动有何影响？

实验三　中西医综合因素对心血管功能活动影响的观察

【实验目的】

1. 通过观察动物血压和呼吸的变化规律，探讨神经、体液因素对血压的调节。

2. 分析抗高血压药对麻醉动物的降压作用。

3. 分析某些中药对动物血压的影响。

4. 讨论正常机体心血管活动的调节、药物对血压的作用机制。

【实验原理】

动脉血压的维持取决于心输出量、外周阻力和循环血量，其中任何一个环节发生障碍均可影响动脉血压。针灸和某些中药对血压具有调节作用，这种调节具有使机体整体功能活动得到改善，起到稳定血压的作用。

【实验对象】

家兔。

【实验材料】

RM-6240微机化实验教学系统，呼吸、压力换能器，兔手术器械1套，兔固定台1个，气管插管，动脉夹，刺激器，保护电极，三通管，注射器（2mL、5mL、20mL），纱布，丝线，20%氨基甲酸乙酯（乌拉坦），0.5%肝素，0.01%去甲肾上腺素，0.01%盐酸肾上腺素，0.25%酚妥拉明，0.1%心得安，0.005%异丙肾上腺素，0.1%乙酰胆碱，0.1%阿托品，针灸针（1.0寸），生理盐水，枳实注射液、天麻注射液。

【实验步骤】

1. 取家兔一只，称重，由耳缘静脉缓慢注入20%乌拉坦（5mL/kg），待兔角膜反射或脚趾疼痛反射完全消失、呼吸减慢后，将其仰卧固定于兔台上，拉直颈部，剪去被毛。

2. 于颈部正中做5~7cm切口，按常规方法分离气管、右侧迷走神经（最粗）、减压神经（最细）和左侧颈总动脉，穿线插管，结扎固定，连接张力和压力换能器（动脉插管前应自耳缘静脉注射0.5%肝素0.5mL）。

3. 观察指标

（1）观察正常血压曲线：正常血压曲线可以看到三级波。一级波是由心室舒缩所引起的血压波动，心收缩时上升，心舒张时下降，其频率与心跳频率一致。二级波是由呼吸运动所引起的血压波动，其频率与呼吸频率保持一致。三级波不常出现，可能与心血管中枢的紧张性有关。

（2）夹闭颈总动脉：用动脉夹夹闭右侧颈总动脉15s，观察血压的变化。

（3）电刺激减压神经和迷走神经：先将保护电极与刺激输出线连接，再将减压神经或迷走神经轻轻搭在保护电极上，选择刺激参数：刺激强度6V，刺激频率20~25ms，用鼠标点开关，刺激1~20s，观察血压的变化。

（4）药物对血压的影响：待血压稳定后，依次自耳缘静脉注射下列药物，观察血压变化。

①0.01%NA 0.1mL/kg

②0.01%Adr 0.1mL/kg

③0.25%酚妥拉明 0.3 mL/kg

④Adr 同②

⑤NA 同①

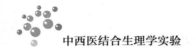

⑥0.005%异丙肾上腺素 0.05mL/kg

⑦0.1%心得安 0.5mL、及 0.1%Ach 0.05mL/kg

（5）待上述药物作用后针刺素髎穴（鼻尖部），观察血压的变化。

（6）静脉滴注枳实注射液 2 支，观察血压的变化。

（7）天麻注射液 2 支，观察血压的变化。

【实验结果】

刺激或给药前后动物血压的变化：

步骤	实验因素或药物剂量	血压（mmHg）
1. 夹闭右侧颈总动脉		
2. 刺激兔减压神经		
3. 刺激兔迷走神经		
4. 静脉注射去甲肾上腺素		
5. 静脉注射肾上腺素		
6. 静脉注射枳实注射液		
7. 静脉注射异丙肾上腺素		
8. 静脉注射心得安		
9. 静脉注射乙酰胆碱		
10. 静脉注射阿托品		
11. 针刺素髎穴（鼻尖部）		
12. 静脉注射酚妥拉明		
13. 静脉注射天麻注射液		

【注意事项】

1. 麻醉药注射量要准，速度要慢。

2. 手术操作时，动作要轻，以减少不必要的手术性出血。

3. 分离神经时，不要过度牵拉，并随时用生理盐水湿润。分离动脉时，勿损伤其小分支。

4. 注意保护耳缘静脉。

5. 每次给药后均以少量生理盐水冲洗注射器，等血压基本恢复并稳定后，再进行下一项实验。

6. 注射降压药物时，量不宜过多，以免血压过低，实验失败。

【讨论与分析】

1. 失血前后血压和呼吸的变化规律及发生机制。

2. 抗高血压药对麻醉动物的降压作用是什么？

3. 试分析针灸对血压的影响机制。

实验四 中药与针刺对尿生成影响的综合观察

【实验目的】

1. 观察影响尿液生成的生理、药理因素，并分析其作用机制。

2. 了解尿钠、尿糖的测定原理和测定方法。

3. 针刺与中药对尿量影响的观察，探讨中医针灸及中药作用机制。

【实验原理】

肾功能主要是泌尿，通过泌尿排出代谢废物，维持水、电解质和酸碱平衡。尿生成的过程包括肾小球的滤过、肾小管和集合管的重吸收和排泄三个环节。任何能够影响上述过程的因素，都可以影响尿液的生成。中医理论认为：肾为水脏，是调节水液代谢的主要脏器，肾气之蒸腾气化方可使膀胱开合有度。"肾俞"穴可调整肾脏气机，针刺之可影响尿量的变化。甘遂、大蓟等中药具有峻下泻水之功效，均可以影响排出尿量。

【实验对象】

家兔。

【实验材料】

RM-6240微机化实验教学系统，血压、张力换能器，刺激电极，记滴器，兔手术台一个，兔手术器械一套，气管插管，动脉插管，膀胱插管（或细塑料管），注射器（1mL、20mL）及针头，培养皿，试管，离心机，光电比色计，尿糖试纸。

20%氨基甲酸乙酯溶液（乌拉坦），生理盐水，0.5%肝素（100U/mL），20%葡萄糖注射液，1：10000去甲肾上腺素，速尿，血管升压素，醋酸铀镁试剂，1%醋酸溶液，10%亚铁氰化钾，钠标准贮存液，钠标准应用液。毫针（0.1~1.5寸）若干根，电麻仪一台，10%甘遂、大蓟注射液10mL。

【实验步骤】

1. 麻醉与固定：耳缘静脉注射20%乌拉坦溶液（5mL/kg体重）行全身麻醉，仰卧固定，颈部及下腹部剪毛。

2. 颈部正中切开皮肤，钝性分离气管、右侧迷走神经及左侧颈总动脉，按常规插入气管插管、动脉插管，并妥善固定，再通过血压、张力换能器连接相应的通道，描记血压、呼吸。

3. 于下腹部耻骨联合上方正中做一2~3cm的纵行皮肤切口，沿腹白线切开腹壁，将膀胱移至腹外。辨认膀胱和输尿管的解剖部位，再在两侧输尿管下穿线，结

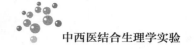

扎膀胱的颈部，避免刺激膀胱时膀胱收缩而使尿液流失。选择膀胱顶部血管较少的部位，沿纵向做一小切口，插入膀胱插管，插管口最好正对输尿管在膀胱的入口处（但不要太深，不要紧贴膀胱后壁而堵塞输尿管），用线结扎固定。将插管的另一端连至记滴器上，引出来的尿液应恰好滴在记滴器的接触点上，将记滴器连接至 RM-6240 通道上。

4. 手术操作结束后，用 38℃ 生理盐水纱布盖好手术切口。开始记录动脉血压和尿量，平稳后用小试管留取尿液 1mL 备用。

5. 经耳缘静脉注射 38℃ 生理盐水 20mL，1min 内注射完，描记注射生理盐水前后血压及尿量的变化。

6. 经耳缘静脉注射 1:10000 去甲肾上腺素 0.5mL，记录注射后每分钟尿滴数，连续观察 5min；同时观察注射去甲肾上腺素前后血压的变化。

7. 经耳缘静脉注射 20% 葡萄糖 5mL，注射后再记录每分钟尿滴数，持续观察 5min，并收集尿液以备进行尿糖定性实验。比较注射前后尿量及血压的变化。

8. 用中等强度（周期 50ms，电压 3~4V）电刺激右侧迷走神经 20~30s，使血压降至约 6.67kPa（50mmHg），再观测 5min 尿量的变化。刺激过程中注意观察血压变化，如血压过低，应减小刺激强度或停止刺激。对比刺激前后尿量和血压的变化及两者之间的对应关系。

9. 经耳缘静脉注射速尿（5mg/kg），注射后收集尿液 15min 以备分析。对比静脉注射速尿前后尿量和血压有何变化。

10. 在利尿药作用的背景上，静脉注射血管升压素 0.1U，观察尿量及血压的变化并分析原因。

11. 电针一侧肾俞穴，频率 10Hz，电压 1.3~1.5V，先从 0V 开始，逐渐加大。通电 20min，观察尿量及血压的变化。

12. 10% 甘遂、大蓟注射液 5mL 静脉注射，观察尿量变化。

13. 检测尿糖

（1）取洁净的试管 2 支，分别放入适量的新鲜待测的兔尿样 1 和兔尿样 2。

（2）取试纸 2 张，分别将有蓝颜色的末端浸入尿样中，2s 左右后顺试管边缘将试纸取出，以除去多余的尿液。

（3）在 1min 内与标准色板对照观察颜色，试纸与标准色板相同颜色即为该尿样的尿糖值，用"-，+，++，+++，++++"表示尿糖浓度的高低。

【实验结果】

1. 实验前后动物尿量及血压的变化。

2. 尿糖的浓度。

实验	尿量（滴/min）		血压（mmHg）	
因素	前后	增减	前后	升降
静脉注射生理盐水（20mL）				
静脉注射去甲肾上腺素				
静脉注射高渗葡萄糖				
刺激迷走神经外周端				
静脉注射速尿				
静脉注射血管升压素（ADH）				
电针肾俞穴				
静脉注射甘遂、大蓟注射液				

【注意事项】

1. 每个实验项目结束后，待血压、呼吸、尿量平稳后再进行下一个实验项目，避免干扰。

2. 试管、吸管必须十分清洁，无污染。

3. 每次给药后均以少量生理盐水冲洗注射器，以保证药液完全进入体内。

4. 分析结果时要注意血压和尿量之间的对应关系。

5. 刺激迷走神经时，注意刺激的强度不要过强，时间不要过长，以免血压急剧下降，心脏停跳。

6. 膀胱插管本身有一定容积，每个实验项目实施后，新产生的尿液需经过一定的时间才能流出，请在收集尿液标本时注意。

【讨论】

1. 去甲肾上腺素对尿量的影响和血压的变化。其机制是什么？

2. 高渗葡萄糖对尿量的影响和血压的变化。其机制是什么？

3. 探讨针刺对动物尿量影响的可能机制。

4. 甘遂、大蓟对尿量影响的可能机制。

第四节　中西医结合脾系实验

实验一　脾虚动物胃肠推进速率的变化

【实验目的】

以胃肠推进率为客观指标验证脾失健运、脾胃升降失常、气化失调的病理变化。

【实验原理】

中医理论认为，胃主纳，脾主运，脾主升清，胃主降浊，脾胃纳运协调，升降

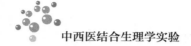

相因，才能共同完成饮食物的消化吸收和输布。如脾失健运，则脾气不升，必致胃失和降，脾胃升降失常，气化失调，则饮食物在胃肠的消化吸收输布过程紊乱，表现食后胀满、纳食减少、肠鸣、腹泻等。

现代研究资料表明，脾气虚有植物神经的紊乱，副交感神经偏亢，胃泌素分泌低下，因而有胃肠道运动的失调，有胃张力降低，胃排空速度明显延缓，肠（小肠、大肠、结肠）道速度加快。因而脾虚时，食物的消化吸收和转化活动处于低下或紊乱的状态，影响食物的消化吸收。

【实验对象】

脾虚造模后各组大鼠。

【实验材料】

器材：鼠固定板两块、图钉一盒、灌胃器 2 个、手术剪刀两把、中镊子两把、大镊子一把、塑料尺两个。

方法：10% 炭末、10% 阿拉伯胶混悬液一瓶。

【实验步骤】

1. 将小白鼠于实验前禁食 14~20h，自由饮水。

2. 胃肠推进率测定：用 10% 炭末，10% 阿拉伯胶混悬液按 0.2mL/10g 剂量灌胃 15min 后，用颈椎脱臼法处死，立即剖腹，将消化道自贲门至直肠末端完整地摘出，不加牵引，平铺于木板上，测其全长，记录炭末前沿到贲门的距离，计算其与胃肠道全长的百分比，取全组的平均值进行比较。

【实验记录】

组别	鼠号	胃肠全长	炭末前沿至贲门距离	%	均值

【结果分析】

整理实验结果，比较各组均值差异，说明机制。

实验二　十枣汤影响消化道平滑肌活动的观察

【实验目的】

本实验的目的在于观察哺乳类动物胃肠平滑肌的一般特性，学习离体平滑肌运动的记录方法，通过观察化学物质、温度变化对离体小肠平滑肌运动的影响，加深对平滑肌某些基本特性的理解。十枣汤具有攻逐水饮的作用，通过观察十枣汤对肠管蠕动的影响，以探讨其泻下攻逐的作用。

【实验原理】

消化道平滑肌除具有肌肉的共性外，尚有其不同于心肌和骨骼肌的特性，主要表现在其自动节律性缓慢而不规则、伸展性较大、兴奋性较低、具有一定的紧张性，对电刺激和切割不敏感，而对牵拉、温度变化、酸碱、肾上腺素、乙酰胆碱等理化刺激敏感。

【实验对象】

家兔。

【实验材料】

RM-6240 系统、张力换能器、电热浴槽、加氧泵、铁支架、双凹夹、温度计、烧杯、培养皿、台氏液、1/10000 肾上腺素、1/100000 乙酰胆碱、1/5000 磷酸组胺、1mol/L 的 HCl 溶液、0.05%硫酸阿托品、1%酚妥拉明、1%氯化钙溶液、十枣汤煎液（芫花、甘遂、大蓟、大枣制成 100%浓度十枣汤煎液）。

【实验步骤及观察项目】

1. 实验准备

制备标本：提起家兔后肢将其倒悬，用木槌猛击头部致昏迷。立即开腹，在十二指肠及其邻近部位剪 20~30cm 长的肠段，用台氏液冲洗肠段中的内容物，然后剪成数小段（每段长约 2cm），置于室温的台氏液中备用。

2. 安装标本

（1）装浴槽：电热浴槽放在托盘上，装入约 1/2 自来水，并架好温度计；灌流浴槽加入室温台氏液，并放置通气管。

（2）取标本：用培养皿装少许室温台氏液，并剪取一段已准备好的小肠标本。

（3）装标本：用线结扎肠段一端的一角（勿把端口全扎死）并绑在通气管向上弯曲的部位（可拿后再放入）。另一端用双凹夹夹紧（只夹一侧壁），引线垂直张力换能器上。调节换能器的位置及松紧度，使线与肠段勿接触浴槽管壁，以免引起摩擦而影响实验。

（4）供氧：连接通气管与加氧泵胶管，加氧泵悬挂铁支架上，注意避免振动对

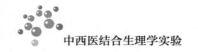

实验的影响。尽快通电加氧，并控制气流量。

（5）连接记录系统：将张力换能器与信号系统第 1 通道连接。

3. 软件操作　开机启动相关实验系统：

（1）选实验项目中"消化实验"的"平滑肌理化特性"。

（2）扫描速度为 4.0s/div，G、T、F 值可取默认值（50，DC，30Hz），必要时可把 G 值增大。

4. 观察项目　观察肠段收缩情况，比较温度改变或滴药前后肠段收缩频率、幅度和张力的变化（基线的高低变化表示肌肉张力的变化）。注意，每一实验项目均应做好标记。

（1）室温台氏液：观察室温台氏液中肠段活动情况。

（2）38℃台氏液：往电热浴槽中加入热水或连接上电热浴槽的电源，把浴槽的水加热，边加热边用竹片搅拌，注意观察温度计读数，当温度上升到 37℃时切断电源（余热可使水温上升达 38℃）。观察 38℃台氏液时肠段的收缩情况。然后用烧杯调制好 38℃台氏液备用（下同）。

（3）盐酸：往灌流浴槽中滴入 1mol/L 的 HCl 溶液 3~4 滴，观察肠段收缩情况，效果明显后，用 38℃台氏液冲洗灌流浴槽至肠段恢复正常收缩。

（4）肾上腺素：往灌流浴槽中滴入 1/10000 肾上腺素 1~2 滴，操作同上。

（5）酚妥拉明与肾上腺素：往灌流浴槽中滴入 1% 酚妥拉明 3~4 滴，观察肠段收缩有何变化，再加入 1/10000 肾上腺素 1~2 滴，观察肾上腺素对肠段收缩的影响并与（4）比较，反复冲洗同上。

（6）乙酰胆碱：往灌流浴槽中滴入 1/100000 乙酰胆碱 1~2 滴，操作同上。

（7）阿托品与乙酰胆碱：往灌流浴槽中滴入 0.05% 硫酸阿托品 4~5 滴，观察肠段收缩有何变化，再加入 1/100000 乙酰胆碱 1~2 滴，观察乙酰胆碱对肠段收缩的影响，并与（6）比较，反复冲洗同上。

（8）组胺：往灌流浴槽中滴入 1/5000 磷酸组胺 1~2 滴，操作同上。

（9）正常运动曲线后滴加 100% 十枣煎液 10mL 于浴槽中，观察肠活动的改变并做好标记。

【结果处理】

实验完毕后，重显文件，描绘每个实验项目前后的图形，并用文字描述结果（增强、减弱），分析实验结果，书写实验报告。

【注意事项】

1. 标本固定好后应立即启动加氧泵，以免肠段缺氧死亡。

2. 注意控制浴槽内温度在 38℃，避免温度过高烫熟肠段。当温度下降到<35℃

时可插上电热管电源加热，注意搅拌均匀，当温度上升达 36~37℃时可停止加热。

3. 每次实验效果明显后立即冲洗肠段至使之恢复。冲洗前应提前准备好 38℃的台氏液（到恒温箱取台氏液时应注意看其温度值是否为 38℃，若过高宜取适当的室温台氏液与之混合，自己调制，用温度计测量准确）。

【思考题】

1. 小肠平滑肌有什么特性？其自律性是怎么产生的？

2. 各种因素如何影响小肠平滑肌运动？

3. 本实验方法在未来工作中有哪些应用？

实验三　脾虚动物木糖吸收功能的变化

【实验目的】

以反映小肠功能的木糖试验为客观指标，验证脾失健运、吸收功能减弱的病理变化。

【实验对象】

造模后的三组大鼠 6 只。

【实验材料】

器材：759 分光光度计 1 台、恒温冰箱 1 台、万分之一天平 1 台、50mL 烧杯一个、50mL 量筒 1 个、5mL 注射器 6 副、7 号针头 6 个、10mL 刻度吸管 1 个、灌胃器 2 个、大鼠代谢笼、平皿 6 个、试管 12 个、大镊子一把。

药品：对溴苯胺试剂；将 2g 对溴苯胺溶于 100mL 硫脲饱和的冰乙酸上清液中，（使用当天配制）。D-木糖标准液；用饱和苯甲酸液配成每毫升含 1mg D-木糖溶液 D-木糖。

【实验步骤】

1. 收集尿液；用代谢笼法收集尿液。于试验前一天晚上禁食，自由饮水。实验时，每鼠按 5mL/100g 普通水灌胃，并轻压下腹部，排空膀胱。然后每鼠灌胃 200mg D—木糖（溶于 3.5mL 蒸馏水中）。给药完毕，立即将大鼠放入代谢笼中，收集并记录给药后 2h 内的尿量。

2. 尿 D—木糖测定　采用"尿中 D-木糖简易测定法"测定。

（1）将各鼠 2h 尿量稀释 15mL，取稀释尿 0.5mL，分别置于相应标号的测定管中，各管再加 2.5mL 对溴苯胺试剂。取 D—木糖标准液 0.5mL 于标准管中，再加入 2.5mL 对溴苯胺。

（2）将测定管和标准管同时置于 70℃（恒温水溶液中保温 10min，时间务必准确），取出放室温 70min。

（3）用 759 分光光度计，520mm 波长，用对照管调（对照管加蒸馏水 3mL）。测定光密度。

（4）按公式计算尿 D—木糖量：（测定管光密度/标准管光密）×0.5×2×2h 尿总量×稀释倍数 = 胃灌 0.2g 木糖后 2h 尿中木糖排泄量。

【实验记录】

组别	动物编号	2h 尿量	稀释倍数	测得光密度	尿 D-木糖	均值

【结果分析】

整理实验结果，比较各组均值差异，说明其意义。

实验四　针刺阳明经穴对胃肠电图影响

【实验目的】

了解人体胃肠电图描记方法，辨认正常空胃肠电图波形，观察进餐及人体胃肠电的影响。

【实验原理】

胃肠平滑肌具有自动节律性的电位变化，这种自动节律性电位变化决定着胃肠运动的节律，这些电位变化通过胃肠周围的组织和体液传导到体表，在体表的一定部位，按照规定的方法安放引导电极，将所引导的信号输入胃肠电图机，就能把胃肠的电位记录下来。所记录的图形为胃肠电图，胃肠电图是一种无创伤性了解人体胃肠生理功能的参考指标。

【实验对象】

人或动物。

【实验材料】

胃肠电图机、输入盒及引导电极、导电膏、酒精棉球、艾条、针灸针、奶粉、面包。

【实验步骤】

1. 接胃肠电图机电源及地线，打开开关，预热 10min。

2. 受试者静卧检查床上，肌肉放松。

3. 引导电极的安放

（1）引导胃电电极：将两根 Ag-AgCl 圆盘电极分别安放在胃体（剑突与脐连线的中点，向上 2cm，向左旁开 4~5cm）及胃窦（剑突与脐连线的中点，向上 1cm，向右旁开 3~4cm）的体表投影部位上。

（2）引导肠电电极：将两根 Ag-AgCl 圆盘电极分别放在旁开脐左、右各 4cm 的位置上。

（3）地线电极：置于右下肢内侧。各电极安放之前先用 75% 酒精局部脱脂，然后涂以少许导电膏，再将电极固定在相应的位置上。

（4）仪器安装及参数选择：将引导电极任意插入盒的 1~6 插孔，并将输入盒的选钮指示线所对的选钮号码分别与相应的电极插头所插入的插孔号码一致。地线电极插入输入盒的第八插孔，输入盒与胃肠电图机的输入端相连，将指示选钮分别指向胃或肠，灵敏度置于 0.1vm/cm，纸速 0.5mm/s，静卧 10min 即可进行记录。

4. 观察项目

（1）开动胃肠电图机，记录 20min 正常空腹胃肠电，算出胃肠电的波幅和频率。

（2）给受试者进餐 200mL 奶粉和 100g 面包，记录 20min 胃肠电，观察胃肠电的变化。

（3）用艾条熏灸或针刺足三里穴 15min，以观察对胃肠电的影响。

（4）胃肠电图的测量与分析：将记录到的胃肠电图（正常空腹、餐后、针灸）各剪下 5cm 长的图纸（其中无干扰波），用以进行各种指标的测量分析：①振幅的测量：每个波的两个最低点连线为基线，取该波顶点的下缘连线到基线下缘的垂直高度（cm），乘以标准信号电压（原定标电压），即为该波的振幅；②频率的测量：指单位时间以内的发放次数，用 $F = C \cdot VP/D \times 60$ 表示。F：频率（周/min）；C：所测的周数（周）；VP：纸速（mm/s）；D：所测波的长度（mm）。

【注意事项】

1. 描记胃肠电图时，受试者肌肉一定要放松，避免肌电干扰。

2. 电极与皮肤要紧密接触，以防干扰。

3. 基线不稳或有干扰时，应排除后再进行描记。

【思考题】

针刺或灸足三里穴，对胃电影响的中医理论依据是什么？

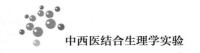

第五节　中西医结合肝肾实验

实验一　疏肝方药利胆作用的观察

【实验目的】

1. 模拟中医情志失调致郁的病因学复制肝郁动物模型。

2. 以胆汁分泌量的变化为指标验证和以疏肝药的利胆作用反证肝郁模型。

【实验对象】

250~280g 雄性大鼠 6 只。

【实验材料】

器材：电子秤、网格板、鼠固定板 6 块、细绳、弯剪刀、直剪刀、中号镊子两把、眼科剪刀 3 把、内径 0.5mm 塑料管、5mL 注射器 3 支、1mL 注射器 2 支、5 号针头 3 个、6 号针头 2 个、盐水纱布、干纱布、缝合针线持针器、中号器械盘 1 个、刻度试管。

【实验步骤】

1. 实验前禁食 12h，自由饮水，随机分为三组，一组每鼠给生理盐水 3mL 灌胃，30min 以后，用棉绳绑扎四肢，呈俯卧位固定于网格板上。二组每鼠给柴胡舒肝汤水煎液 3mL 灌胃。30min 以后用棉绳绑扎四肢，呈俯卧位固定在网格板上，束缚时间 1h。三组在饲笼中正常饲养为对照组。

2. 利胆实验

（1）麻醉束缚 1h 后，用 3%戊巴比妥纳溶液，腹腔注射，剂量为 40~50mg 体重。

（2）插管引流胆汁将动物固定在解剖板上，剖腹，在剑突下腹部做正中纵行切口，长 2~3cm，打开腹腔，暴露总胆管，用无齿镊子提出胃，拉出十二指肠，找到胆总管，稍作分离，在胆管中段用眼科剪刀，剪一小口，然后向肝脏方向插入一根内径 0.5mm 的透明塑料管，并结扎远离肝脏端胆总管，引流胆汁。

（3）用刻度试管收集 1h 胆汁量并记录。

【实验记录】

各组小鼠 1h 胆汁分泌量

动物编号	Ⅰ造模组	Ⅱ防治组	Ⅲ对照组

动物编号	Ⅰ造型组	Ⅱ防治组	Ⅲ对照组
均值			

【结果分析】

整理实验结果，比较各组胆汁分泌量均值差异程度并阐明其机制。

实验二 影响家兔胆汁分泌的因素

【实验目的】

学习插胆管插管的方法，观察神经、体液因素及舒肝药香附药物对胆汁分泌的影响。

【实验原理】

胆汁的分泌受神经和体液因素的调节，其中体液调节更为重要。十二指肠黏膜在稀盐酸、蛋白质分解产物及脂肪的刺激作用下，可产生促胰液素和胆囊收缩素。促胰液素主要引起水和碳酸氢盐的分泌，而胆囊收缩素主要引起胆汁的排出和胰酶的分泌。胃泌素也能促进胰液的分泌。此外，胆盐可促进肝脏分泌胆汁。

中医理论依据：肝主疏泄，能够调畅气机，促进胆汁分泌与排泄。胆位于右胁之内，依附于肝，肝与胆通过经络相互络属构成表里关系。胆汁来源于肝，为肝之精气所化，胆汁排泄于小肠，有助于食物的消化。肝的疏泄功能正常则胆汁排泄通畅，有助于食物的消化与吸收；若肝失疏泄，就会影响胆汁的分泌与排出，出现胆汁量少而稠，排出不畅。故临床上胆腑的病证常配以疏肝理气的药物来治疗。

香附为理气之常用药。具有疏肝理气、调经止痛的功效。通过香附的疏肝理气作用，可加强胆汁的分泌与排泄。

【实验对象】

家兔。

【实验材料】

生物机能实验系统、哺乳类动物手术器械、胆管插管、注射器、乳胶管、记滴棒、弹簧夹、3%戊巴比妥钠、0.5%盐酸溶液、胃泌素、阿托品、1∶1香附水煎液。

【实验步骤与方法】

1. 手术操作

（1）静脉注射3%戊巴比妥钠麻醉动物，将其仰卧固定在家兔手术台上。

（2）切开颈部进行气管插管后，分离两侧交感神经和迷走神经。

（3）于剑突下沿正中线切开腹壁 5~8cm，暴露腹腔，拉出胃，双结扎肝胃韧带，在结扎线中间剪断。将肝脏上翻找到胆囊及胆囊管，将胆囊管结扎，然后用注射器抽取胆囊胆汁数毫升备用。通过胆囊管的位置找到胆总管，用缝合针在胆总管十二指肠开口处穿线。在胆总管开口附近用眼科剪剪一小口，然后插入细塑料管，并结扎固定，引流胆汁。同时将胆总管十二指肠端结扎。

（4）待胆汁流出稳定（约 10min 后）开始记录 30min 的胆汁流出量。

2. 实验装置的连接与使用：分别把充满生理盐水的乳胶管接到胆管插管上，通过受滴器与 BL-410 生物实验教学系统的 1 通道连接，记录液滴数。

3. 观察项目：

（1）观察胆汁的基础分泌。一般胆汁分泌持续不断。

（2）将事先穿放在十二指肠上段和空肠上端的两根粗棉线扎紧，而后向十二指肠腔内注入 37℃的 0.5%盐酸 25~40mL，观察胆汁有何变化（观察时间要长些）。

（3）耳缘静脉注射胃泌素 1mL（1pg/mL），观察胰液和胆汁的分泌量。

（4）耳缘静脉注射胆囊胆汁 1mL（胆囊胆汁稀释 10 倍），观察胰液和胆汁的变化。

（5）向十二指肠腔内注入香附水煎液 5mL；10min 后，再收集 30min 胆汁，记录流出量。

（6）刺激一侧迷走神经 15s，观察、记录胆汁分泌量。

（7）刺激一侧交感神经 15s，观察、记录胆汁分泌量。

【注意事项】

1. 动物要保温，特别在开腹后更应注意。

2. 要注意结扎胆囊管，使胆汁的分泌量不受胆囊舒缩的影响。

3. 观察项目，应在前一项反应基本恢复后，再进行下一项目的观察。

【结果分析】

胆汁分泌量分析。

1. 动物可能处于消化期。

2. 胆总管的插管插得过深或肝管断裂。

实验三　滋补肝肾法对肝肾损伤后药物代谢活动的影响

一、肝损伤对药物作用的影响及受中药影响的相关因素

【实验目的】

1. 复制肝损伤的病理模型。

2. 了解肝损伤对药物作用的影响及中药的保护作用。

【实验原理】

肝脏的主要功能包括物质代谢、屏障解毒、激素灭活、凝血和抗凝血物质的生成及清除等，外界进入人体的各种异物（毒物、药物等）均可在肝脏经过生物转化变为水溶性物质，再从肾脏排出体外，当肝功能障碍时，其解毒排泄等功能常常低下。中药及针灸对损伤的肝肾具有修复和保护作用，从而提高其正常的代谢功能。

【实验对象】

小白鼠。

【实验材料】

1mL 注射器 2 支、天平 1 台、0.25%戊巴比妥钠溶液、50%四氯化碳油溶液、针灸针若干、山豆根注射液、黄芩提取物注射液。

【步骤和方法】

1. 取小白鼠 3 只，其中 2 只于实验前分别于 16～24h 以 50%四氯化碳油溶液 0.1mL/10g 灌胃和中药灌胃，称体重并观察两鼠活动情况及翻正反射。

2. 经腹腔注射 0.25%戊巴比妥钠 0.2mL/10g，记录小鼠腹腔注射戊巴比妥钠的时间、翻正反射消失及恢复时间。

3. 计算睡眠潜伏期和睡眠时间。

4. 实验完毕，处死动物，剖腹观察肝脏颜色变化。

【实验结果】

分组	给药途径	给药剂量 （mg/kg）	入睡时间 （min）	睡眠时间 （min）	肝脏颜色变化
肝损伤组					
正常组					
针刺组					
中药组					

【讨论与分析】

1. 为什么肝脏损伤的小白鼠给戊巴比妥钠后作用维持时间延长？有何临床意义？

2. 引起小白鼠睡眠潜伏期改变的可能机制。

3. 探讨保肝中药的机制。

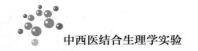

二、肾损伤对链霉素排泄功能的影响

【实验目的】

1. 复制肾损伤动物模型。

2. 观察肾损伤对链霉素排泄功能的影响。

3. 针刺对链霉素排泄功能的影响。

【实验对象】

小白鼠。

【实验器材与药品】

1mL 注射器 1 支、注射针头、0.1%氯化高汞、2.5%链霉素、针灸针。

【实验步骤】

1. 取正常小白鼠和肾功能已被破坏的小白鼠（实验前 24h 腹腔注射 0.1%氯化高汞 0.03mL/10g 体重）各 1 只，称重。

2. 由腹腔注射 2.5%链霉素 0.15mL/10g，观察两只小白鼠的活动情况，比较其表现有何差别。

3. 对针刺组小白鼠进行针刺肾俞穴并通电 10min，观察其变化。

【实验结果】

分组	给药途径	给药剂量（mg/kg）	小白鼠的活动情况
肾损伤组			
正常组			
针刺组			

【讨论】

为什么两只小白鼠的表现不同？有何临床意义？探讨中药、针灸的保护机制。

第六节　补气行血类实验

实验一　影响小白鼠凝血时间的因素

一、仙鹤草对小白鼠凝血时间的影响

【实验目的】

观察仙鹤草水煎液、肝素在生理情况下对小白鼠凝血时间的影响。

【实验原理】

凝血时间是指血液离开血管后至完全凝固所需的时间。凝血时间的长短受凝血因子、血小板量与活性及毛细血管脆性等因素的影响。本实验采用玻片法测定小白鼠凝血时间。

仙鹤草属止血药，有良好的收敛止血作用，常用于咯血、衄血、崩漏、尿血等多种出血症。本品缩短凝血时间的作用可能与其抑制纤溶过程，增加血小板数有关。

【实验对象】

18~22g 小白鼠。

【实验材料】

注射器、载玻片、大头针、秒表、眼科弯镊、棉球、鼠笼、天平、仙鹤草水煎液 0.15g/mL、肝素、生理盐水、苦味酸溶液。

【实验方法】

1. 取小白鼠 18 只，随机分为给药组和对照组，称重并做标记。

2. 给药组在腹腔注射仙鹤草水煎液 0.3mL/10g，对照组腹腔注射生理盐水 0.3mL/10g。

3. 30min 后，每组小白鼠依次一侧眼球放血，于载玻片的两端各滴 1 滴血，血滴直径 5mm，立即用秒表计时。每隔 30s 用清洁大头针自血滴边缘向里轻轻拨动一次，并观察有无血丝挑起。

4. 在每组一侧眼球放血后小白鼠的腹腔内分别注射肝素液，剂量按 0.1mL/10g 注射；30min 后，用同样方法在另一侧眼球放血，测其凝血时间，每隔 30s 观察一次并记录。从来血开始至挑起血丝止，所用时间即凝血时间，另一滴血最后复验，记录凝血时间。

二、人参注射液对小白鼠凝血时间的影响

【实验目的】

观察补气药人参注射液、肝素在生理情况下对小白鼠凝血时间的影响。

【实验原理】

凝血时间是指血液离开血管后至完全凝固所需的时间。凝血时间的长短受凝血因子、血小板量与活性及毛细血管脆性等因素的影响。本实验采用玻片法测定小白鼠凝血时间。

【实验对象】

18~22g 小白鼠。

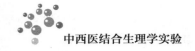

【实验材料】

OT 注射器、毫针、玻片、手术剪、鼠笼、秒表、纱布、人参注射液、肝素。

【实验方法】

1. 在小白鼠尾端剪其尾，将血液滴到玻片上，每隔 30s 用毫针观察一次，看是否凝血，记录凝血时间并编号。

2. 在 5 只剪去尾端小白鼠的腹腔内分别注射人参液，剂量按 0.1mL/10g 注射。

3. 在 5 只剪去尾端小白鼠的腹腔内分别注射肝素液，剂量按 0.1mL/10g 注射。

4. 30min 后，用同样剪尾方法测其凝血时间，每隔 30s 观察一次并记录。

【注意事项】

1. 玻片一定要清洁干燥。

2. 腹腔注射时，注意不要刺伤内脏而影响实验结果。

3. 操作要认真细致，做到记录准确。

【结果分析】

1. 注射人参液后的小白鼠为什么凝血时间会缩短？

2. 注射肝素后的小白鼠为什么凝血时间会延长？

实验二　气脱模型及人参对凝血时间的影响

【实验目的】

1. 根据气随血脱的病机复制气脱模型。

2. 以补气药反证气脱模型和验证气能摄血的功能。

【实验原理】

在生理上，气有固摄血液的作用；病理上，大量失血能使气随血脱，导致气的固摄功能失常，因而使凝血时间延长。

人参有补气固脱的作用，可以预防和治疗因出血引起的气脱，因而有防止出血的作用。

【实验对象】

24~30g 雄性小白鼠 9 只。

【实验材料】

器材：天平 1 台、秒表数块、1mL 注射器 6 支、灌胃器 6 个、5 号针头 6 个、7 号针头 9 个、玻璃片 9 个、大镊子一把、干棉球、烧杯 2 个。

药品：100% 人参水煎液、0.9% 生理盐水、5% 枸橼酸钠。

【实验方法】

1. 气脱模型

（1）分组与给药：将 9 只鼠随机分三组。Ⅰ组：给生理盐水 0.1mL/10g 灌胃；Ⅱ组：给人参水煎液 0.1mL/10g 灌胃；Ⅲ组为正常对照组不做处理。

（2）Ⅰ、Ⅱ组在给生理盐水、人参液 30min 后，从眶后静脉放血，即左手拇食指将鼠头皮肤捏紧，使静脉充血，右手持内有抗凝剂的 1mL 的连有 5 号针头注射器（针头磨成 45°斜面）从鼠眼内角下缘刺入，缓慢抽取全血量的 1/5~1/4。（小鼠全血量计算：每 10g 体重 0.78mL 血）

2. 凝血时间的测定

先测对照组，Ⅰ、Ⅱ组在放血后 1h 测定，方法：

（1）尾尖取血两大滴，分别置于洁净玻璃片的两端，立即记录时间。

（2）每隔 30s 用针尖挑动血滴一次，针尖横贯血滴直径，直至针尖能在血滴内连续挑起纤维丝为凝血时间终点。

【注意事项】

1. 按要求严格掌握好放血量，是造型的关键。

2. 血滴过大过小，过分挑动变成脱纤维血液，都影响凝血时间的准确性。

3. 血滴接触空气或玻璃片，形成少量纤维蛋白，30s 内就可形成细而易断的纤维丝，这不是全部凝血时间。

【实验记录】

组别	动物编号	体重	给药时间	剂量	放血时间	放血量（mL）	凝血时间	平均值

【结果分析】

比较各组凝血时间的差异，说明其机制。

实验三 血虚模型及人参对贫血小白鼠血红蛋白及红细胞的影响

【实验目的】

通过慢性失血及限食致气血乏源的病因学复制血虚模型，以人参对贫血指标的影响，验证气能生血的理论。

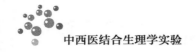

【实验原理】

中医理论认为：血虚是指血液不足或血的濡养功能减退的病理状态。失血过多，新血来不及生成补充；或因脾胃虚弱，饮食营养不足，化生血液的功能减弱或化源不足，而致血液化生障碍，而致血虚。全身各脏腑、经络等组织器官，都依赖血的濡养，因而，在血虚时就会出现全身或局部的失荣失养，功能活动逐渐衰退等虚弱的症候。人参为大补元气、补益脾肺之品，元气得补，血随气生，脾胃得健，则气血生化有源。现代医学研究，人参对血液具有多方面的生物活性。

【实验对象】

20～22g 雄性小白鼠 9 只。

【实验材料】

器材：电子血球计数器 1 台、G4玻沙漏斗 1 个、50mL 注射器 1 支、1mL 注射器 6 支、灌胃器 6 个、50mL 烧杯 6 个、15×100mm 试管 12 个、微量吸管 120mL6 个、50mL 吸管（刻度）1 支、洗耳球一个、759 分光光度计 1 台、大镊子 1 把、滤纸若干。

药品：100%人参水煎液、生理盐水、氯化钠—枸橼酸红细胞稀释液 300 mL、氰化高铁血红蛋白转化液 700mL。

【实验方法】

1. 血虚模型　将小白鼠随机分为三组，其中Ⅰ组给生理盐水 0.1mL/10g 灌胃；Ⅱ组给人参水煎液 0.1mL/10g 灌胃；Ⅰ、Ⅱ组在给药 30min 后从眶后静脉放血，放血量为总血量的 20%。连续 5 天，限食。Ⅲ组为对照组正常饲养。

2. 观察指标测定

（1）用电子血球计数器计数法计红细胞数：①稀释血液：取小鼠尾尖血 20 微升，加入 5mL 氯化钠—枸橼酸钠稀释液中充分混匀后，再取出 0.05mL，加入 10mL 氯化钠-枸橼酸钠稀释液中混匀，从而将血液稀释　②计数：将稀释好的红细胞悬液 10mL，置于小烧杯内，放升降架上，将升降架上升，使微孔管和外电极插入红细胞液中，液面超过微孔 1cm。将红白开头开向红端，然后依次打开电源开关和启动电钮，自动计数完毕后，可重复核对计数一次。结果按基本计算式计算：（显示数/计数容量（μL））×稀释倍数×分频×细胞数/mm³。

（2）用氰化高铁血红蛋白光度法测定血红蛋白：①用刻度吸管吸取血红蛋白转化液 5mL 于试管中。②用微量吸管吸取鼠尾尖静脉血 20μL 加到转化液试管中，充分混匀，静置 15min。③用分光光度计以 1cm 直径的比色杯，540nm 波长，以蒸馏水或转化液为空白管，调到零位，测定吸光度（A）。④将测得的光密度，在根据标准曲线制成的光密度-浓度表上，直接查出血红蛋白数值。

血红蛋白光密度—浓度表

A	Hb	A	Hb	A	Hb
0.1	3.0	0.225	6.7	0.315	9.5
0.11	3.2	0.23	6.9	0.32	9.7
0.12	3.5	0.235	7.0	0.325	9.8
0.13	3.8	0.245	7.2	0.33	19.8≈10
0.14	4.1	0.245	7.4	0.335	10.1
0.15	4.4	0.25	7.5	0.34	10.3
0.16	4.7	0.255	7.7	0.345	10.45≈10.5
0.17	5.0	0.26	7.8	0.35	10.6
0.18	5.3	0.265	8.0	0.355	10.76≈10.8
0.19	5.75	0.27	8.1	0.36	10.9
0.195	5.81	0.275	8.3	0.365	11.7≈11.1
0.20	6.0	0.28	8.4	0.37	11.2
0.205	6.10	0.285	8.6	0.375	11.4
0.21	6.3	0.29	8.7	0.38	11.5
0.215	6.4	0.295	8.9	0.385	11.7
0.22	6.6	0.30	9.1	0.39	11.8
0.405	12.3	0.305	9.2	0.395	12
0.41	12.5	0.31	9.4	0.40	12.2
0.415	12.6	0.50	15.3	0.605	18.5
0.42	12.8	0.505	15.4	0.61	18.7
0.425	12.9	0.51	15.6	0.615	18.8
0.43	13.1	0.515	15.7	0.62	19
0.435	13.2	0.52	15.9	0.625	19.1
0.44	13.4	0.525	16	0.63	19.3
0.445	13.5	0.53	16.2	0.635	19.4
0.45	13.7	0.535	16.3	0.64	19.6
0.455	13.9	0.54	16.5	0.645	19.7
0.46	14	0.545	16.6	0.65	19.9
0.465	14.2	0.55	16.8	0.655	20
0.47	14.3	0.555	17	0.66	20.2
0.475	14.5	0.56	17.1	0.665	20.4

续表

A	Hb	A	Hb	A	Hb
0.48	14.6	0.565	17.3	0.67	20.5
0.485	14.8	0.57	17.4	0.675	20.7
0.49	14.9	0.575	17.6	0.685	20.8
		0.585	17.9	0.69	21
		0.59	18	0.645	21.1
		0.595	18.2	0.7	21.3

【实验记录】

动物	组（NS）		组（人参）		组（对照）	
编号	RBC（百分/mm）³	Hb（g/dt）	RBC（百分/mm）³	Hb（g/dt）	RBC（百分/mm）³	Hb（g/dt）
均值						

【实验分析】

整理实验结果，比较各组均值差异大小，说明其意义。

实验四　血瘀动物模型及补气药行血作用的观察

【实验目的】

根据中医病因学以疲劳寒冷因素复制血瘀动物模型。观察人参对该模型因素下微循环的影响，验证气能行血的理论。

【实验原理】

血瘀，是指血液的循行迟缓和不流畅的病理状态，气滞而致血行受阻，或气虚而血运迟缓，或痰浊阻于脉络，或寒邪入血，血寒而凝等均可以形成血瘀，甚则血液瘀结而成瘀血。人参大补元气，中医认为，气能行血，故人参对瘀血具有治疗作用，现代医学证明人参对血液循环系统有较强的药理作用。

【实验对象】

20~22g雄性小白鼠9只。

【实验材料】

器材：PF₂型激光多普勒流量计1台、塑料桶2个、1mL注射器6支、灌胃器6个、长镊子两把。

药品：100%人参水煎液、生理盐水。

【实验步骤】

1. 血瘀模型

（1）将9只小白鼠按体重分层随机的原则分为三组，Ⅰ组给盐水0.1mL/10g灌胃；Ⅱ组给人参水煎液0.1mL/10g腹腔注射；Ⅲ组正常对照组，不做处理。

（2）Ⅰ、Ⅱ组两组给盐水，人参液灌胃后，立即分别放到室温水中游泳，游不动时捞起（小白鼠停下不游，驱使后停下不游为疲劳）。休息1~3min后再投入水中，反复三次，小鼠则极为疲劳。

（3）每天将小鼠加冰水刺激2~3min。对照组在笼中正常饲养。

2. 皮肤血流量测定　于第六天用PF₂型激光多普勒流量计分别测定各组鼠皮肤微循环血流量，并记录。

【实验记录】

各组皮肤血流量值

动物编号	Ⅰ组（NS）	Ⅱ（人参）	正常对照组
均数			

【结果分析】

整理实验结果，比较各组血流量值的差异大小，说明其机制。

第七节　中西医结合综合性实验

实验一　急性失血性休克的中西医救治观察

【实验目的】

1. 失血性休克的病理模型。

2. 观察休克时动物的某些指标变化。

3. 探讨失血性休克的发病机制。

4. 探讨中药、针灸对失血性休克的整体影响。

【实验原理】

休克是各种强烈致病因子作用于机体引起的急性微循环障碍、重要器官的灌流

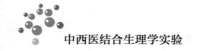

不足和细胞功能代谢障碍。实验采用股动脉放血的方法，造成血容量减少，由于循环血量的不足，静脉回心血量少，血压下降，反射性引起交感神经兴奋，外周血管收缩，组织灌流量急剧减少，导致休克。通过回输血液和输液，补充血容量，同时分别使用缩血管药和扩血管药，及中药和针灸，比较其疗效。来探讨中西医结合治疗的最佳途径。

【实验对象】

狗或家兔。

【实验材料】

RM-6240 微机化实验教学系统，微循环图像分析系统，压力、呼吸换能器。手术器械（剪毛剪、手术刀、手术剪、止血钳、动脉夹、眼科剪、眼科镊）、手术线、尿滴记录装置、气管插管、静脉插管（输液装置）、500mL 量筒、心音放大器、体重秤、狗或兔手术台、绳、20mL 注射器、针头、3%戊巴比妥钠、20%乌拉坦、生理盐水、针灸针若干、枳实注射液、黄芪注射液、参麦注射液、肝素生理盐水溶液。

【实验步骤】

1. 狗或兔一只，称重后，经小隐静脉缓慢注射 3%戊巴比妥钠（1mL/kg）或 20%乌拉坦全身麻醉。

将狗或兔固定于手术台上，颈部、下腹部及一侧腹股沟部被毛。颈部正中切口 5~6cm，分离气管，右左侧颈总动脉做如下步骤：插入气管插管，接通呼吸描记装置。插入颈总动脉插管，接通血压描记装置描记血压曲线。

2. 在耻骨联合上 3cm 向上纵行切开腹壁 4~6cm，钝性剥离筋膜、肌肉，打开腹腔找出膀胱，进行膀胱插管。

3. 左或右腹股沟下偏股内侧摸到动脉搏动后，沿动脉走行方向做长 4cm 切口，分离股动脉，插入股动脉插管以备放血。

4. 手术操作完毕后为防止实验过程中凝血，可经颈外静脉注入肝素生理盐水溶液。

5. 放血前观察并记录动物各项生理指标，包括一般状态：呼吸、血压、减压神经放电、心率、肠系膜微循环、尿量等。

6. 经股动脉少量放血，失血量为全血量 5%~10%，立即记录各项指标改变，观察 10min 后变化情况。

7. 经股动脉再次大量放血，失血量约为全血量 25%~30%，3~5min 内放完，观察大量失血情况下各项记录指标的变化情况，连续观察 10min，并和少量失血加以对照。

8. 维持动脉压 30~40mmHg，15~20min，证明实验休克形成，停止放血。

9. 一只动物大剂量静脉注射参麦注射液，同时给予黄芪注射液，观察以上指标和肠系膜微循环的变化。

10. 针刺素髎穴，观察以上指标和肠系膜微循环的变化。

11. 将所放出的血，经颈外静脉快速回输，10~15min 内输完。观察治疗后各项指标变化并与治疗前比较。

【注意事项】

1. 麻醉深度要适宜。

2. 尽量减少手术过程中的失血。

【实验结果】

	血压 （mmHg）	心率 （次/min）	呼吸 （次/min）	神经发电 （MV）	尿量 （滴/min）
正常					
少量失血					
大量失血					
中药后					
针刺后					
输血后					

失血及针刺和输血后动物血压及呼吸的变化

	血压（mmHg）	呼吸（次/min）
放血前		
第一次放血（＿＿＿mL）		
第二次放血（＿＿＿mL）		
针刺时间		
回输血液（＿＿＿mL）		

【讨论】

1. 失血各阶段生命活动指标的变化及发生机制。

2. 输血后各项指标的变化，探讨治疗方案及中药、针刺对治疗方案的影响。

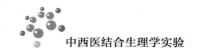

实验二　中西医多种因素对家兔血压、呼吸、尿量影响的综合观察

【实验目的】

本实验通过家兔麻醉、颈部手术、分离颈部神经、气管插管、输尿管插管以及膀胱插管等基本的手术方法，观察神经—体液调节在同一动物机体内对心血管活动、呼吸运动及尿液生成的综合影响。同时观察中药针灸对各功能活动的影响。

【实验原理】

1. 心脏受交感神经和副交感神经支配。心交感神经兴奋使心跳加快加强，传导加速，从而使心输出量增加。支配心脏的迷走神经，兴奋时心率减慢，心房收缩力减弱，房室传导减慢，从而使心输出量减少。支配血管的多数属于交感缩血管神经，兴奋时使血管收缩，外周阻力增加。同时由于容量血管收缩，促进静脉回流，心输出量亦增加。

心血管中枢通过反射作用，调节心血管的活动，改变心输出量和外周阻力，从而调节动脉血压。心血管活动还受体液因素的调节，其中最重要的为肾上腺素和去甲肾上腺素。肾上腺素对 α 与 β 受体均有激活作用，使心跳加快，收缩力加强，传导加快，心输出量增加。去甲肾上腺素主要激活受体 α，对 β 受体作用很小，因而使外周阻力增加，动脉血压增加。其对心脏的作用远较肾上腺素为弱。静脉内注入去甲肾上腺素时，血压升高，可反射性地引起心动过缓。

2. 正常节律性呼吸运动是呼吸中枢节律性活动的反映，是在中枢神经系统参与下，通过多种传入冲动的作用，反射性调节呼吸的频率和深度来完成的。其中较为重要的调节活动有呼吸中枢的直接调节、肺牵张反射和化学感受器等的反射性调节。因此体内外各种刺激可以作用于中枢或通过不同的感受器反射性地影响呼吸运动。平静呼吸时，胸膜腔内压力虽然随着呼气和吸气而升降、随着呼吸深度的变化而变化，但其数值始终低于大气压力而为负值，故胸膜腔内压也称为胸内负压。

3. 尿的生成过程包括肾小球滤过、肾小管和集合管重吸收及分泌、排泄过程。肾小球滤过作用受滤过膜通透性、肾小球有效滤过压和肾小球血浆流量等因素的影响。肾小管和集合管重吸收受小管液的溶质浓度和血液中血管升压素及肾素—血管紧张素—醛固酮系统等因素的影响。凡能影响上述各种因素者，均可影响尿的生成。

4. 针灸、中药对机体各器官具有多种调节作用，中西医综合用药后，对各种生命指标稳定具有实质性的影响。

【实验对象】

狗或家兔。

【实验器材】

RM-6240 生物机能实验系统、血压换能器、张力换能器、电刺激器、保护电极、狗或家兔手术台、哺乳动物手术器械、照明灯、铁支架、双凹夹、烧瓶夹、试管夹、气管插管、动脉夹、三通管、塑料动脉插管、放血插管、注射器（1mL、5mL、20mL）、针灸针若干、有色丝线、纱布、棉花、1% 戊巴比妥钠、1∶1000 肝素、1∶10000 去甲肾上腺素、12.5U/mL 肝素生理盐水、生理盐水、葛根素注射液、枳实注射液、柴胡注射液、麻黄注射液、参苓注射液。

【实验步骤】

1. 一般手术操作

（1）麻醉和固定：用 3%/kg 体重（5mL/kg）戊巴比妥钠由静脉注射，待动物麻醉后，取仰卧位固定于狗台或兔台上。

（2）气管插管：剪去颈部毛，沿颈部正中切开皮肤，用止血钳钝性分离气管，在甲状软骨以下剪开气管，插入 Y 形气管插管，用棉线将气管插管结扎固定。气管插管的两个侧管各连接一 3cm 长的橡皮管。

（3）游离剑突软骨：切开胸骨下端剑突部位的皮肤，并沿腹白线切开约 2cm，打开腹腔。用纱布轻轻将内脏沿膈肌向下压；暴露出剑突软骨和剑突骨柄，辨认剑突内侧面附着的两块膈小肌，仔细分离剑突与膈小肌之间的组织并剪断剑突骨柄（注意压迫止血），使剑突完全游离。此时可观察到剑突软骨完全跟随膈肌收缩而上下自由移动；此时用弯针钩住剑突软骨，使游离的膈小肌经剑突软骨和张力换能器相连接。

（4）分离右、左侧颈总动脉及插管：在气管旁分离左侧颈总动脉，按常规将充满肝素生理盐水的动脉插管（已连接血压换能器）插入颈总动脉内。

（5）分离迷走神经：分离两侧迷走神经，穿线备用。

（6）输尿管插管法：腹部剪毛，自耻骨联合上缘沿正中线向上做一长约 5cm 的皮肤切口，再沿腹白线剪开腹壁和腹膜（勿损伤腹腔脏器），找到膀胱，将膀胱慢慢向下翻转移出体外腹壁上。暴露膀胱三角，在膀胱底部找出两侧输尿管，并从周围组织中小心分离一小段输尿管。用线将输尿管近膀胱端结扎，然后在结扎上方的管壁处斜剪一小切口，把充满生理盐水的细塑料管向肾脏方向插入输尿管内，用线结扎、固定好。再以同样方法插好另一侧输尿管。两侧的细塑料插管可用 Y 形管连起来，然后连到记滴器上记滴。此时，可看到尿液从细塑料管中慢慢逐滴流出。手术完毕后，将膀胱与脏器送回腹腔，用温生理盐水纱布覆盖在腹部创口上，以保持腹腔内温度。

（7）膀胱插管法：同上述输尿管插管法，切开腹壁将膀胱轻移至腹壁上。先辨认清楚膀胱和输尿管的解剖部位，用棉线结扎膀胱颈部，以阻断它与尿道的通路，然后在膀胱顶部选择血管较少处剪一纵行小切口，插入膀胱插管（可用一滴管代替），插管口最好正对着输尿管在膀胱的入口处，但不要紧贴膀胱后壁而堵塞输尿管。将切口边缘用线固定在管壁上。膀胱插管的另一端用导管连接至记滴器记滴。此时，可看到尿液从插管中缓慢逐滴流出。手术完毕后，用温热的生理盐水纱布覆盖在腹部的膀胱与脏器上，以保持温度。

（8）分离一侧股静脉，远心端结扎，向心端插入静脉留针，给药备用。

2. 系统的连接与参数的设置

（1）气管插管的压力换能器接到 RM-6240 生物机能实验系统第 1 通道上，记录呼吸运动曲线。

（2）动脉插管的压力换能器输入到 RM-6240 生物机能实验系统第 2 通道上，记录动脉血压曲线。

（3）记滴器输入到 RM-6240 生物机能实验系统第 3 通道上，记录尿量。

（4）进入 RM-6240 生物机能实验系统，点击"实验项目"菜单，弹出"泌尿实验"子菜单，在子菜单中选"影响尿生成的因素"模块，开始实验。

（5）根据信号窗口中显示的波形，适当调节各压力换能器的位置或实验参数以获取最佳的实验效果。

【观察项目】

1. 记录基础尿量（滴/min）和动脉血压曲线（kPa）　记录实验前动物的基础尿量（滴/min）作为正常对照数据。同步记录动脉血压曲线（kPa）和呼吸运动曲线作为参照曲线。

2. 夹闭颈总动脉　用动脉夹夹闭右侧颈总动脉 15s，观察血压、呼吸、尿量的变化。

3. 静脉注射去甲肾上腺素　由股静脉注入 1∶10000 去甲肾上腺素 0.5mL，观察血压、呼吸、尿量的变化。

4. 注射生理盐水　从耳缘静脉迅速注入 37℃ 生理盐水 20mL，观察记录尿量的变化，同步记录动脉血压曲线（kPa）和呼吸运动曲线的变化。

5. 由股静脉注入 3% 乳酸 2mL，观察血压、呼吸、尿量的变化。

6. 吸入 CO_2，观察血压、呼吸、尿量的变化。

7. 增大无效腔，观察血压、呼吸、尿量的变化。

8. 注射 20% 葡萄糖　用尿液检验试纸接取 1 滴尿液进行尿糖测定（见附注），然后从耳缘静脉注射 20% 葡萄糖溶液 5mL，观察、记录尿量的变化，同步记录动脉血压曲线（kPa）和呼吸运动曲线的变化。在尿量明显增多时，再用尿液检验试纸接取 1 滴尿液进行尿糖测定。

9. 股静脉注射速尿　从股静脉注射速尿（2mL/kg 体重），观察、记录尿量和动脉血压的变化。

10. 注射血管升压素　从股静脉注射血管升压素 2 单位，观察、记录尿量的变化，同步记录动脉血压曲线（kPa）和呼吸运动曲线的变化 20min。

11. 动脉插管放血　分离一侧股动脉，插管放血，使动脉血压迅速下降至 10.7 kPa 以下，观察、记录尿量的变化，同步记录动脉血压曲线（kPa）和呼吸运动曲线的变化。当停止放血后，继续记录一段时间的尿量、血压和呼吸运动曲线。

12. 注射中药制剂葛根素 10mL，观察血压、呼吸及尿量的变化。

13. 针刺素髎、肾俞、照海穴，注意观察各项指标的变化。

14. 补充循环血量　从耳缘静脉注入 37℃生理盐水以补充循环血量，观察、记录尿量的变化，同步记录动脉血压曲线（kPa）和呼吸运动曲线的变化。

15. 断右侧颈迷走神经　剪断右侧颈迷走神经，以中等强度重复脉冲电流刺激迷走神经的外周端，使动脉血压下降并维持在 5.33~6.67kPa 水平 30~60s，观察、记录尿量的变化，同步记录动脉血压曲线（kPa）和呼吸运动曲线的变化。

【注意事项】

1. 为保证动物在实验时有充分的尿液排出，实验前给兔多喂青菜，或进行补液，以增加其基础尿量。

2. 手术操作要轻柔，腹部切口不可过大，不要过度牵拉输尿管，以免因输尿管挛缩而不能导出尿液。剪腹膜时，注意勿伤及内脏。

3. 实验过程中，要保持动脉插管与动脉方向一致，防止刺破血管或引起压力传递障碍。

4. 尿管插管时，应仔细辨认输尿管，要将插管插入输尿管管腔内，注意不要插入管壁与周围结缔组织间，也不要扭曲输尿管，否则可能会妨碍尿液排出。

5. 多次静脉注射给药，注意保护股静脉留针，以免后期给药困难。

6. 每项实验前均应有对照数据和记录，原则上是前一项药物作用基本消失，尿量和血压、呼吸恢复到正常水平后再进行下一项实验。

【思考题】

1. 实验采用尿量、动脉血压和呼吸运动曲线同步记录的方法有何意义？

2. 正常血压的一级波、二级波及三级波各有何特征？其形成机制如何？

3. 夹闭一侧颈总动脉，血压发生什么变化？机制如何？

4. 为何预先切断迷走神经，再刺激其外周端？血压、呼吸有何变化？为什么？

5. 静脉注射去甲肾上腺素，血压有何变化？为什么？

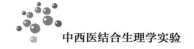

6. CO_2增多、低 O_2 和乳酸增多对呼吸运动有何影响？其作用途径有何不同？

7. 在平静呼吸时，胸膜腔内压为何始终低于大气压？在什么情况下胸膜腔内压可高于大气压？

8. 切断两侧迷走神经前后呼吸运动有何变化？迷走神经在节律性呼吸运动中起什么作用？

9. 本实验中哪些因素是通过影响肾小球滤过作用而影响尿量的？哪些因素是通过影响肾小管和集合管的重吸收作用而影响尿量的？

10. 注射20%葡萄糖前后为什么要做尿糖定性试验？尿糖和尿量之间有何关系？

11. 动脉插管放血后与放血前比较，尿量、动脉血压和呼吸运动曲线有何变化？为什么？

12. 探讨中药针灸对血压、呼吸及尿量影响的可能作用机制？

【附注】

尿糖试验方法　取一条尿糖试纸，用试纸的粉红色测试区蘸取一滴刚流出的新鲜尿液，观察粉红色测试区的颜色，若粉红色测试区转为暗红色或黑色，则表示尿糖实验阳性（尿糖含量可经比色卡测知）。若粉红色测试区颜色不变，则为尿糖实验阴性。

第四章　设计创新性实验

设计创新性实验又称设计性实验，针对某项与医学有关的未知或未全知的问题（即研究目标或问题），采用科学的思维方法，进行大胆设计、探索研究的一种开放式教学实验。实验实施的基本程序与科研过程是一致的，通过探索性实验，可使学生初步掌握医学科学研究的基本程序和方法，培养学生的自学能力、创新能力、科学的创造性思维能力及综合素质。

设计创新性实验的实施需要教师的精心指导，讲述实验设计的目的与意义、如何选题、设计步骤、注意事项、实验室现有的仪器设备、实验设计方案的书写格式及如何进行课堂答辩等。学生组成课题研究小组，自己提出实验设计方案。从中促使学生自己独立去完成实验操作，学生经过查阅文献资料、调研、选择实验项目，写出实验设计方案即"实验设计书"，交教师审阅修改后再在小组会上进行开题论证，其方案经指导教师审查同意后，组织学生开展预实验，初步找出实验数据，然后进行正式实验，实验结束后写出总结论文，并组织全组同学进行论文总结与答辩。

第一节　设计创新性实验的选题、设计与实施

一、设计创新性实验的基本内容、原则和要求

（一）基本内容

1. 明确实验目的，查阅文献，拟订立题报告。

2. 设计实验方法和实验步骤，包括实验材料和对象、实验的例数和分组、技术路线和观察指标等。

3. 进行预实验，根据预试结果，调整或修改设计方案，正式进行实验。

4. 收集、整理实验资料并进行统计分析。

5. 总结和完成论文，进行论文答辩。

（二）基本原则和要求

学生选题时一定要注意选题的基本原则和要求，即课题要具有科学性、创造性、可行性和实用性，特别是创造性和可行性的辩证统一。

1. 科学性　指选题应建立在前人的科学理论和实验基础之上，符合科学规律，进一步研究、探讨。

2. 创造性　指选题具有自己的独到之处，或提出新规律、新见解、新技术、新方法，或是对旧有的规律、技术、方法有所修改、补充。

3. 可行性　指选题切合研究者的学术水平、技术水平和实验室条件，使实验能够顺利得以实施。

4. 实用性　指选题具有明确的理论意义和实践意义。选题的过程是一个创造性思维的过程。它需要查阅大量的文献资料及实践资料，了解本课题近年来已取得的成果和存在的问题；找出要探索的课题关键所在，提出新的构思或假说，从而确定研究的课题。

二、设计

根据实验目的和要求设计实验方法。当处理因素只有一个（可为多个水平）时，可用完全随机设计。

三、实施

（一）选择实验对象

机能实验的主要对象包括正常动物、麻醉动物和病理模型等整体动物，以及离体器官、组织、细胞等。选择何种对象应考虑实验的目的、方法和指标，以及各种动物或标本的特点。但实验的主要对象还是动物。

（二）确定样本例数

一般情况下，动物实验每组所需的样本数见表。也可根据以往资料估算实验例数。

动物实验每组所需的样本数

动物	计量资料	计数资料
小（小鼠、大鼠、蛙）	≥10	≥30
中（兔、豚鼠）	≥6	≥20

（三）随机抽样分组

1. 简化分层随机法　常用于单因素小样本的一般实验。即将同一性别的动物按体重大小顺序排列，分组时由体重小的到大的按次序随机分到各组。在一个实验中体重不宜相差过大。一种性别的动物分配完后，再分配另一性别的动物。各组雌雄性别数目应一致。

2. 完全随机法　主要用于单因素大样本的实验。先将样本编号后，按统计专著所附的随机数字表，任取一段数字，依次排配各样本。然后按这些新号码的奇偶（分两组时）或除以组数后的余数（分两组以上时）作为分配归入的组次。最后仍同前再随机调整，以使各组样本数达到均衡。

3. 均衡随机法　对重要因素进行均衡，使各组基本一致；对次要因素则按随机处理。例如，对小鼠的体重及性别均衡，先按雌雄分层放置 2 笼，再按体重分成"雌重、雌轻、雄重、雄轻" 4 层，每层小鼠再按随机法分到 A、B、C 三组，此时各组中的雌雄轻重均基本一致，而其他因素亦得到随机处理。

（四）确定观察指标

观察指标首先要能反映被研究问题的本质，具专一性。其次，是指标必须可用客观的方法取得准确数据，如血压、血糖、体重等，而愉快、麻木、头昏等则属主观感觉，既难定性，更不宜定量。

另外，还需明确指标测定的具体步骤，包括标本采集（时间、样本量）、样本处理、测定方法和使用仪器等。

（五）进行初试实验

初试实验，也称预备实验，是在实验准备完成以后对实验的"预演"。其目的在于检查各项准备工作是否完美，实验方法和步骤是否切实可行，测试指标是否稳定可靠，而且初步了解实验结果与预期结果的距离，从而为正式实验提供补充、修正的意见和经验，是实验必不可少的重要环节。

（六）实验结果的观察和记录

观察是对客观事物或现象有意识的、仔细的知觉。观察不仅通过人的感官，而且广泛借助仪器设备去进行。观察时应注意系统、客观和精确。观察到的结果也应注意做系统、客观和准确的记录。记录可通过文字、数字、表格、图像、照片、录音、录像、影片等方式。在进行实验设计时，实验记录的格式也同时要设计好，以便保证实验有条不紊地进行，不致遗漏重要的观察项目，同时便于整理统计分析结果。

实验记录一般应包括：

（1）实验样本的条件：如动物的种类、标记、编号、体重、性别。

（2）实验药物的条件：如药物的出处、批号、剂型、浓度、剂量、给药途径等。

（3）实验环境的条件：如时间、温度等。

（4）实验日程步骤及方法。

（5）观察指标变化的数据或原始描记图等。

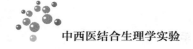

（七）数据统计分析

根据计量和计数资料不同，选择不同的数据分析方法，可参考相关医学统计教材。

（八）论文和报告的撰写

这是呈现实验全过程的最主要形式，撰写形式多样，可根据实验类型参考相关材料进行书写。

第二节　设计创新性实验的分析与总结

分析与总结的总原则为侧重观察学生是否通过这一教学过程受到智力的开拓，将重点放在设计思路与通过实际操作将书面设计转化为实际结果的可行性，及综合应用理论知识解释实验结果的能力。具体总结方法如下：

一、实验的选题与实验设计

根据选题是否符合科学性，有无新意，是否可行及设计方案的明确目的性和方法的简便性、综合性。

二、实验过程与结果

根据实验操作是否熟练规范，观察与记录的实验结果是否客观，是否准确可靠，以及实验技术的难度。

三、实验论文的质量

根据论文的论点是否突出，条理是否清楚，文字是否精练，分析讨论是否科学，逻辑推理是否准确，做出的结论是否恰当、合理，参考文献是否规范等方面。

四、答辩

由指导教师或其他组学生对其报告的论文提出问题，实验组学生均有机会回答问题，提问内容包括：文献准备与背景知识、设计思路与技术手段、操作环节与实验结果、分析讨论与存在问题等。

第三节　设计创新性实验举例

实验　酸枣仁对小白鼠镇静作用的实验观察

【实验目的】

酸枣仁味甘性平，主入心肝经，为滋养性安神药。尼可刹米为呼吸中枢兴奋剂，过量时可引起血压升高、心动过速、肌肉震颤等中毒症状。本实验目的是观察中枢兴奋药尼可刹米引起小白鼠惊厥及酸枣仁对小白鼠的镇静作用。

【实验器材】

注射器（1mL、2mL）、天平、烧杯、瓷盘、鼠笼、煎药罐等。

【实验动物】

小白鼠（雌雄各半），体重18～22g。

【实验材料】

100%酸枣仁煎液、生理盐水。

【实验方法】

1. 药品煎煮准备

酸枣仁10g，加水40mL，煎煮20min。剩10mL，用纱布过滤。

2. 取小白鼠8只，分2组，每组4只，分别称重，并做好标记。然后分为给药组和对照组。

3. 处理方法

（1）给药组取小白鼠4只，分别抽酸枣仁煎液（0.4mL/10g小鼠），给小白鼠腹腔内注射，20min后，用1mL注射器皮下注射尼可刹米0.1mL/10g，观察发生惊厥后的反应。

（2）对照组取小白鼠4只，用1mL注射器分别抽生理盐水（0.4mL/10g小鼠），给小白鼠腹腔内注射，20min后，用1mL注射器皮下注射尼可刹米0.1mL/10g，观察发生惊厥后的反应。

第四节　实验设计的一般原则

一、基本原理

探索性实验的关键部分是实验设计，其基本原理是运用统计学的知识和方法，

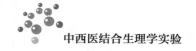
使实验因素在其他所有因素都被严格控制的条件下，实验效应（作用）能够准确地显示出来，最大限度地减少实验误差，使实验达到高效、快速和经济的目的。因此，实验设计是关于实验研究的计划和方案的制订，是对实验研究所涉及的各项基本问题的合理安排，是实验研究能获得预期结果的重要保证。

二、基本要素

医学实验研究，无论是在动物身上进行实验，还是在医院里以患者为对象的临床实验，都包括最基本的三大要素，即处理因素、受试对象与实验效应。

（一）处理因素

实验中根据研究目的确定的由实验者人为施加给受试对象的因素称为处理因素，如药物、某种手术、某种护理等。

（二）受试对象

机能学实验的受试对象包括人和动物。为了避免实验给人带来损害或痛苦，除了一些简单的观察，如血压、脉搏、呼吸、尿量的实验可以在人体进行以外，主要的实验对象应当是动物，选择动物的条件如下。

1. 必须选用健康动物　动物的健康状态可以从动物的活动情况和外观加以判断，如狗、兔等动物有病时，常表现为精神萎靡不振、行动迟缓、毛蓬乱、无光泽、鼻部皮肤干燥、流鼻水、眼有分泌物或痂样积垢、身上腥臭气味浓重、肛门及外生殖器有稀便、分泌物等。

2. 动物的种属及其生理、生化特点是否合适复制某一模型　例如，鸡、狗不适合做发热模型，家兔则适合；大白鼠、小白鼠、猫不适合做动脉粥样硬化模型，猪、兔、鸡、猴则合适；大白鼠没有胆囊；猫和鸽有灵敏的呕吐反射，而家兔和其他啮齿动物则不发生呕吐；豚鼠耳蜗较发达，常用于引导耳蜗微音器电位；呈一束的减压神经仅见于家兔，多用于减压反射或减压神经放电实验等。

3. 动物的生物学特征是否比较接近人类而又较经济易得　例如，猩猩、猴子有许多基础生物学特征与人类十分接近，用猩猩、猴子复制人类疾病模型进行实验研究，所得的结果比较接近人的情况，然而因为这些动物价昂难得，饲养、管理的要求也较高，故常采用其他价廉易得的动物，如需用大动物完成，可选用狗、羊、猪，一般常选择的实验动物为家兔、大白鼠、小白鼠等，只在某些关键性的实验时才使用那些昂贵难得的动物。

4. 动物的品系和等级是否符合要求　不同的实验研究有不同的要求。原发性高血压大鼠适合高血压实验研究，裸鼠适合做肿瘤病因学实验研究，一般清洁动物适合学生实验，无菌动物适合高要求的实验研究。

5. 动物的年龄、体重、性别最好相同，以减少个体间的生物差异　动物年龄可按体重大小来估计。大体上，成年小白鼠为 20～30g；大白鼠为 180～250g；豚鼠为 450～700g；兔为 2.0～2.5kg；狗为 9～15kg。急性实验选用成年动物，慢性实验最好选择年轻健壮的雄性动物。对性别要求不高的实验，雌雄应搭配适当；与性别有关的实验研究，要严格按实验要求选择性别。

（三）实验效应

实验效应主要是指选用什么样的标志或指标来表达处理因素对受试对象的某种作用的有无及大小的问题。这些指标包括计数指标（定性指标）和计量指标（定量指标），主观指标和客观指标等。指标的选定需符合以下原则。

1. 特异性　反映某一特定的现象而不致与其他现象相混淆。如舒张压升高可作为高血压病的异指标。

2. 客观性　选用易于量化的、经过仪器测量和检验而获得的指标，如心电图、脑电图、血气分析等化验室的检查结果，以及病理学的诊断意见、细菌学培养结果等。

3. 重复性　即在相同条件下，指标可以重复出现。为提高重现性，需注意仪器的稳定性，减少操作的误差，控制动物的机能状态和实验环境条件。

4. 灵敏性　根据实验的要求，相应显示出微小的变化，由实验方法和仪器的灵敏度共同决定。

5. 精确性　准确度是指观察值与真值的接近程度，主要受系统误差的影响。精密度是指重复观察时，观察值与其均数的接近程度，其差值属随机误差。实验效应指标要求既准确又精密。

6. 可行性　即指标既有文献依据或实验鉴定，又符合本实验室和研究者的技术设备与实际水平。

在选择指标时，还应注意以下关系：①客观指标优于主观指标；②计量指标优于计数指标，将计数指标改为半定量指标也是一大进步；③变异小的指标优于变异大的指标；④动态指标优于静态指标，如体温、疗效、体内激素水平变化等，可按时、日、年龄等做动态观察；⑤所选的指标要便于统计分析。

三、基本原则

为确保实验设计的科学性，除了对处理因素、受试对象、实验效应做出合理的安排以外，还必须遵循实验设计的三个原则，即对照、随机、重复的原则。

（一）对照的原则

所谓对照就是要设立参照物。因为没有对比，就无法鉴别优劣。在比较的各组之间，除处理因素不同外，其他非处理因素尽量保持相同，从而根据处理与不处理之间的差异，了解处理因素带来的特殊效应。通常实验应当有实验组和对照组，按统计学要求两者的非处理因素应当完全相同。常用的对照形式有：

1. 空白对照　又称正常对照，是指在不加任何处理的"空白"条件下或给予安慰剂及安慰措施进行观察对照。例如，观察生长素对动物生长作用的实验，就要设立与实验组动物同属、年龄、性别、体重的空白对照组，以排除动物本身自然生长的可能影响。

2. 标准对照　是指用标准值或正常值作为对照，以及在所谓标准的条件下进行观察对照。如要判断某人血细胞的数量是否在正常范围内，就要通过计数红细胞、白细胞、血小板的数量，将测得的结果与正常值进行对照，根据其是否偏离正常值的范围做出判断。这时用的正常值就是标准对照。

3. 实验对照　是指在某种有关的实验条件下进行观察对照。如要研究切断迷走神经对胃酸分泌的影响，除设空白对照外，尚需设假手术组作为手术对照，以排除手术本身的影响。假手术组就是实验对照。

4. 自身对照　是指用同体实验前资料作为对照，将实验后的结果与实验前的资料进行比较。这种同体实验前后资料的对比，称自身对照。例如，用药前、后的对比。

5. 相互对照　又称组间对照。不专门设立对照组，而是几个实验组、几种处理方法之间互为对照。例如，三种方案治疗贫血，三种方案组可互为对照，以比较疗效的好坏。

（二）随机的原则

即所研究总体中的每一个个体都有同等的机会被分配到任何一个组中去，分组的结果不受人为因素的干扰和影响。同时，实验操作的顺序也应当是随机的。通过随机化的处理，可使抽取的样本能够代表总体，减少抽样误差；还可使各组样本的条件尽量一致，消除或减小组间人为的误差，从而使处理因素产生的效应更加客观，便于得出正确的实验结果，例如进行一个药物疗效的实验，观察某种新的抗生素对呼吸道感染的治疗效果，实验组和对照组复制同一程度的呼吸道感染模型，然后给予实验组新的抗生素，对照组给予等量生理盐水。如果动物的分配不是随机进行，把营养状态好和体格健壮的动物均放在实验组，把营养和体格不好的动物放在盐水对照组，最后得到的阳性实验结果并不能真正反映药物的疗效，很可能是动物体格差异所致。

随机化的方法很多，如抽签法、随机数字表法、随机化分组表法等，具体可参阅医学统计学。

（三）重复的原则

重复是指各处理组及对照组的例数（或实验次数）要有一定的数量。若样本量过少，所得的结果不够稳定，其结论的可靠性也差。如样本过多，不仅增加工作难度，而且造成不必要的人力、财力和物力的浪费。为此，应该在保证实验结果具有一定可靠性的条件下，确定最少的样本例数，以节约人力和经费。

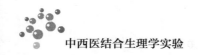

第五章　心理卫生综合评定量表

第一节　康奈尔医学指数（CMI）

康奈尔医学指数（Cornell Medical Index，CMI）是美国康奈尔大学 Wolff HG. BrodmanR. 等编制的自填式健康问卷。是在康奈尔筛查指数（Cornell Sellected Index 1949）和康奈尔服役指数（Cornell Selected Index 1944）的基础上发展而来的。美国在 20 世纪 40 年代应用康奈尔筛查指数和康奈尔服役指数进行士兵体检，用以筛出有躯体和精神障碍者。CMI 最初是为临床设计的，作为临床检查的辅助手段之一。通过 CMI 检查可以在短时间内收集到大量有关医学及心理学的资料，起到一个标准化病史检查及问诊指南的作用。后来精神病学家和流行病学家发现，将 CMI 应用于精神障碍的筛查和健康水平的测定也有较好的效度，因此应用领域也日趋扩大。

一、CMI 的特点

CMI 主要的特点是反映症状丰富，症状涉及多个系统。应用 CMI 不仅可以收集到临床医生经常询问的资料，而且还能收集到大量临床上容易忽视的躯体和行为问题，能较全面地了解有关健康问题。

CMI 另一特点是将精神症状作为问卷的一个重要组成部分。它在评价精神状况的同时，考虑到全面的躯体症状与精神症状的关系，突出了症状和功能在健康评价中的作用。

CMI 全问卷分成 18 个部分，每部分按英文字母排序，共有 195 个问题（见表1）。问卷涉及四方面内容：①躯体症状；②家族史和既往史；③一般健康和习惯；④精神症状。男女问卷除生殖系统的有关问题不同外，其他内容完全相同。M-R 部分有 51 个项目，是关于与精神活动有关的情绪、情感和行为方面的问题。

二、CMI 的使用和计算方法

1. 使用方法：CMI 为自填问卷，调查人将问卷发给受试者后，可按指导语加以说明，然后让受试者根据本人对问题的理解填写。

CMI 各部分内容及项目数

序号	内容	项目数
A	眼和耳	9
B	呼吸系统	18
C	心血管系统	13
D	消化系统	23
E	肌肉骨骼系统	8
F	皮肤	7
G	神经系统	18
H	生殖泌尿系统	11
I	疲劳感	7
J	既往健康状况	9
K	既往病史	15
L	习惯	6
M	不适应	12
N	抑郁	6
O	焦虑	9
P	敏感	6
Q	愤怒	9
R	紧张	9

2. 得分计算

①计算总分：每一项目均为两级回答。凡回答"是"者，记 1 分，回答"否"记 0 分。全部项目得分相加即得出 CMI 的总分。

②计算 M-R 分　将 M-R 部分每一项目的得分相加，即得出 M-R 值。

3. 筛查界值的参考值是在美国常用的筛查界值，总分为 30 分，M-R 为 10 分。许丽英等将 CMI 翻译成中文，并进行了初步修订。在中国医学生、内科门诊病人和神经症病人中试测结果表明，CMI 总分和 M-R 分能够较为敏感地反映不同人群精神障碍的程度，并提出不同性别筛查标准参考值。男性总分≥35 分，M-R 分≥15 分；女性总分≥40 分，M-R 分≥20 分。该界值有较好的效度。总分值敏感度，男女分别为 89.8% 和 81.3%；M-R 分值敏感度，男女分别为 81.8% 和 75.0%。此参考值有待在大数量人群的测试中加以验证。

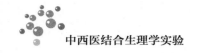

三、CMI 的适用范围和用途

CMI 适用于 14 岁及以上的成人。可用于正常人，也可用于普通医院及精神病院中非重性精神病患者。

CMI 主要应用于以下四个方面：

①在综合医院及精神病院门诊筛查精神障碍的可疑者；

②正常人群中筛查躯体和心理障碍者；

③流行病学研究中，作为一般健康状况的评价指标；

④医学教学和科研中用来采集标准病史。

四、CMI 的应用价值

1. 为医院门诊提供了标准化的采集病史方法及筛查精神障碍的工具；

2. 在正常人群中，早期发现心身障碍者，为开展社区、团体的保健工作提供依据；

3. 了解正常人群心身健康水平，为特殊专业选择人员提供基础数据；

4. 用于指导实施心理干预措施；

5. 用于躯体疾病、心身疾病和神经症的临床研究。

康奈尔健康问卷

指导语：为了获得有关您健康方面的详细情况，以利于对您的疾病进行进一步分析，请您按要求回答下面的问题。下列问题，回答"是"就请在"是"上画圈，回答"否"就请在"否"上画圈。例如：你读报时需要戴眼镜吗？是 否。这些问题都十分简单，请您按照自己的真实情况认真填写，不要空下问题不填，希望能够得到您的合作。愿您早日恢复健康。谢谢！

A.

1. 你读报时需要戴眼镜吗？ 是□ 否□

2. 你看远处时需要戴眼镜吗？ 是□ 否□

3. 你是否经常有一时性的眼前发黑（视力下降或看不见东西）的现象？

是□ 否□

4. 你是否有频繁的眨眼和流泪？ 是□ 否□

5. 你的眼睛是否经常很疼？ 是□ 否□

5′ 你的眼睛是否有经常看物模糊的现象？ 是□ 否□

6. 你的眼睛是否有经常发红或发炎？ 是□ 否□

7. 你是否耳背（听力差）？ 是□ 否□

8. 你是否有过中耳炎、耳朵流脓？　　　　　　　　　　　　是□　　否□

9. 你是否经常耳鸣？（耳中自觉有各种声响，以致影响听觉）　是□　　否□

B.

10. 你常常不得不为清嗓子而轻咳吗？　　　　　　　　　　　是□　　否□

11. 你经常有嗓子发堵的感觉（感觉喉咙里有东西）吗？　　　是□　　否□

12. 你经常连续打喷嚏吗？　　　　　　　　　　　　　　　　是□　　否□

13. 你是否觉得鼻子老是堵？　　　　　　　　　　　　　　　是□　　否□

14. 你经常流鼻涕吗？　　　　　　　　　　　　　　　　　　是□　　否□

15. 你是否有时鼻子出血很厉害？　　　　　　　　　　　　　是□　　否□

16. 你是否经常得重感冒？　　　　　　　　　　　　　　　　是□　　否□

16′ 你是否经常嗓子痛，扁桃体肿大？　　　　　　　　　　　是□　　否□

17. 你是否经常有严重的慢性支气管炎（在感冒时咳嗽，吐痰拖很长时间）？

　　　　　　　　　　　　　　　　　　　　　　　　　　　是□　　否□

18. 你在得感冒时总是必须要卧床吗？　　　　　　　　　　　是□　　否□

18′ 你是否经常吐痰？　　　　　　　　　　　　　　　　　　是□　　否□

19. 是否经常感冒使你一冬天都很难受？　　　　　　　　　　是□　　否□

20. 你是否有过敏型哮喘？（以某些过敏因素，如花粉等为诱因的哮喘）

　　　　　　　　　　　　　　　　　　　　　　　　　　　是□　　否□

21. 你是否有哮喘？（反复发作的、暂时性的伴有喘音的呼吸困难）是□　　否□

22. 你是否经常因咳嗽而感到烦恼？　　　　　　　　　　　　是□　　否□

23. 你是否有过咳血？　　　　　　　　　　　　　　　　　　是□　　否□

24. 你是否有较重的盗汗（睡时出汗、醒时终止）？　　　　　是□　　否□

25. 你除结核外是否患过慢性呼吸道疾病（慢性支气管炎、支气管扩张、肺脓肿）？　　　　　　　　　　　　　　　　　　　　　　　　是□　　否□

25′ 你是否有低烧（热）（37℃~38℃）？　　　　　　　　　　是□　　否□

26. 你是否得过结核病？　　　　　　　　　　　　　　　　　是□　　否□

27. 你与得结核病的人在一起住过吗？　　　　　　　　　　　是□　　否□

C.

28. 医生说过你血压很高吗？　　　　　　　　　　　　　　　是□　　否□

29. 医生说过你血压很低吗？　　　　　　　　　　　　　　　是□　　否□

30. 你有胸部或心区疼痛吗？　　　　　　　　　　　　　　　是□　　否□

31. 你经常感到心动过速（心跳过快）吗？　　　　　　　　　是□　　否□

32. 你是否经常心悸（平静时有心脏跳动的感觉）　　　　　　是□　　否□

32′ 你是否经常感到脉搏有停跳？ 是□ 否□

33. 你是否经常感到呼吸困难？ 是□ 否□

34. 你是否比别人更容易发生气短（喘不上气）？ 是□ 否□

35. 你即使在坐着的情况下有时也会感到气短吗？ 是□ 否□

36. 你是否经常有严重的下肢浮肿？ 是□ 否□

37. 你即使在热天也因手脚发凉而烦恼吗？ 是□ 否□

38. 你是否经常腿抽筋？ 是□ 否□

39. 医生说过你心脏有毛病吗？ 是□ 否□

40. 你的家属中是否有心脏病人？ 是□ 否□

D.

41. 你是否已脱落了一半以上的牙齿？ 是□ 否□

42. 你是否因牙龈（牙床）出血而烦恼？ 是□ 否□

43. 你是否经常有严重的牙痛？ 是□ 否□

44. 你的舌苔是否常常很厚？ 是□ 否□

45. 你是否总是食欲不好（不想吃东西）？ 是□ 否□

46. 你是否经常吃零食？ 是□ 否□

47. 你是否吃东西时总是狼吞虎咽？ 是□ 否□

48. 你是否经常胃部不舒服？ 是□ 否□

48′ 你是否有时恶心呕吐？ 是□ 否□

49. 你饭后是否经常有胀满（腹部膨胀）的感觉？ 是□ 否□

50. 你饭后是否经常打饱嗝？ 是□ 否□

50′ 你是否有烧心吐酸水？ 是□ 否□

51. 你是否经常犯胃病？ 是□ 否□

52. 你是否消化不良？ 是□ 否□

53. 是否严重胃痛使你常常不得不弯着身子？ 是□ 否□

54. 你是否感到胃部持续不舒服？ 是□ 否□

55. 你的家属中有患胃病的人吗？ 是□ 否□

56. 医生说过你有胃或十二指肠溃疡病吗？ 是□ 否□

56′ 你饭后或空腹时是否经常感到胃痛？ 是□ 否□

57. 你是否经常腹泻（拉肚子）？ 是□ 否□

58. 你腹泻时是否有严重血便（黑便或粪便中肉眼可见的血液）？ 是□ 否□

58′ 你腹泻时大便里是否有黏液（黏稠状物质）？ 是□ 否□

59. 你是否因曾有过肠道寄生虫而感到烦恼？ 是□ 否□

60. 你是否常有严重便秘（大便干燥）？　　　　　　　　　　　　　　是□　否□

61. 你是否有痔疮（大便时肛门疼痛、不适，或伴有大便表面带血或便后滴血）？　　　　　　　　　　　　　　　　　　　　　　　　　　　　　是□　否□

62. 你是否曾患过黄疸（眼、皮肤、尿发黄）？　　　　　　　　　　　是□　否□

63. 你是否得过严重肝胆疾病？　　　　　　　　　　　　　　　　　　是□　否□

E.

64. 你是否经常有关节肿痛？　　　　　　　　　　　　　　　　　　　是□　否□

65. 你的肌肉和关节经常感到发僵或僵硬吗？　　　　　　　　　　　　是□　否□

66. 你的胳膊或腿是否经常感到严重疼痛？　　　　　　　　　　　　　是□　否□

67. 是否严重的风湿病使你丧失活动能力？　　　　　　　　　　　　　是□　否□

67′ 你是否有肩、脖子肌肉发紧的现象？　　　　　　　　　　　　　　是□　否□

68. 你的家属中是否有人患风湿病？　　　　　　　　　　　　　　　　是□　否□

69. 是否脚发软、疼痛使你的生活严重不便？　　　　　　　　　　　　是□　否□

69′ 你是否经常感到腿、脚发酸？　　　　　　　　　　　　　　　　　是□　否□

70. 腰背痛是否达到使你不能持续工作的程度？　　　　　　　　　　　是□　否□

71. 你是否因身体有严重的功能丧失或畸形（形态异常）而感到烦恼？

　　　　　　　　　　　　　　　　　　　　　　　　　　　　　　　是□　否□

F.

72. 是否你的皮肤对温度、疼痛十分敏感或有压痛？　　　　　　　　　是□　否□

72′ 你是否常有皮下小出血点（小红点）？　　　　　　　　　　　　　是□　否□

73. 你皮肤上的切口通常不易愈合（长好）吗？　　　　　　　　　　　是□　否□

74. 你是否经常脸很红？　　　　　　　　　　　　　　　　　　　　　是□　否□

75. 即使在冷天你也大量出汗吗？　　　　　　　　　　　　　　　　　是□　否□

76. 是否严重的皮肤瘙痒（发痒）使你感到烦恼？　　　　　　　　　　是□　否□

77. 你是否经常出皮疹（风疙瘩或疹子）？　　　　　　　　　　　　　是□　否□

77′ 你是否有时脸部浮肿？　　　　　　　　　　　　　　　　　　　　是□　否□

78. 你是否经常因生疖肿（脓包）而感到烦恼？　　　　　　　　　　　是□　否□

G.

79. 你是否经常由于严重头痛而感到十分难受？　　　　　　　　　　　是□　否□

80. 你是否经常由于头痛、头发沉而感到生活痛苦？　　　　　　　　　是□　否□

81. 你的家属中头痛常见吗？　　　　　　　　　　　　　　　　　　　是□　否□

82. 你是否有一阵发热、一阵发冷的现象？　　　　　　　　　　　　　是□　否□

83. 你经常有一阵阵严重头晕的感觉吗？　　　　　　　　　　　　　　是□　否□

84. 你是否经常晕倒？ 是□ 否□

85. 你是否晕倒过两次以上？ 是□ 否□

86. 你身体某部分是否有经常麻木或震颤的感觉？ 是□ 否□

87. 你身体某部分曾经瘫痪（感觉和运动能力完全或部分丧失）过吗？

是□ 否□

88. 你是否有被撞击后失去知觉（什么都不知道）的现象？ 是□ 否□

89. 你头、面、肩部是否有时有抽搐（突然而迅速的肌肉抽动）的感觉？

是□ 否□

90. 你是否抽过风（癫痫发作，也叫抽羊角风)？ 是□ 否□

91. 你的家属中有无癫痫病人？ 是□ 否□

92. 你是否有严重的咬指甲的习惯？ 是□ 否□

93. 你是否因说话结巴或口吃而烦恼？ 是□ 否□

93′ 你是否有过因舌头不灵活而导致说话困难？ 是□ 否□

94. 你是否有梦游症（睡眠时走来走去，事后不能回忆睡着时所做的事情)？

是□ 否□

95. 你是否尿床？ 是□ 否□

96. 在 8~14 岁（小学和中学）阶段你是否尿床？ 是□ 否□

H.（男性回答）

97. 你的生殖器是否有过某种严重毛病？ 是□ 否□

98. 你是否经常有生殖器疼痛或触痛（一碰就疼）的现象？ 是□ 否□

99. 你是否曾接受过生殖器的治疗？ 是□ 否□

100. 医生说过你有脱肛（直肠脱出肛门以外）吗？ 是□ 否□

101. 你是否有过尿血（无痛性的)？ 是□ 否□

102. 你是否曾因排尿困难而烦恼？ 是□ 否□

（女性回答）

97. 你是否经常痛经（月经期间及前后小肚子疼)？ 是□ 否□

98. 你是否在月经期经常得病或感到虚弱？ 是□ 否□

99. 你是否经常有月经期卧床？ 是□ 否□

99′ 除月经期外，你是否有阴道流血？ 是□ 否□

100. 你是否经常有持续严重的脸部潮红和出汗？ 是□ 否□

101. 你在月经期是否经常有焦躁情绪？ 是□ 否□

102. 你是否经常因白带（阴道白色黏液）异常而烦恼？ 是□ 否□

（男女均答）

103. 你是否每天夜里因小便起床？ 是□ 否□

104. 你是否经常白天小便次数频繁？ 是□ 否□

105. 你是否小便时经常有烧灼感（火烧样的疼痛）？ 是□ 否□

106. 你是否有时有尿失控（不能由意识来控制排尿）？ 是□ 否□

107. 是否医生说过你的肾、膀胱有病？ 是□ 否□

108. 你是否经常感到一阵一阵很疲劳？ 是□ 否□

109. 是否工作使你感到筋疲力尽？ 是□ 否□

110. 你是否经常早晨起床后即感到疲倦和筋疲力尽？ 是□ 否□

111. 你是否稍做一点工作就感到累？ 是□ 否□

112. 你是否经常因累而吃不下饭？ 是□ 否□

113. 你是否有严重的神经衰弱？ 是□ 否□

114. 你的家属中是否有患神经衰弱的人？ 是□ 否□

J.

115. 你是否经常患病？ 是□ 否□

116. 你是否经常由于患病而卧床？ 是□ 否□

117. 你是否总是健康不良？ 是□ 否□

118. 是否别人认为你体弱多病？ 是□ 否□

119. 你的家属中是否有易患病的人？ 是□ 否□

120. 你是否曾经因严重疼痛而不能工作？ 是□ 否□

121. 你是否总是因为担心自己的健康而受不了？ 是□ 否□

122. 你是否总是有病而且不愉快？ 是□ 否□

123. 你是否经常由于健康不好而感到不幸？ 是□ 否□

124. 你得过猩红热吗？ 是□ 否□

125. 你小时候是否得过风湿热、四肢疼痛？ 是□ 否□

126. 你曾患过疟疾吗？ 是□ 否□

127. 你由于严重贫血而接受过治疗吗？ 是□ 否□

128. 你接受过性病治疗吗？ 是□ 否□

129. 你是否有糖尿病？ 是□ 否□

130. 是否医生曾说过你有甲状腺肿（粗脖子病）？ 是□ 否□

131. 你是否接受过肿瘤或癌的治疗？ 是□ 否□

132. 你是否有什么慢性疾病？ 是□ 否□

132′ 你曾接受过原子辐射吗？ 是□ 否□

133. 你是否过瘦（体重减轻）？ 是□ 否□

134. 你是否过胖（体重增加）？ 是□ 否□

135. 是否有医生说过你有腿部静脉曲张（腿部青筋暴露）？ 是□ 否□

136. 你是否住院做过手术？ 是□ 否□

137. 你曾有过严重的外伤吗？ 是□ 否□

138. 你是否经常发生小的事故或外伤？ 是□ 否□

L.

139. 你是否有入睡很困难或睡眠不深易醒的现象？ 是□ 否□

139′ 你经常做梦吗？ 是□ 否□

140. 你是否不能做到每天有规律地放松一下（休息）？ 是□ 否□

141. 你是否不容易做到每天有规律地锻炼？ 是□ 否□

142. 你是否每天吸 20 支以上纸烟？ 是□ 否□

143. 你是否喝茶或喝咖啡比一般的人要多？ 是□ 否□

144. 你是否每天喝两次以上的白酒？ 是□ 否□

M.

145. 当你考试或被提问时是否出汗很多或颤抖得很厉害？ 是□ 否□

146. 接近你的主管上级时是否紧张和发抖？ 是□ 否□

147. 当你的上级看着你工作时，你是否不知所措？ 是□ 否□

148. 当必须快速做事情时，你是否有头脑完全混乱的现象？ 是□ 否□

149. 为了避免出错，你做事必须很慢吗？ 是□ 否□

150. 你经常把指令或意图体会（理解）错吗？ 是□ 否□

151. 是否生疏的人或场所使你感到害怕？ 是□ 否□

152. 身边没有熟人时你是否因孤单而恐慌？ 是□ 否□

153. 你是否总是难以下决心（犹豫不决）？ 是□ 否□

154. 你是否总是希望有人在你身边给你出主意？ 是□ 否□

155. 别人认为你是一个很笨的人吗？ 是□ 否□

156. 除了在你自己家以外，在其他任何地方吃东西都感到烦恼吗？ 是□ 否□

N.

157. 你在聚会中也感到孤独和悲伤吗？ 是□ 否□

158. 你是否经常感到不愉快和情绪抑郁（情绪低落）？ 是□ 否□

159. 你是否经常哭？ 是□ 否□

160. 你是否总是感到凄惨与沮丧（灰心失望）？ 是□ 否□

161. 你是否对生活感到完全绝望？ 是□ 否□

162. 你是否经常想死（一死了事）？ 是□ 否□

O.

163. 你是否经常烦恼（愁眉不展）？　　　　　　　　　　　是□　否□

164. 你的家属中是否有愁眉不展的人？　　　　　　　　　　是□　否□

165. 是否稍遇任何一件小事都使你紧张和疲惫？　　　　　　是□　否□

166. 是否别人认为你是一个神经质（紧张不安、易激动）的人？是□　否□

167. 你的家属中是否有神经质的人？　　　　　　　　　　　是□　否□

168. 你曾患过精神崩溃吗？　　　　　　　　　　　　　　　是□　否□

169. 你的家属中曾有过精神崩溃的人吗？　　　　　　　　　是□　否□

170. 你在精神病院看过病吗（因为你精神方面的问题）？　　是□　否□

171. 你的家属中是否有人到精神病院看过病（因为其精神方面的问题）？

　　　　　　　　　　　　　　　　　　　　　　　　　　是□　否□

P.

172. 你是否经常害羞和神经过敏？　　　　　　　　　　　　是□　否□

173. 你的家属中是否有害羞和神经过敏的人？　　　　　　　是□　否□

174. 你的感情是否容易受到伤害？　　　　　　　　　　　　是□　否□

175. 你是否在受到批评时总是心烦意乱？　　　　　　　　　是□　否□

176. 别人认为你是爱挑剔的人吗？　　　　　　　　　　　　是□　否□

177. 你是否常被人误解？　　　　　　　　　　　　　　　　是□　否□

Q.

178. 你即使对朋友也必须存戒心吗（不放松警惕）？　　　　是□　否□

179. 你是否总是凭一时冲动做事情？　　　　　　　　　　　是□　否□

180. 你是否容易烦恼和激怒？　　　　　　　　　　　　　　是□　否□

181. 你若不持续克制自己精神就垮了吗？　　　　　　　　　是□　否□

182. 是否一点不快就使你紧张和发脾气？　　　　　　　　　是□　否□

183. 在别人支使你时是否易生气？　　　　　　　　　　　　是□　否□

184. 别人常使你不快和激怒你吗？　　　　　　　　　　　　是□　否□

185. 当你不能马上得到你所需要的东西时就发脾气吗？　　　是□　否□

186. 你是否经常大发脾气？　　　　　　　　　　　　　　　是□　否□

R.

187. 你是否经常发抖和战栗？　　　　　　　　　　　　　　是□　否□

188. 你是否经常紧张焦急？　　　　　　　　　　　　　　　是□　否□

189. 你是否会被突然的声音吓一大跳（跳起或发抖得厉害）？是□　否□

190. 是否不管何时，当别人大声叫你时，你都被吓得发抖和发软？是□　否□

191. 你对夜间突然的动静是否感到恐惧（害怕）？　　　　是□　否□

192. 你是否经常因噩梦而惊醒？　　　　　　　　　　　是□　否□

193. 你是否头脑中经常反复出现某种恐怖（可怕）的想法？　是□　否□

194. 你是否常常毫无理由地突然感到畏惧（害怕）？　　　是□　否□

195. 你是否经常有突然出冷汗的情况？　　　　　　　　　是□　否□

［除了以上记载的情况，如有其他身体的、心理的苦恼就请记在此括号内：］

第二节　症状自评量表（SCL-90）
（Symptom Checklist 90）

此表由 Derogatis，L. R. 编制（1975），表的制订可追溯到在 Cornell Medical Index（CMI）基础上，由 Parloff，M. B. 制订的评定心理治疗并经 Frank，J. D. 修改的不适量表（Discomfort Scale）。后来 Derogatis 以他编制的 Hopkin's 症状清单 JHSCL 1973）为基础制订 SCL-90。此表包括 90 个项目。曾有 58 项版本及 35 项的简本，此处介绍 90 个项目的 SCL-90，此表包含比较广泛的精神病症状学内容，如思维、情感、行为、人际关系、生活习惯等。

评定时间：可以评定一个特定的时间，通常是评定一周以来的时间。

评定方法：分为五级评分（从 0~4 级），0=从无，1=轻度，2=中度，3=相当重，4=严重。有的也用 1~5 级，在计算实得总分时，应将所得总分减去 90。SCL-90 除了自评外，也可以作为医生评定病人症状的一种方法。

分析统计指标：

（一）总分

1. 总分是 90 个项目所得分之和。

2. 总症状指数（General Symptomatic Index），国内称总均分，是将总分除以 90（=总分÷90）。

3. 阳性项目数是指评为 1~4 分的项目数，阳性症状痛苦水平（Positive symptom distresslevel）是指总分除以阳性项目数（=总分÷阳性项目数）。

（二）因子分

SCL-90 包括 9 个因子，每一个因子反映出病人的某方面症状痛苦情况，通过因子分可了解症状分布特点：

$$因子分 = \frac{组成某一因子的各项目总分}{组成某一因子的项目数}$$

9 个因子含义及所包含项目为：

1. 躯体化（Somatization）：包括 1、4、12、27、40、42、48、49、52、53、56、58 共 12 项，该因子主要反映身体不适感，包括心血管、胃肠道、呼吸和其他系统的主诉不适，和头痛、背痛、肌肉酸痛，以及焦虑的其他躯体表现。

2. 强迫症状（Obsessive-Compulsive）：包括 3、9、10、28、38、45、46、51、55、65 共 10 项。主要指那些明知没有必要，但又无法摆脱的无意义的思想、冲动和行为，还有一些比较一般的认知障碍的行为征象也在这一因子中反映。

3. 人际关系敏感（interpersonal sensitivity）：包括 6、21、34、36、37、41、61、69、73 共 9 项。主要指某些个人不自在与自卑感，特别是与其他人相比较时更加突出。在人际交往中的自卑感、心神不安、明显不自在，以及人际交流中的自我意识、消极的期待亦是这方面症状的典型原因。

4. 抑郁（depression）：包括 5、14、15、20、22、26、29、30、31、32、54、71、79 共 13 项。苦闷的情感与心境为代表性症状，还以生活兴趣的减退、动力缺乏、活力丧失等为特征。以反映失望、悲观以及与抑郁相联系的认知和躯体方面的感受。另外，还包括有关死亡的思想和自杀观念。

5. 焦虑（anxiety）：包括 2、17、23、33、39、57、72、78、80、86 共 10 项。一般指那些烦躁、坐立不安、神经过敏、紧张以及由此产生的躯体征象，如震颤等。测定游离不定的焦虑及惊恐发作是本因子的主要内容，还包括一项肌体感受的项目。

6. 敌对（hostility）：包括 11、24、63、67、74、81 共 6 项。主要从三个方面来反映敌对的表现：思想、感情及行为。其项目包括厌烦的感觉、摔物、争论直到不可控制的脾气爆发等各方面。

7. 恐怖（Photic anxiety）：包括 13、25、47、50、70、75、82 共 7 项。恐惧的对象包括出门旅行、空旷场地、人群，或公共场所和交通工具。此外，还有反映社交恐怖的一些项目。

8. 偏执（Paranoid ideation）：包括 8、18、43、68、76、83 共 6 项。本因子是围绕偏执性思维的基本特征而制订：主要指投射性思维、敌对、猜疑、关系观念、妄想、被动体验和夸大等。

9. 精神病性（psychoticism）：包括 7、16、35、62、77、84、85、87、88、90 共 10 项。反映各式各样的急性症状和行为，有代表性地视为较隐讳，限定不严的精神病性过程的指征。此外，也可以反映精神病性行为的继发征兆和分裂性生活方式的指征。

此外还有 19、44、59、60、64、66、89 共 7 个项目未归入任何因子，分析时将

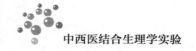

这 7 项作为附加项目（additional items）或其他，作为第 10 个因子来处理，以便使各因子分之和等于总分。

当得到因子分后，便可以用轮廓图（profiles）分析方法，了解各因子的分布趋势和评定结果的特征。

此量表在国外已广泛应用，在国内也已应用于临床研究，特别是精神卫生领域已广为应用。如对医学生考试应激的心身影响研究中，SCL-90 总分由考试前 24.05±20.62 增加到 42.80±31.27（$P<0.01$），各因子分均值亦皆有不同程度升高。除人际关系敏感及恐怖两个因子外，其余因子在考试前后均有显著差异（$P<0.05-0.001$）。考试前后 SCL-90 总分与生活事件总分，人格部分均呈显著正相关。与应对方式相关分析，发现消极的应对方式，如自闭自责、听天由命等，与考试后 SCL-90 增分呈显著正相关；而与积极的应对方式，如寻求社会支持，着重争取有利方面等则呈显著负相关（$P<0.05-0.01$）。若以 SCL-90 总分均值为界限，分为高症状组与低症状组，观察其 PHA 诱发的淋巴细胞转化反应，发现高症状组的淋转降低较显著（唐宏宇等，1992）。

用于痴呆病人照顾者的研究，发现 SCL-90 评分均高于对照组，其中总痛苦水平（GSI），阳性症状痛苦水平（PSDL）的均分以及抑郁、焦虑、敌对、偏执、精神病性等因子的痛苦水平与对照组相比，差异有显著性（$P<0.05-0.01$）。SCL-90 与亲属应激量表（RSS），评分之间有显著正相关。

症状自评量表（SCL-90）

指导语：以下表格中列出了有些人可能有的病痛或问题，请仔细阅读每一条，然后根据最近一星期以内（或过去）下列问题影响你或使你感到苦恼的程度，在方格选择最合适的一格，画一个"√"。请不要漏掉问题。

	从无	轻度	中度	偏重	严重
	0	1	2	3	4
1. 背痛	□	□	□	□	□

	从无	轻度	中度	偏重	严重
	0	1	2	3	4
1. 头痛。	□	□	□	□	□
2. 神经过敏，心中不踏实。	□	□	□	□	□
3. 头脑中有不必要的想法或字句盘旋。	□	□	□	□	□

	从无	轻度	中度	偏重	严重
	0	1	2	3	4
4. 头晕和昏倒。	□	□	□	□	□
5. 对异性的兴趣减退。	□	□	□	□	□
6. 对旁人求全责备。	□	□	□	□	□
7. 感到别人能控制你的思想。	□	□	□	□	□
8. 责怪别人制造麻烦。	□	□	□	□	□
9. 忘记性大。	□	□	□	□	□
10. 担心自己的衣饰整齐及仪态的端正。	□	□	□	□	□
11. 容易烦恼和激动。	□	□	□	□	□
12. 胸痛。	□	□	□	□	□
13. 害怕空旷的场所或街道。	□	□	□	□	□
14. 感到自己的精力下降，活动减慢。	□	□	□	□	□
15. 想结束自己的生命。	□	□	□	□	□
16. 听到旁人听不到的声音。	□	□	□	□	□
17. 发抖。	□	□	□	□	□
18. 感到大多数人都不可信任。	□	□	□	□	□
19. 胃口不好。	□	□	□	□	□
20. 容易哭泣。	□	□	□	□	□
21. 与异性相处时感到害羞不自在。	□	□	□	□	□
22. 感到受骗、中了圈套或有人想抓住你。	□	□	□	□	□
23. 无缘无故地突然感到害怕。	□	□	□	□	□
24. 自己不能控制地发脾气。	□	□	□	□	□
25. 怕单独出门。	□	□	□	□	□
26. 经常责怪自己。	□	□	□	□	□
27. 腰痛。	□	□	□	□	□
28. 感到难以完成任务。	□	□	□	□	□
29. 感到孤独。	□	□	□	□	□

	从无	轻度	中度	偏重	严重
	0	1	2	3	4
30. 感到苦闷。	☐	☐	☐	☐	☐
31. 过分担忧。	☐	☐	☐	☐	☐
32. 对事物不感兴趣。	☐	☐	☐	☐	☐
33. 感到害怕。	☐	☐	☐	☐	☐
34. 我的感情容易受到伤害。	☐	☐	☐	☐	☐
35. 旁人能知道你的私下想法。	☐	☐	☐	☐	☐
36. 感到别人不理解你不同情你。	☐	☐	☐	☐	☐
37. 感到人们对你不友好，不喜欢你。	☐	☐	☐	☐	☐
38. 做事必须做得很慢以保证做得正确。	☐	☐	☐	☐	☐
39. 心跳得很厉害。	☐	☐	☐	☐	☐
40. 恶心或胃部不舒服。	☐	☐	☐	☐	☐
41. 感到比不上他人。	☐	☐	☐	☐	☐
42. 肌肉酸痛。	☐	☐	☐	☐	☐
43. 感到有人在监视你谈论你。	☐	☐	☐	☐	☐
44. 难以入睡。	☐	☐	☐	☐	☐
45. 做事必须反复检查。	☐	☐	☐	☐	☐
46. 难以作出决定。	☐	☐	☐	☐	☐
47. 怕乘电车、公共汽车、地铁或火车。	☐	☐	☐	☐	☐
48. 呼吸有困难。	☐	☐	☐	☐	☐
49. 一阵阵发冷或发热。	☐	☐	☐	☐	☐
50. 因为感到害怕而避开某些东西、场合或活动。	☐	☐	☐	☐	☐
51. 脑子变空了。	☐	☐	☐	☐	☐
52. 身体发麻或刺痛。	☐	☐	☐	☐	☐
53. 喉咙有梗塞感。	☐	☐	☐	☐	☐
54. 感到没有前途没有希望。	☐	☐	☐	☐	☐
55. 不能集中注意力。	☐	☐	☐	☐	☐

	从无	轻度	中度	偏重	严重
	0	1	2	3	4
56. 感到身体的某一部分软弱无力。	□	□	□	□	□
57. 感到紧张或容易紧张。	□	□	□	□	□
58. 感到手或脚发重。	□	□	□	□	□
59. 想到死亡的事。	□	□	□	□	□
60. 吃得太多。	□	□	□	□	□
61. 当别人看着你或谈论你时感到不自在。	□	□	□	□	□
62. 有一些不属于你自己的想法。	□	□	□	□	□
63. 有想打人或伤害他人的冲动。	□	□	□	□	□
64. 醒得太早。	□	□	□	□	□
65. 必须反复洗手、点数目或触摸某些东西。	□	□	□	□	□
66. 睡得不稳不深。	□	□	□	□	□
67. 有想摔坏或破坏东西的冲动。	□	□	□	□	□
68. 有一些别人没有的想法或念头。	□	□	□	□	□
69. 感到对别人神经过敏。	□	□	□	□	□
70. 在商店或电影院等人多的地方感到不自在。	□	□	□	□	□
71. 感到做任何事情都很困难。	□	□	□	□	□
72. 一阵阵恐惧或惊恐。	□	□	□	□	□
73. 感到在公共场合吃东西很不舒服。	□	□	□	□	□
74. 经常与人争论。	□	□	□	□	□
75. 单独一人时神经很紧张。	□	□	□	□	□
76. 别人对你的成绩没有作出恰当的评价。	□	□	□	□	□
77. 即使和别人在一起也感到孤单。	□	□	□	□	□
78. 感到坐立不安、心神不定。	□	□	□	□	□
79. 感到自己没有什么价值。	□	□	□	□	□
80. 感到熟悉的东西变成陌生或不像是真的。	□	□	□	□	□
81. 大叫或摔东西。	□	□	□	□	□

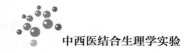
	从无	轻度	中度	偏重	严重
	0	1	2	3	4
82. 害怕会在公共场合昏倒。	□	□	□	□	□
83. 感到别人想占你的便宜。	□	□	□	□	□
84. 为一些有关"性"的想法而苦恼。	□	□	□	□	□
85. 你认为应该因为自己的过错而受到惩罚。	□	□	□	□	□
86. 感到要赶快把事情做完。	□	□	□	□	□
87. 感到自己的身体有严重问题。	□	□	□	□	□
88. 从未感到和其他人很亲近。	□	□	□	□	□
89. 感到自己有罪。	□	□	□	□	□
90. 感到自己的脑子有毛病。	□	□	□	□	□

第六章 应激及相关问题评定

第一节 生活事件量表
(Life Event Scale，LES)

一、LES 的目的和背景

使用"生活事件量表"的目的是对精神刺激进行定性和定量。

生活事件对心身健康的影响日益受到人们的重视，业已促进医学模式的转变。许多研究报告了生活事件与某些疾病的发生、发展或转归的相关关系。可是，大多数这类研究的结果不尽一致，甚至相互矛盾。原因是多方面的，生活事件的评定问题就是其中之一。

在研究生活事件评定的初级阶段，人们只注重那些较重大的生活事件，因而只统计某一段时间内较大事件发生的次数。次数越多，表示遭受的精神刺激越强。这种评定方法非常简单，不足之处是显而易见的。不同的生活事件引起的精神刺激可能大小不一，丢失一件衣物与经历一场浩劫是不能等量齐观的。于是，人们相信，每种生活事件理应具有其"客观"的刺激强度。从 20 世纪 60 年代起，人们对各种生活事件的"客观定量"有了较多的研究兴趣。其中最有代表性的人物是美国的Holmes TH。他和 Rahe 于 1967 年编制了著名的"社会重新适应量表"（Social Readjustment Rcale，简称 SRRS）。SRRS 的理论假定是：任何形式的生活变化都需要个体动员机体的应激资源去作新的适应，因而产生紧张。SRRS 的计算方法是在累计生活事件次数的基础上进行加权计分，即对不同的生活事件给予不同的评分，然后累加得其总值。SRRS 加权的依据来自一个 5000 人的常模。在制定常模时，Holmes 等事先规定"丧偶事件"为 1000 分，"结婚事件"为 500 分，让被调查者以上述两事件的评分为标准，按自己直接或间接的经验去评估其他种种生活事件的分数，然后求得每种事件（5000 人）的平均值，将均值除以 10，再取其整数作为该事件的标准化计分。SRRS 选用了调查中发生频率较高的 43 项生活事件。SRRS 在一定程度上反映了美国当时社会生活的实际情况，是科学地、客观地评定生活事件的开端。

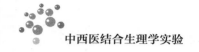

SRRS 被推广到许多国家，再研究的结果显示相关系数多在 0.85~0.99 之间，被公认为评定生活事件的有效工具，甚至有人认为可以作为金标准以检测其他生活事件量表的效度。

我国于 20 世纪 80 年代初引进 SRRSI，使用者们根据我国的实际情况对生活事件的某些条目进行了修订或增删。有的将百分制改为十分制，有的则沿用 Holmes 的计分方法。这些生活事件量表的基本理论、计算方法均与 SRRS 类似，故它们与 SRRS 的一致性较高（$r = 0.643 \sim 0.887$）。

SRRS 及其类似的修订版比较适用于研究生活事件的客观属性和某一群体的价值取向。如果用于对个体精神刺激的评定或对生活事件致病作用的研究，尚有一些没有解决的问题。

问题之一，同一生活事件在不同的性别、年龄、文化背景及至同一个体的不同时期可能具有不同的意义。生活事件即便是一种客观存在，但要成为精神压力必须经过个体的主观感受。精神刺激的强度一方面受到生活事件本身的性质、特点的影响，另一方面更受到个体的需要、动机、个性、以往经历以及神经生物学特性的制约。比如，一般而言中年丧妻乃人生之一大不幸，然而对于夫妻情感弥佳或早已另有新欢的两个男子来说，这一精神刺激的性质和强度会迥然不同。如果不加分辨地按常模二人各记上 100 分，与实际情况便相差甚远。国内的一个研究结果表明，年龄就是一个重要的影响因素。不同年龄阶段的人对同一生活事件的感受差别很大，对 80% 的生活事件条目的评估竟有显著性差异。可以说，不管人们对某一事件的看法与客观实际是否一致，也不管是什么因素影响了他们对事件的认识、判断和评价，唯有个体实际感受到的精神紧张才对健康构成真正的威胁。

问题之二，SRRS 假定生活事件不管属积极性质或消极性质，都会造成精神紧张。而人们发现，消极性质的生活事件与疾病最为相关，而中性或积极性质的生活事件的致病作用却并不明显。

基于上述两方面的原因，个体的精神刺激评定不宜使用常模的标准化计分，而应分层化或个体化。并应包括定性和定量评估，以分别观察正性（积极性质的）、负性（消极性质的）生活事件的影响作用。按照这种新的构想，我们在前人工作的基础上编制了"生活事件量表"（Life Event Scale，简称 LES）。经过五年的实践和研究于 1986 年定型，并已在国内十多个省市推广应用。

二、LES 的适用范围

LES 适用于 16 岁以上的正常人、神经症、心身疾病、各种躯体疾病患者以及自知力恢复的重性精神病患者。

三、LES 的信度和效度

信度：

对 153 名正常人、107 名神经症患者、165 名慢性疼痛患者、44 名缓解期的精神分裂症患者在间隔 2~3 周后重测，相关系数在 0.742~0.611 之间，P 值均小于 0.01。

效度：

1. 100 名离婚诉讼者的精神紧张总值、负性事件值高于按年龄、性别、民族、学历、职业及婚龄配对的五好家庭成员（$P<0.01$），而正性事件评分两组无差异。

2. 十二指肠溃疡者精神紧张总值、负性事件值均高于无症状的乙肝病毒携带者（$P<0.01$），而正性事件差异不显著。

3. 恶性肿瘤患者生活事件的发生频度、强度及总值高于结核病患者，差异具有显著性。

4. 72 名庶症患者生活事件总值与反映其社会功能状况的大体评定量表分（Global Assessment Scale）呈负相关（$r=-0.3003$、$P<0.05$）。

四、LES 的使用方法和计算方法

LES 是自评量表，含有 48 条我国较常见的生活事件，包括三个方面的问题。一是家庭生活方面（有 28 条），二是工作学习方面（有 13 条），三是社交及其他方面（有 7 条），另设有 2 条空白项目，供填写当事者已经经历而表中并未列出的某些事件。填写者须仔细阅读和领会指导语，然后逐条一一过目。根据调查者的要求，将某一时间范围内（通常为一年内）的事件记录下来。有的事件虽然发生在该时间范围之前，如果影响深远并延续至今，可作为长期性事件记录。对于表上已列出但并未经历的事件应一一注明"未经历"，不留空白，以防遗漏。然后，由填写者根据自身的实际感受而不是按常理或伦理道德观念去判断那些经历过的事件对本人来说是好事或是坏事？影响程度如何？影响持续的时间有多久？一过性的事件如流产、失窃要记录发生次数，长期性事件如住房拥挤、夫妻分居等不到半年记为 1 次，超过半年记为 2 次。影响程度分为 5 级，从毫无影响到影响极重分别记 0、1、2、3、4 分。影响持续时间分三月内、半年内、一年内、一年以上共 4 个等级，分别记 1、2、3、4 分。

生活事件刺激量的计算方法：

1. 某事件刺激量 = 该事件影响程度分 × 该事件持续时间分 × 该事件发生次数；

2. 正性事件刺激量 = 全部好事刺激量之和；

3. 负性事件刺激量＝全部坏事刺激量之和；

4. 生活事件总刺激量＝正性事件刺激量＋负性事件刺激量。

另外，还可以根据研究需要，按家庭问题、工作学习问题和社交问题进行分类统计。

五、LES 结果解释及应用价值

LES 总分越高反映个体承受的精神压力越大。95% 的正常人一年内的 LES 总分不超过 20 分，99% 的不超过 32 分。负性事件的分值越高对心身健康的影响越大；正性事件分值的意义尚待进一步的研究。

应用价值：

1. 用于神经症、心身疾病、各种躯体疾病及重性精神疾病的病因学研究，可确定心理因素在这些疾病发生、发展和转归中的作用分量。

2. 用于指导心理的治疗、危机干预，使心理治疗和医疗干预更具针对性。

3. 甄别高危人群、预防精神障碍和心身疾病，对 LES 分值较高者加强预防工作。

4. 指导正常人了解自己的精神负荷，维护心身健康，提高生活质量。

生活事件量表

杨德森、张亚林编制

指导语：下面是每个人都有可能遇到的一些日常生活事件，究竟是好事还是坏事，可根据个人情况自行判断。这些事件可能对个人有精神上的影响（体现为紧张、压力、兴奋或苦恼等），影响的轻重程度是各不相同的。影响持续的时间也不一样。请您根据自己的情况，实事求是地回答下列问题。

生活事件名称	事件发生时间				性质		精神影响程度					影响持续时间				备注
	未发生	一年前	一年内	长期	好事	坏事	无影响	轻度	中度	重度	极重	三月内	半年内	一年内	一年以上	
家庭有关问题																
1. 恋爱或订婚																
2. 恋爱失败、破裂																
3. 结婚																
4. 自己（爱人）怀孕																
5. 自己（爱人）流产																
6. 家庭增添新成员																
7. 与爱人父母不和																
8. 夫妻感情不好																
9. 夫妻分居（因不和）																

续表

生活事件名称	事件发生时间				性质		精神影响程度				影响持续时间				备注
	未发生	一年前	一年内	长期	好事	坏事	无影响	轻度	中度	重度	极重	三月内	半年内	一年内	一年以上	
10. 夫妻两地分居（工作需要）																
11. 性生活不满意或独身																
12. 配偶一方有外遇																
13. 夫妻重归于好																
14. 超指标生育																
15. 本人（爱人）做绝育手术																
16. 配偶死亡																
17. 离婚																
18. 子女升学（就业）失败																
19. 子女管教困难																
20. 子女长期离家																
21. 父母不和																
22. 家庭经济困难																
23. 欠债 500 元以上																
24. 经济情况显著改善																
25. 家庭成员重病、重伤																
26. 家庭成员死亡																
27. 本人重病或重伤																
28. 住房紧张																
工作学习中的问题																
29. 待业、无业																
30. 开始就业																
31. 高考失败																
32. 扣发奖金或罚款																
33. 突出的个人成就																
34. 晋升、提级																
35. 对现职工作不满意																
36. 工作学习中压力大（如成绩不好）																
37. 与上级关系紧张																
38. 与同事、邻居不和																
39. 第一次远走他乡异国																

续表

生活事件名称	事件发生时间				性质		精神影响程度					影响持续时间				备注
	未发生	一年前	一年内	长期	好事	坏事	无影响	轻度	中度	重度	极重	三月内	半年内	一年内	一年以上	
40. 生活规律重大变动（饮食、睡眠规律改变）																
41. 本人退休离休或未安排具体工作																
社交及其他问题																
42. 好友重病或重伤																
43. 好友死亡																
44. 被人误会、错怪、诬告、议论																
45. 介入民事法律纠纷																
46. 被拘留、受审																
47. 失窃、财产损失																
48. 意外惊吓、发生事故、自然灾害																
49.																
50.																

正性事件值：

负性事件值：

总值：

家庭有关问题：

工作学习中的问题：

社交及其他问题：

第二节　应付方式问卷

一、背景和目的

Gentry（1983）曾较乐观地认为我们正趋向发展一门"应付科学"（Science of Coping）。这种意见是对 Pelietier 于 20 世纪 70 年代提出的"现代人类疾病一半以上与应激有关"这一观点认同的结果。因为，应付作为应激与健康的中介机制，对身心健康的保护起着重要的作用。如，有研究发现，个体在高应激状态下，如果缺乏社会支持和良好的应付方式，则心理损害的危险度可达 43.3%，为普通人群危险度的两倍。但是，当个体面对应激环境时，哪一类或哪一种应付方式是良好的应付方式？如何测量或评估个体的应付方式？虽然近十多年来，此类问题国外的研究较多，但目前似乎仍无统一的意见和工具。而国内有关应付与应付方式评估与测量工具的研究，根据所能查到的文献资料，发现较少有人涉足。本着积极开拓应付行为领域的研究，发展一套适合中国人使用的"应付方式问卷"的思想，我们参阅了国外部分被他们的同仁认为是较好的研究应付和防御时所用的问卷，并借助他们的经验和知识，同时，结合我们汉语的语言特点以及中国处事的一些行为习惯，编制了"应付方式问卷"。

二、量表编制与信度和效度检验

（一）编制"应付方式问卷"初稿：参考 Billings&moos（1980），Folkman&Lazrus（1980），Ilefld（1980），Ray&Lindop（1982），Bond&Gardner（1983）以及 Stone 和 Neale（1986）等人研究应付和防御时所用的问卷内容以及有关"应付"的理论思想，根据编制问卷的要求，首先按照逻辑法原则结合汉语的语言特点和我国为人处事的一些行为习惯，编制出"问卷"原始稿，并将原始稿送两位有关教授评阅。经评阅后再作修改，由此产生"问卷"初稿。

（二）"应付方式问卷"初稿在普通人群组中效度研究：

1. 样本

（1）样本量计算：研究最低样本量应在 93 以上。为提高样本代表性，实际研究中抽取了 250 名自愿受试者。

（2）抽样方法：根据工作方便和职业分布，抽取了四个整群样本以及少量院内患者的陪护。

（3）样本构成（以实际收回有效问卷计算）：人数：226；男：108；女：118；年龄：27.6±11.7。

2. 效度评估：采用因子分析，以检验和评估"问卷"初稿的构造效度。组成各因子条目的因素负荷取值在 0.35 或以上。

3. "问卷"修订：因子分析的结果显示，初稿中八个理论因子的条目主要集中在六个因子内，初稿中仅有 54% 的条目在所期望的因子内。根据这一结果，对"问卷"初稿进行修订，将未进入六个因子内的条目和因素负荷低于 0.35 的条目删除，对语义欠明确的条目进行修改。同时，增补部分新条目，由此，产生"问卷"修订稿。

（三）"应付方式问卷"修订稿在两个特定群体中的效度与信度研究：

1. 青少年学生组

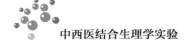

（1）样本

①样本量：样本量计算方法同普通人群组。为利于进行分层、整群随机抽样。实际研究中，受试样本量达 648 人。

②样本构成（以实际收回有效问卷计算）：人数：587；男：292；女：295；中学生：301；大学生：286；年龄：17.0±2.3。

（2）效度评估：采用因子分析，构成各因子条目的因素负荷取值在 0.35 或以上。

（3）信度评估：采用再测信检验法。在受试学生中，随机抽取 40 多名学生，间隔一周重测。六个应付因子重测相关系数分别为：r1＝0.72；r2＝0.62；r3＝0.69；r4＝0.72；r5＝0.67；r6＝0.72。

2. 神经症——对照组

样本：

（1）样本量：样本量计算方法同青少年学生组，其中神经症患者 97 例，配对的正常对照组 97 例，两组共 194 例，组成神经症——对照组。

（2）样本构成：人数：194；男：102；女：92；年龄：28.0±7.5。

3. 效度评估：采用因子分析，构成各因子条目的因素负荷取值在 0.35 或以上。

4. 信度评估：五个应付因子重测相关系数分别为：r1＝0.63；r2＝0.68；r3＝0.65；r4＝0.73；r5＝0.68。

（四）比较两组受试应付因子的组成和因子内部应付条目的一致性，以检验该问卷在不同群体中其应付因子和因子内应付条目的稳定性。

为便于比较，将青少年学生组忍耐与合理化合并为忍耐/合理化因子。两组受试各因子条目构成一致率见下表。

青少年学生组与神经症——对照组应付因子条目构成一致率比较表

青少年学生组：	解决问题	自责	求助	幻想	退避/合理化	总体
神经症对照组：	解决问题	自责	求助	幻想	退避/合理化	总体
一致率：	94%	57%	91%	73%	67%	76.5%

三、适用范围

1. 文化程度在初中和初中以上。

2. 年龄在 14 岁以上的青少年、成年和老年人。

3. 除痴呆和重性精神病之外的各种心理障碍患者。

四、使用方法与注意事项

1. "应付方式问卷"为自陈式个体应付行为评定量表。检查者将该问卷发给受检者后，要求受检者首先认真阅读指导语，然后根据自己的实际情况，逐条回答问卷每个项目提及的问题。答完问题后，当场收回。

2. 每个条目有两个答案"是"和"否"。如果选择"是"，则请继续对后面的"有效""比较有效""无效"作出评估；如果选择"否"则请继续下一个条目。

3. 评定的时间范围是指受检者近两年来的应付行为状况。

五、计分方法与结果解释

1. 量表分计分方法

"应付方式问卷"有六个分量表，每个分量表由若干个条目组成，每个条目只有两个答案"是"和"否"。计分分两种情况：

（1）除所列举的情况外，各个分量表的计分均为选择"是"，得"1"分，选择"否"，得"0"分；将每个项目得分相加，即得该分量表的量表分。

（2）在"解决问题"分量表中，条目19，在"求助"分量表中，条目36、39和42，选择"否"得"1"分，选择"是"得"0"分。

2. 计算各分量表的因子分。因子分计算方法如下：

$$分量表因子分 = \frac{分量表单项条目分之和}{分量表条目数}$$

3. 结果解释

（1）根据各分量表的因子分的值绘出应付方式因子廓图。

（2）根据廓图和各分量表因子分结果。

①解释受检个体或群体的应付方式类型和应付行为特点。

②比较不同受检个体或群体的应付行为差异。

③各分量表理论意义简析：应付因子间的相关分析发现"解决问题"与"退避"两应付因子的负相关程度最高。以此作为六个应付因子关系序列的两极，然后根据各因子与"解决问题"应付因子相关系数的大小排序，可将六个应付因子排出下列关系序列图：

退避→幻想→自责→求助→合理化→解决问题。

Vaillant（1975）等人研究应付时，认为应付行为可分为自恋型、不成熟型、神经症型和成熟型。如果以"解决问题"表示成熟的应付方式。"求助"与"合理性"因与"解决问题"呈正相关也归为成熟应付方式类，而与"解决问题"相反的

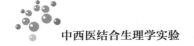

另一极的"退避"表示不成熟的应付方式，则该应付行为成熟等次序列的类型与Vaillant等人观点有相似之处。该结果提示，不同类型的应付行为可以反映人的心理发展成熟的程度。

研究结果还发现，个体应付方式的使用一般都在一种以上，有些人甚至在同一应激事件上所使用的应付方式也是多种多样。但每个人的应付行为类型仍具有一定的倾向性，这种倾向性构成了六种应付方式在个体身上的不同组合形式。这些不同形式的组合与解释为：

"解决问题—求助"：成熟型，这类受试者在面对应激事件或环境时，常能采取"解决问题"和"求助"等成熟的应付方式，而较少使用"退避""自责"和"幻想"等不成熟的应付方式，在生活中表现出一种成熟稳定的人格特征和行为方式。

"退避—自责"：不成熟型。这类受试在生活中常以"退避""自责"和"幻想"等应付方式应付困难和挫折，而较少使用"解决问题"这类积极的应付方式，表现出一种神经症性的人格特点，其情绪和行为均缺乏稳定性。

"合理化"：混合型，"合理化"应付因子既与"解决问题""求助"等成熟应付因子呈正相关，也与"退避""幻想"等不成熟应付因子呈正相关，反映出这类受试者的应付行为集成熟与不成熟的应付方式于一体，在应付行为上表现出一种矛盾的心态和两面性的人格特点。

（3）各分量表更全面和精确的理论意义和标准化的行为评估解释尚待进一步研究确认。

4. 每个条目答案后的单个应付方式的有效评估仅供实用性应付行为指导研究用。

六、应用价值与理论意义

1. 应用价值

（1）可以作为不同群体的应付行为研究的标准化工具之一。

（2）由于良好的应付方式有助于缓解精神紧张，帮助个体最终成功地解决问题，从而起到心理平衡、保护精神健康的作用。因此，评估个体或某个群体的应付行为，有助于为心理健康保健工作提供依据。

（3）用于不同群体应付行为类型和特点研究，为不同专业领域选拔人才提供帮助。

（4）用于不同群体应付行为类型和特点研究，为培养人才提供帮助。

（5）用于各种心理障碍的行为研究，为心理治疗和康复治疗提供指导。

（6）用于各种有心理问题人的行为研究，为提高和改善人的应付水平提供帮助。

2. 理论意义

个体从生到死无时不面临各种问题和挑战。通过努力来改变应激环境，并借此保护自身健康与生存的应付活动几乎存在于生活的各个方面和人生的每一个阶段，因此不论从临床医学还是从心理卫生的角度看，积极探索应付行为的产生机制和应付方式与健康的关系对于丰富发展心理治疗理论，完善和补充健康行为教育内容都有非常积极的意义。Vaillant 认为长期的精神健康可以通过了解受试者在面临环境危机时，习惯使用的自我防御类型来预测；而良好的应付方式有助于缓解精神紧张，帮助个体最终成功地解决问题，从而起到平衡心理和保护精神健康的作用已为许多研究所证实。但具体到哪一类或哪一种应付方式有助于保护精神健康？哪一类应付方式长期使用会损害精神健康以及究竟能否根据个体的习惯应付方式来评估和预测他的精神健康水平，目前尚无一致的意见，其中一个重要原因是研究方法和研究工具的不一致。开发一个适合中国人的文化背景、语言特点和行为习惯的应付方式研究量表，将有助于我们相对定式、定量、客观和较全面地研究我们的应付行为特征，以及这些特征的产生和变化与我们的其他心理生理特点、社会环境等因素的关系。同时，也有助于我们为心理健康教育、心理咨询和心理治疗等活动提供某一方面的理论指导。

七、"应付方式问卷"存在的问题

"应付方式问卷"（修订）虽然经过效度和信度的检验，但仍存在下列需要改进和完善的问题：1. 各因子条目组成的数量和分布不均衡；2. 部分条目的因子归属和因子条目的构成欠稳定；3. 个别条目的语义有重叠或意义欠清楚；4. 所能测量的应付行为的形式和类别还比较局限。由于存在以上的问题，所以，我们现在仍未建立一个普遍适用的正常因子分常模。研究用常模预计在近期内完成。Lindop 和 Gibson 认为，理想的应付量表不应特定于某些特殊的环境，而应普遍适用于多种情况；它所包含的内容不仅应有不同目的的应付，还应有应付的形式。它应该是全面的、综合的，在应用上又是简单明了的。他们承认，在目前所使用的应付量表中，没有一个满足这些要求。但上述目标，将是我们今后改进和完善的方向。

应付方式问卷

姓名_____　性别____　年龄____　文化_____　职业_____

籍贯_____　住址_____　编号_____

填表方法：此表每个条目有两个答案"是"和"否"。请您根据自己的情况在每一条目后选择一个：如果选择"是"，则请继续对后面的"有效""比较有效"

"无效"作出评估。

	是	否	有效	比较有效	无效
1. 能理智地应付困境 ……………………	○	○	○	○	○
2. 善于从失败中吸取经验 ………………	○	○	○	○	○
3. 制定一些克服困难的计划并按计划去做 ………	○	○	○	○	○
4. 常希望自己已经解决了面临的困难 …………	○	○	○	○	○
5. 对自己取得成功的能力充满信心 …………	○	○	○	○	○
6. 认为"人生经历就是磨难" ……………	○	○	○	○	○
7. 常感叹生活的艰难 ……………………	○	○	○	○	○
8. 专心于工作或学习以忘却不快 …………	○	○	○	○	○
9. 常认为"生死有命，富贵在天" ………	○	○	○	○	○
10. 常常喜欢找人聊天以减轻烦恼 …………	○	○	○	○	○
11. 请求别人帮助自己克服困难 …………	○	○	○	○	○
12. 常只按自己想的做，且不考虑后果 ………	○	○	○	○	○
13. 不愿过多思考影响自己情绪的问题 …………	○	○	○	○	○
14. 投身其他社会活动，寻找新寄托 …………	○	○	○	○	○
15. 常自暴自弃 …………………………	○	○	○	○	○
16. 常以无所谓的态度来掩饰内心的感受 ………	○	○	○	○	○
17. 常想"这不是真的就好了" …………	○	○	○	○	○
18. 认为自己的失败多系外因所致 …………	○	○	○	○	○
19. 对困难采取等待观望任其发展的态度 ………	○	○	○	○	○
20. 与人冲突，常是对方性格怪异引起 …………	○	○	○	○	○
21. 常向引起问题的人和事发脾气 …………	○	○	○	○	○
22. 常幻想自己有克服困难的超人本领 ………	○	○	○	○	○
23. 常自我责备 …………………………	○	○	○	○	○
24. 常用睡觉的方式逃避痛苦 ……………	○	○	○	○	○
25. 常借娱乐活动来消除烦恼 ……………	○	○	○	○	○
26. 常爱想些高兴的事来自我安慰 …………	○	○	○	○	○

27. 避开困难以求心中宁静 …………………… ○ ○ ○ ○ ○

28. 为不能回避困难而懊恼 …………………… ○ ○ ○ ○ ○

29. 常用两种以上的办法解决困难 …………… ○ ○ ○ ○ ○

30. 常认为没有必要那么费力去争成败 ……… ○ ○ ○ ○ ○

31. 努力去改变现状，使情况向好的一面转化 … ○ ○ ○ ○ ○

32. 借烟或酒消愁 …………………………… ○ ○ ○ ○ ○

33. 常责怪他人 ……………………………… ○ ○ ○ ○ ○

34. 对困难常采取回避的态度 ………………… ○ ○ ○ ○ ○

35. 认为"退后一步自然宽" …………………… ○ ○ ○ ○ ○

36. 把不愉快的事埋在心里 …………………… ○ ○ ○ ○ ○

37. 常自卑自怜 ……………………………… ○ ○ ○ ○ ○

38. 常认为这是生活对自己不公平的表现 …… ○ ○ ○ ○ ○

39. 常压抑内心的愤怒与不满 ………………… ○ ○ ○ ○ ○

40. 吸取自己或他人的经验去应付困难 ……… ○ ○ ○ ○ ○

41. 常不相信那些对自己不利的事 …………… ○ ○ ○ ○ ○

42. 为了自尊，常不愿让人知道自己的遭遇 …… ○ ○ ○ ○ ○

43. 常与同事、朋友一起讨论解决问题的办法 … ○ ○ ○ ○ ○

44. 常告诫自己"能忍者自安" ………………… ○ ○ ○ ○ ○

45. 常祈祷神灵保佑 ………………………… ○ ○ ○ ○ ○

46. 常用幽默或玩笑的方式缓解冲突或不快 …… ○ ○ ○ ○ ○

47. 自己能力有限，只有忍耐 ………………… ○ ○ ○ ○ ○

48. 常怪自己没出息 ………………………… ○ ○ ○ ○ ○

49. 常爱幻想一些不现实的事来消除烦恼 …… ○ ○ ○ ○ ○

50. 常抱怨自己无能 ………………………… ○ ○ ○ ○ ○

51. 常能看到坏事中有好的一面 ……………… ○ ○ ○ ○ ○

52. 自感挫折是对自己的考验 ………………… ○ ○ ○ ○ ○

53. 向有经验的亲友、师长求教解决问题的方法 ○ ○ ○ ○ ○

54. 平心静气，淡化烦恼 ……………………… ○ ○ ○ ○ ○

55. 努力寻找解决问题的办法 …………………… ○ ○ ○　　○　　○

56. 选择职业不当，是自己常遇挫折的主要原因 ○ ○ ○　　○　　○

57. 总怪自己不好 …………………………………… ○ ○ ○　　○　　○

58. 经常是看破红尘，不在乎自己的不幸遭遇 …… ○ ○ ○　　○　　○

59. 常自感运气不好 ………………………………… ○ ○ ○　　○　　○

60. 向他人诉说心中的烦恼 ………………………… ○ ○ ○　　○　　○

61. 常自感无所作为而任其自然 …………………… ○ ○ ○　　○　　○

62. 寻求别人的理解和同情 ………………………… ○ ○ ○　　○　　○

"应付方式问卷"（第三版）分量表构成与评分：

"应付方式问卷"（第三版）是在"应付方式问卷"（第二版）的基础上修订而成。该版注意改善了"应付方式问卷"中存在的一些问题，重点在各分量表的条目构成和分量表条目数的均衡性上进行了一些增补和修订。"应付方式问卷"（第三版）仍含六个分量表，各分量表的条目构成见下表：

"应付方式问卷"（第三版）分量表条目构成

分量表	分量表条目构成编号
1. 解决问题	1、2、3、5、8、-19、29、31、40、46、51、55
2. 自责	15、23、25、37、39、48、50、56、57、59
3. 求助	10、11、14、-36、-39、-42、43、53、60、62
4. 幻想	4、12、17、21、22、26、28、41、45、49
5. 退避	7、13、16、19、24、27、32、35、44、47
6. 合理化	6、9、18、20、30、33、38、52、54、58、61

评分方法：各分量表项目目前没有"-"者，选"是"得1分，有"-"者，选"否"得1分。

第三节 防御方式问卷（DSQ）

防御方式问卷（DSQ）是由 M. Bond（加拿大）于 1983 年编制的一种自评问卷，分别于 1986 年和 1989 年两次修订。现介绍的是最后一次修订的问卷。此问卷的目的是能收集较完整的防御机制资料，它适用于正常人及各种精神障碍。关于此量表的编制背景、理论根据、信度和效度问题，国内已有文献介绍，请参考应用。

一、项目及评定标准

DSQ 共包括 88 个项目（见附表），包括比较广泛的防御行为：即从成熟的直到不成熟的。每个项目均采用 1~9 的九级评定方法，较为细致。具体介绍如下：

1. 完全反对；2. 很反对；3. 比较反对；4. 稍微反对；5. 既不反对也不同意；6. 稍微同意；7. 比较同意；8. 很同意；9. 完全同意。

此处之程度，完全由评定者自己体会，即是否赞同条目对自己行为的描述，并无硬性规定。

二、评定注意事项

表格由评定对象自行填写，在评定前，应先由工作人员把总的评分方法和要求向受试者交代清楚（即弄清指导语）。待把问题确实弄清后，才能作出独立的、不受任何影响的自我评定。对于文化程度低的自评者，可由工作人员逐项念给他听，并以中性的态度，不带任何偏向地把问题本身的意思告诉他，最好用铅笔填写，一般填写需 30~40 分钟。

此外，在评定结束时，工作人员应仔细检查自评表，以免漏评或评定不明确者。此问卷测试的是习惯化的行为方式，评定的时间范围应适当延长。

三、统计指标

DSQ 的统计指标如下：

（一）四个因子分及因子均分

各因子分为其所属各防御机制之和。

$$因子均分 = \frac{因子分}{因子所属条目数}$$

因子均分反映的是评定者在某因子上自我主评价介于 1~9 的哪种程度。四个因子分别为成熟防御机制、中间型防御机制、不成熟防御机制、掩饰度。如越靠近 9 即应用某类机制的频度越大，其掩饰度则越小。

（二）各防御机制分及均分

各防御机制分为反映该机制项目评分之和

$$防御机制均分 = \frac{防御机制分}{防御机制所属条目数}$$

此指标目的在于了解评定者在某防御机制上，自我评价介于 1~9 的哪种程度，即越接近 9 应用此种防御机制的频度越大。

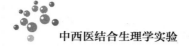

请注意，此问卷目前国内外尚无常模，研究时应设立对照组，实际应用时应参考相关文献。

廓图分析

因子1　不成熟防御机制（列出所属防御机制及反映相应防御机制条目，下同）

投射：4、12、25、36、55、60、66、72、87

被动攻击：2、22、39、45、54

潜意显现：7、21、27、33、46

抱怨：69、75、82

幻想：40

分裂：43、53、64

退缩：9、67

躯体化：28、62

因子2　成熟防御机制

升华：5、74、84

压抑：3、59

幽默：8、61、34

因子3　中间型防御机制

反作用形成：13、47、56、63、65

解除：71、78、88

制止：10、17、29、41、50

回避：32、35、49

理想化：51、58

假性利他：1

伴无能之全能：11、18、23、24、30、37

隔离：70、76、77、83

同一化：19

否认：16、42、52

交往倾向：80、86

消耗倾向：73、79、85

期望：68、81

因子4　掩饰因子

6、14、15、20、26、31、38、44、48、57

四、其他

以往了解防御机制的方法，主要是会谈和自传分析。应用问卷能够较全面、省时地收集较标准的资料，便于比较和研究。此问卷能够提供一个连续的心理社会成熟程度指标，不仅适用于研究常人的防御行为，也适用于各种精神障碍和躯体疾病患者的防御行为。防御机制不管是在疾病中可能是种病理心理机制，还是在缓解内心痛苦，减少应激时是种中介机制，在理论和实践中，怎么强调也不过分。加深防御机制的研究，问卷的不断完善，将对精神卫生工作具有较大的推动作用。

防御方式问卷（DSQ）

编号_____性别_____年龄_____文化程度_____

指导语：请仔细阅读每一个问题，然后根据自己的实际情况认真填写，不要去猜测怎样才是正确的答案，因为这里不存在正确或错误的问题，也无故意捉弄人的问题。每个问题有9个答案分别用1、2、3、4、5、6、7、8、9来表示：

1. 完全反对

2. 很反对

3. 比较反对

4. 稍微反对

5. 既不反对也不同意

6. 稍微同意

7. 比较同意

8. 很同意

9. 完全同意

注意：每个问题只能有一个答案，写上相应的数字。每个问题都要回答，把方法弄懂后再回答。反对＝不同意。

1. 我因帮助他人而获得满足，如果不这样做，我就会变得情绪抑郁。

2. 人们常说我是个脾气暴躁的人。

3. 在我没有时间处理某个棘手的事情时，我可以把它搁置一边。

4. 人们总是不公平地对待我。

5. 我通过做一些积极的或创见性的事情来摆脱自己的焦虑不安，如绘画、做木工活等。

6. 偶尔，我把一些今天该做的事情推迟到明天再做。

7. 我不知道为什么会遇到相同的受挫情境。

8. 我能够相当轻松地嘲笑我自己。

9. 我受到挫折时，表现就像个孩子。

10. 在维护我的利益方面，我羞于与人计较。

11. 我比我认识人中的大多数都强。

12. 人们往往虐待我。

13. 如果某人骗了我或偷了我的钱，我宁愿他得到帮助，而不是受惩罚。

14. 偶尔，我想一些坏得不能说出口的事情。

15. 偶尔，我因一些下流的笑话而大笑。

16. 人们说我像一只鸵鸟，把自己的头埋入沙中，换句话说，我往往有意忽视一些不愉快的事情。

17. 我常常不能竭尽全力地与人竞争。

18. 我常感到我比和我在一起的人强。

19. 某人正在想剥夺我所得到的一切。

20. 我有时发怒。

21. 我时常在某种内在力量的驱使下，不由自主地做出些行为。

22. 我宁愿饿死而不愿被迫吃饭。

23. 我常常故意忽视一些危险，似乎我是个超人。

24. 我以有贬低别人威望的能力而自豪。

25. 人们告诉我：我总有被害的感觉。

26. 有时感觉不好时，我就发脾气。

27. 当某些事情使我烦恼时，我常常不由自主地做出些行为。

28. 当遇事不顺心时，我就会生病。

29. 我是一个很有自制力的人。

30. 我简直就像一个不得志的艺术家一样。

31. 我不总是说真话。

32. 当我感到自尊心受伤害时，我就会回避。

33. 我常常不由自主地迫使自己干些过头的事情，以至于其他人不得不限制我。

34. 我的朋友们把我看作乡下佬。

35. 在我愤怒的时候，我常常回避。

36. 我往往对那些确实对我友好的人，比我应该怀疑的人保持更高的警惕性。

37. 我已学得特殊的才能，足以使我毫无问题地度过一生。

38. 有时，在选举的时候，我往往选那些我几乎不了解的人。

39. 我常常不能按时赴约。

40. 我幻想得多，可在现实生活中做得少。

41. 我羞于与人打交道。

42. 我什么都不怕。

43. 有时我认为我是个天使，有时我认为我是个恶魔。

44. 在比赛时，我宁要赢而不愿输。

45. 在我愤怒的时候，我变得很愿挖苦人。

46. 在我自尊心受伤害时，我就公开还击。

47. 我认为当我受伤害时，我就应该翻脸。

48. 我每天读报时，不是每个版面都读。

49. 我沮丧时，就会避开。

50. 我对性问题感到害羞。

51. 我总是感到我所认识的某个人像个保护神。

52. 我的处世哲学是："非礼勿信，非礼勿做，非礼勿视"。

53. 我认为：人有好坏之分。

54. 如果我的上司惹我生气，我可能会在工作中找麻烦或磨洋工，以报复他。

55. 每个人都和我对着干。

56. 我往往对那些我讨厌的人表示友好。

57. 如果我乘坐的飞机一个发动机失灵，我就会非常紧张。

58. 我认识这样一个人，他什么都能做而且做得合理正直。

59. 如果我感情的发泄会妨碍我正从事的事业，那么我就能控制住它。

60. 一些人正在密谋要害我。

61. 我通常可以看到恶境当中好的一面。

62. 在我不得不去做一些我不愿做的事情时，就头痛。

63. 我常常发现我对那些理应仇视的人，表示很友好。

64. 我认为："人人都有善意"是不存在的，如果你不好，那么你一切都不好。

65. 我决不会对那些我讨厌的人表示愤怒。

66. 我确信生活对我是不公正的。

67. 在严重的打击下，我就会垮下来。

68. 在我意识到不得不面临一场困境的时候，如考试、招工会谈，我就试图想象它会如何，并计划出一些方法去应付它。

69. 医生们决不会真的弄清我患的是什么病。

70. 当某个和我很亲近的人死去时，我并不悲伤。

71. 在我为了利益和人争斗之后，我往往因为我的粗鲁而向人道歉。

72. 发生与我有关的大部分事情并不是我的责任。

73. 当我感觉情绪压抑或焦虑不安时，吃点东西，可以使我感觉好些。

74. 勤奋工作使我感觉好些。

75. 医生不能真的帮我解决问题。

76. 我常听人们说我不暴露自己的感情。

77. 我认为，人们在看电影、戏剧或书籍时所领悟的意义，比这些作品所要表达的意义要多。

78. 我感觉到我有一些不由自主要去做的习惯或仪式行为，并给我带来很多麻烦。

79. 当我紧张时，就喝酒或吃药。

80. 当我心情不愉快时，就想和别人待在一起。

81. 如果我能够预感到我会沮丧的话，我就能更好地应付它。

82. 无论我怎样发牢骚，从未得到过满意的结果。

83. 我常常发现当环境要引起我强烈的情绪反应时，我就会麻木不仁。

84. 忘我地工作，可使我摆脱情绪上的忧郁和焦虑。

85. 紧张的时候，我就吸烟。

86. 如果我陷入某种危机时，我就会寻找另一个和我具有同样命运的人。

87. 如我做错了事情，不能受责备。

88. 如果我有攻击他人的想法，我就感觉有种做点事情的需要，以转移这种想法。

第四节　特质应对方式问卷（TCSQ）

一、背景和目的

应对（coping）是心理应激过程的重要中介因素，与应激事件性质以及应激结果均有关系。但目前的应对概念是多维度的，有非常丰富而又不统一的内涵，例如从应对活动的主体角度看，应对涉及个体的心理活动（如再评价）、行为操作（如回避）和躯体变化（如放松）；从应对活动与应激过程的关系看，应对涉及应激各个环节，包括生活事件（如面对、回避、问题解决）、认知评价（如自责、幻想、淡化）、社会支持（如求助、倾诉、隔离）和心身反应（如放松、烟酒、服药）；从应对活动的指向性看，有针对问题的应对和针对情绪的应对；等等。因此，应对的分类和测定绝非易事。

问卷作者自 20 世纪 80 年代开始尝试应对评定，至 90 年代初形成 16 项应对条目，所依据的思路是：在应对活动的多维度属性基础上，可以筛选出这样的条目，它们既具有在不同应激过程中的跨情景一致性或个性特质属性，又对个体的心身健康有比较稳定的影响。为此，问卷作者用特质法构题、效标考察法筛选和因素分析法验证的方法，经多次修订，在国内最先报告了 16 项应对条目。具体做法是，条目的设计参考 Folkman 的方法，根据心理防御机制的内容，尽可能收集各次心理病因学调查中所获得的各种相对稳定的应对行为或认知活动内容作为基础条目；通过反复预试，筛选那些与应激反应效标变量如 SCL-90 等有关的条目；最后通过因素筛选确定积极和消极应对分类。这样形成的应对条目有以下特点：①有一定的跨情景一致性；②与某些个性特征相关；③与心身健康相关；④作为前三者的结果，各条目内容以针对情绪应对为主。总之，本组应对条目反映的是个体具有特质属性的并与健康有关的那部分应对方式，故称为特质应对条目（问卷）。

二、信、效度检验

原 16 条特质应对条目已有多种小范围的信、效度报告。此后又以大样本做了进一步信、效度考察。在按相同的方法增补 4 个条目，并改用 1~5 五级计分以后，将该特质应对问卷分别使用于多种人群合计 2751 例，以同样的方法作系统的分析。通过因素分析获两个成分，即消极应对（NC）和积极应对（PC），各包含 10 个条目，所有条目在各自因素上的负荷均大于 0.45。NC 和 PC 的相关系数仅 -0.09，呈低相关性，说明两者不属于一个维度。NC 和 PC 的克伦巴赫 α 系数分别为 0.69 和 0.70；129 名被试者四周后重测相关系数分别为 0.75 和 0.65；129 名被试者在自测的同时还请其家属按条目内容另行单独对被试者作出评估，结果本人与亲属测定结果的相关系数分别为 0.75 和 0.73。137 名被试者同时测查 SCI-90，其中 NC 与 SCL-90 总分和各因子分有高度正相关（p<0.01），PC 与 SCI-90 总分和各因子无相关，76 名被试同时测查 EPQ，NC 与 EPO 的 N 分有高度正相关（p<0.01）；PC 与 EPO 的 E 分有正相关（p<0.05）。以上所有结果都与原 16 个条目的情况一致，还增加了一些新的信、效度证据，如本人与亲属测定结果有高相关性等，显示该特质应对问卷有合适的信、效度支持，在心理病因学研究方面可推广使用。

三、使用方法

特质应对问卷通常在生活事件问卷之后使用，但也可以作为一种独立的心理变量进行测试，被试者对每一个条目作出 1~5 五级选择回答以后，其中消极应对 NC 由 2、4、6、7、10、12、13、17、19 各条目累计得分；PC 由 1、3、5、8、9、11、14、15、18、20 各条目累计得分。作者测定 1305 例健康人群的均值为 NC＝30.26±18.74，PC＝21.25±7.14；1184 例综合性医院各类病人的均值为 NC＝30.22±18.74，

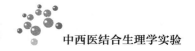

$PC = 23.58 \pm 8.41$。

应用价值及注意事项：该项特质应对评定方法在国内开发较早，10 多年来在各种文献中被引用，证明该应对评估方法有助于对团体应激水平的了解，在各种病包括肿瘤、非溃疡性消化不良、心律失常、失眠等的病因学研究中有意义。由于特质应对问卷的界定已如前述，它与个性特质以及与心身健康有关，但不反映应对活动的全貌，故可能更适宜在有关于健康的各种研究课题中使用。另外，本问卷中消极应对 NC 的病因学意义大于积极应对 PC，与之对应的是后者的跨情景一致性也稍低于前者，在使用中也应予以注意。

特质应对方式问卷（TCSQ）

指导语：当您遇到平日里的各种困难或不愉快时（也就是遇到各种生活事件时），您往往是如何对待的？

　　　5　　　4　　　3　　　2　　　1
　　肯定是 5　　　　　　　　　　　　　　　　肯定不是

1. 能尽快地将不愉快忘掉 ☐ ☐ ☐ ☐
2. 易陷入对事件的回忆和幻想之中而不能摆脱 ☐ ☐ ☐ ☐
3. 当作事情根本未发生过 ☐ ☐ ☐ ☐
4. 易迁怒于别人而经常发脾气 ☐ ☐ ☐ ☐
5. 通常向好的方面想，想开些 ☐ ☐ ☐ ☐
6. 不愉快的事很容易引起情绪波动 ☐ ☐ ☐ ☐
7. 喜欢将情绪压在心底里不让其表现出来，但又忘不掉 ☐ ☐ ☐ ☐
8. 通常与类似的人比较，就觉得算不了什么 ☐ ☐ ☐ ☐
9. 能较快将消极因素化为积极因素，例如参加活动 ☐ ☐ ☐ ☐
10. 遇烦恼的事很容易想悄悄地哭一场 ☐ ☐ ☐ ☐
11. 旁人很容易使你重新高兴起来 ☐ ☐ ☐ ☐
12. 如果与人发生冲突，宁可长期不理对方 ☐ ☐ ☐ ☐
13. 对重大困难往往举棋不定，想不出办法 ☐ ☐ ☐ ☐
14. 对困难和痛苦能很快适应 ☐ ☐ ☐ ☐
15. 相信困难和挫折可以锻炼人 ☐ ☐ ☐ ☐
16. 在很长的时间里回忆所遇到的不愉快事 ☐ ☐ ☐ ☐
17. 遇到难题往往责怪自己无能而怨恨自己 ☐ ☐ ☐ ☐
18. 认为天底下没有什么大不了的事 ☐ ☐ ☐ ☐
19. 遇苦恼事喜欢一个人独处 ☐ ☐ ☐ ☐
20. 通常以幽默的方式化解尴尬局面 ☐ ☐ ☐ ☐

第五节 简易应对方式问卷
（Simplified Coping Style Questionnaire）

Joff 等人指出，应对是个体对现实环境变化有意识、有目的和灵活的调节行为。Martin 指出，应对的主要功能是调节应激事件作用，包括改变对应激事件的评估，调节与事件有关的躯体或情感反应。个体的应对方式与心身健康之间的关系已成为临床心理学研究的重要内容。

国外发展了不少应对方式的评估方法，如由 Folkman 和 Lararus 编制的应对方式问卷（ways of coping questionnaire，WCQ）等应用较广和有代表性的方法。但由于文化背景的差异，国外的量表并不完全适合于我国人群。此外，虽然应对方式多种多样，但不同研究者提出的应对方式都有某些共同特点，即有的应对方式积极的成分较多，如寻求支持、改变价值观念体系，而有的则以消极的成分为主，如回避、发泄。因此，在国外应对方式量表基础上，根据实际应用的需要，结合我国人群的特点编制了简易应对方式问卷。

简易应对方式问卷由积极应对和消极应对两个维度（分量表）组成，包括 20 个条目。积极应对维度由条目 1~12 组成，重点反映了积极应对的特点，如"尽量看到事物好的一面"和"找出几种不同的解决问题的方法"等；消极应对维度由条目 13~20 组成，重点反映了消极应对的特点，如"通过吸烟喝酒来消除烦恼"和"幻想可能会发生某种奇迹改变现状"。

问卷为自评量表，采用多级评分，在每一应对方式项目后，列有不采用、偶尔采用、有时采用和经常采用 4 种选择（相应的评分为 0、1、2、3），由受试者根据自己情况选择好一种作答。结果为积极应对维度平均分和消极应对维度平均分。临床应用时还应进一步分析各条目回答评分情况。

信度：量表的重测相关系数为 0.89，α 系数为 0.90；积极应对分量表的 α 系数为 0.89，消极应对分量表的 α 系数为 0.78。

效度：采用主成分分析法提取因子，并对因子模型做方差极大斜交旋转。因素分析结果表明，应对方式项目确实可以分出"积极"和"消极"应对两个因子，与理论构想一致。人群测试表明简易应对问卷反映出人群不同应对方式特征及其与心理健康之间的关系。积极应对评分较高时，心理问题或症状分低；而消极应对评分高时，心理问题或症状评分也高。应对方式评分与心理健康水平显著相关。

应用此量表测查了城市不同年龄、性别、文化和职业的人群 846 人，其中男性 514 人，女性 332 人，年龄范围从 20 岁至 65 岁，平均 38 岁。职业以工人（85 人）、干部和技术员（374 人）及大学生（327 人）为主，其他（60 人）。文化程度从小学到大学，其中小学 44 人，初中 112 人，高中和中专 292 人、大学 398 人。样本的积极应对维度平均分为 1.78，标准差为 0.52；消极应对维度平均分为 1.59，标准差为 0.66。深入分析表明，不同年龄、性别、文化和职业人群的应对方式特点有显著差异，不同人群的应对方式特点需要进一步研究。

有必要指出，所谓积极和消极是相对的。并不是积极的应对方式就一定有积极的效果，或者消极的应对方式就产生消极的后果，如"接受现实"和"自己安慰自己"被归为消极怨慰，但其却有着缓解挫折打击的作用。不同应对方式，在不同时间和情景，在不同的人身上，会有不同的结果，这是需要进一步深入研究的问题。

简易应对方式问卷

说明：以下列出的是当你在生活中经受到挫折打击时或遇到困难时可能采取的态度和做法。请你仔细阅读每一项，然后在右边选择回答，"不采取"为 0，"偶尔采取"为 1，"有时采取"为 2，经常采取为 3，请在最适合你本人情况的数字上打钩。

遇到挫折和打击时可能采取的态度和方法	不采取	偶尔采取	有时采取	经常采取
1. 通过工作学习或一些其他活动解脱	□	□	□	□
2. 与人交谈，倾诉内心烦恼	□	□	□	□
3. 尽量看到事物好的一面	□	□	□	□
4. 改变自己的想法，重新发现生活中什么重要	□	□	□	□
5. 不把问题看得太严重	□	□	□	□
6. 坚持自己的立场，为自己想得到的斗争	□	□	□	□
7. 找出几种不同的解决问题的方法	□	□	□	□
8. 向亲戚朋友或同学寻求建议	□	□	□	□
9. 改变原来的一些做法或自己的一些问题	□	□	□	□
10. 借鉴他人处理类似困难情景的办法	□	□	□	□
11. 寻求业余爱好，积极参加文体活动	□	□	□	□
12. 尽量克制自己的失望、悔恨、悲伤和愤怒	□	□	□	□
13. 试图休息或休假，暂时把问题（烦恼）抛开	□	□	□	□
14. 通过吸烟、喝酒、服药和吃东西来解除烦恼	□	□	□	□

15. 认为时间会改变现状，唯一要做的便是等待　□　□　□　□

16. 试图忘记整个事情　□　□　□　□

17. 依靠别人解决问题　□　□　□　□

18. 接受现实，因为没有其他办法　□　□　□　□

19. 幻想可能会发生某种奇迹改变现状　□　□　□　□

20. 自己安慰自己　□　□　□　□

第六节　医学应对问卷（MCMQ）

一、背景、目的

不同疾病的病人是否存在不同的应对策略，不同的应对策略是否影响疾病的进程。有关这些问题显然是心身医学所感兴趣的。Feifel H 等编制的医学应对问卷（Medical CopingModes Questionnaire，MCMQ）是为数有限的专用于病人的应对量表，国内初步将其试用于癌症、手术、慢性肝炎和妇科病人，显示有一定的分析意义。该问卷简明、扼要，所包含的三类应对策略——"面对（或斗争）""回避"和"屈服（或接受）"符合人们面临危险事件时的基本反应方式，也容易解释。

但是，由于应对是多维度的概念，应对方式又受个体本身、事件性质、周围环境等多因素制约，故 MCMQ 在上述国内不同样本中通过因素筛选形成的分类有较大差异，这就限制了 MCMQ 在国内的推广应用。为此，作者通过分层取样，以特定的各类临床病人 650 例为对象（包括癌症 100 例、慢性肝炎和肝硬化 92 例、心脑血管病 175 例、消化性溃疡 60 例、糖尿病 43 例、慢性支气管炎 64 例、慢性肾病 42 例、神经症 39 例和慢性皮肤病 35 例），对 MCMQ 进行标准化分析。

MCMQ 原文及背景材料由 Feifel 本人提供，原文含 19 条目。根据背景材料，由三位医学心理工作者分别翻译，然后结合作者以往工作中已使用的中译本，逐条加以对照讨论修正后形成正式 MCMQ 中文条目。原问卷的"屈服"因子仅含 4 个条目，这次按原意另增一条目，故中文本含 20 条目。

二、信、效度检验

650 例病人的 MCMQ 中文本测查结果通过因素分析获得三个因素。除 2 个条目互换位置外，该三因素的条目构成与原作者基本相同，故仍将其命名为面对（con-

fronce)、回避（avoidance）和屈服（resignation）。各条目相应的因素负荷值均>0.35；条目与因素相关分析显示各条目与相应的因素分呈高相关而与另两个因素分则呈低相关；三个因素的 α 系数分别为 0.69、0.60 和 0.76。各因素两两相关系数均较低："面对"与"回避"0.14，"面对"与"屈服"0.05，"回避"与"屈服"0.03。36 例 4 周后三项因素分的重测相关系数分别为 0.66、0.85 和 0.69。以上所有结果结合以往文献均显示中文 MCMQ，信、效度尚满意。

三、使用方法

MCMQ 由病人按指导语自行填写，病人按照自己情况在各条目后面所附的 4 项答案中选取一项。各项目按 1~4 四级计分，其中有 8 个条目须反评计分。"面对"量表分由 1、2、5、10、12、15、16、19 各条目分累计；"回避"量表分由 3、7、8、9、11、14、17 各条目分累计；"屈服"量表分由 4、6、13、18、20 各条目分累计。650 例各类病人的结果为"面对" = 19.48±3.81（X±SD）、"回避" = 14.44±2.97、"屈服" = 8.81±3.17。

四、应用价值及注意事项

Fefeil H 等曾将 MCMQ 使用于致命性疾病病人和非致命性慢性病病人，发现"面对""回避"和"屈服"三种应对策略与病人的人口学、疾病以及心理方面等多种变量有联系，例如那些康复希望渺小的疾病病人可能更多地采用"屈服（接受）"应对策略。国内各文也显示，"回避"策略似乎有利于癌症病人的心身健康；"屈服"与上腹部手术病人术前焦虑和术后多项消极体验指标成正相关，而"面对"也与术后肠道排气时间和止痛药用量成正相关；住院肝硬化病人倾向于使用面对（求助/关注）和屈服（失望）应对策略等，对 650 例各种病人的应对量表分均值综合分析显示：女性较男性、50~59 岁较 30 岁以下及 70 岁以上、高中以上文化较高中以下文化、糖尿病及慢性肾病较溃疡病等、病期 2 个月以下较 2 个月以上等各组别的"面对"量表分为高；39 岁以下较 39 岁以上、大学文化较大学以下文化、慢性肝病及神经症较心脑血管病等各组别的"回避"量表分为高；女性较男性、50 岁以上较 50 岁以下、小学文化较小学以上文化、农民较干部、神经症及皮肤病较溃疡病等、病期越长较病期越短各组别的"屈服"量表分为高。（以上均 $p < 0.01$）可见 MCMQ 在临床病人的疾病应对方式研究中具有使用价值。

医学应对问卷（MCMQ）

姓名：_____ 性别：____ 年龄：____ 职业：_____
文化：_____ 诊断：_____
说明：下面列出一些问题，以了解您的某些想法、感受和行为，这些想法、感受和行为与您目前所患的疾病有关，请在每一问题后的四个答案中选取与您的实际情况最接近的一个打钩。

1. 你在多大程度上希望自己参与作出各种治疗决定？（-）
   （1）非常希望　　（2）中等希望　　（3）有点希望　　（4）不希望
2. 你是否经常想与亲戚朋友谈论你的疾病？
   （1）不想　　　　（2）有时想　　　（3）经常想　　　（4）总是想
3. 在讨论你的疾病的时候，你是否经常发现自己却在考虑别的事情？
   （1）从不这样　　（2）有时这样　　（3）经常这样　　（4）总是这样
4. 你是否经常觉得自己要完全恢复健康是没有指望的？（-）
   （1）总是这样　　（2）经常这样　　（3）有时这样　　（4）从不这样
5. 几个月来，你从医生、护士等懂行的人那里得到多少有关疾病的知识？
   （1）极少　　　　（2）一些　　　　（3）较多　　　　（4）很多
6. 你是否经常觉得，因为疾病，自己对今后各方面的事不关心了？
   （1）从不这样　　（2）有时这样　　（3）经常这样　　（4）总是这样
7. 你在多大程度上愿意与亲友谈别的事，因为你没有必要老去考虑疾病？
   （1）极低程度　　（2）一定程度　　（3）相当程度　　（4）很大程度
8. 在多大程度上你的疾病使你以更积极的态度去考虑生活中的一些事？
   （1）极低程度　　（2）一定程度　　（3）相当程度　　（4）很大程度
9. 当想到自己的疾病时，你是否会做些别的事情来分散自己的注意力？（-）
   （1）总是这样　　（2）经常这样　　（3）有时这样　　（4）从不这样
10. 你是否经常向医生询问，对于你的疾病你该如何去做？（-）
   （1）总是这样　　（2）经常这样　　（3）有时这样　　（4）从不这样
11. 当亲戚朋友与你谈起你的疾病时，你是否经常试图转换话题？
   （1）总是这样　　（2）经常这样　　（3）有时这样　　（4）从不这样
12. 近几个月，你从书本、杂志、报纸上了解多少有关你的疾病的信息？（-）
   （1）很多　　　　（2）较多　　　　（3）一些　　　　（4）极少
13. 你是否经常觉得自己要向疾病屈服了？
   （1）总是这样　　（2）经常这样　　（3）有时这样　　（4）从不这样
14. 在多大程度上你想忘掉你的疾病？
   （1）极低程度　　（2）一定程度　　（3）相当程度　　（4）很大程度
15. 关于疾病，你向医生问了多少问题？
   （1）没有　　　　（2）一些　　　　（3）较多　　　　（4）很多
16. 遇到患有同样疾病的人，通常你会与他谈论多少有关疾病的细节？
   （1）极少　　　　（2）一些　　　　（3）较多　　　　（4）很多

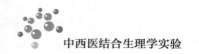

17. 你是否经常以看电影、电视等方式来分散自己对疾病的注意？

  （1）从不这样 （2）有时这样 （3）经常这样 （4）总是这样

18. 你是否经常觉得自己对疾病无能为力？（-）

  （1）总是这样 （2）经常这样 （3）有时这样 （4）从不这样

19. 亲朋好友向你询问病情时，你是否经常与他谈许多病情细节？（-）

  （1）总是这样 （2）经常这样 （3）有时这样 （4）从不这样

20. 对于你的疾病，你是否经常感到自己只能听天由命？

  （1）从不这样 （2）有时这样 （3）经常这样 （4）总是这样

注：（-）者为反评题

第七节　社会支持评定量表

  学术界对社会关系与健康的关系已有了很长时间的研究。早在上个世纪，法国社会学家 Durklieim 就发现社会联系的紧密程度与自杀有关。本世纪以来，社会流行学研究表明，社会隔离或社会结合的紧密程度低的个体身心健康的水平较低，而死亡率则较高。在各年龄组，缺乏稳定婚姻关系和社会关系较孤立的个体易患结核病、意外事故和精神疾病，如精神分裂症，且死亡率高于有稳定婚姻关系者。对精神疾病患者的研究发现，与正常人比较，精神分裂症患者的社交面较窄，一般仅限于自己的亲人，而神经症患者社交活动少，社会关系松散。老年人如果有较密切的社会关系，则可以有效地减少抑郁症状。20 世纪 70 年代初，精神病学文献中引入社会支持（social support）的概念，社会学和医学用定量评定的方法，对社会支持与身心健康的关系进行大量的研究。多数学者认为，良好的社会支持有利于健康，而劣性社会关系的存在则损害身心健康。社会支持一方面对应激状态下的个体提供保护，即对应激起缓冲作用，另一方面对维持一般的良好情绪体验具有重要意义。

  为了提供评定社会支持的工具，肖水源于 1986 年设计了一个十条的《社会支持评量表》并在小范围内试用，1990 年又根据使用情况进行了小规模修订，现对该量表设计的理论基础、使用方法和实际使用情况作一些简单介绍。

一、量表设计的理论基础

  到目前为止，社会支持一词仍没有一个统一的概念。在早期的一些研究主要以社会结构因素（如婚姻关系）来衡量社会关系，近年来则有越来越多的学者趋向于分析不同来源和不同性质的支持与健康的关系。

  一般认为，社会支持从性质上可以分为两类，一类为客观的、可见的或实际的支持，包括物质上的直接援助和社会网络、团体关系的存在和参与，后者是指稳定的婚姻（如家庭、婚姻、朋友、同事等）或不稳定的社会联系如非正式团体、暂时性的社会交际等的大小和可获得程度，这类支持独立于个体的感受，是客观存在的现实。另一类是主观的、体验到的情感上的支持，指的是个体在社会中受尊重、被支持、理解的情感体验和满意程度，与个体的主观感受密切相关。对这两类支持的重要性，不同的学者有不同的看法，多数学者认为感受到的支持比客观支持更有意义，因为虽然感受到的支持并不是客观现实，但是"被感知到的现实却是心理的现实，而正是心理的现实作为实际的（中介）的变量影响人的行为和发展"。

然而，这并不等于说客观支持没有意义。实际上，虽然主观体验到的社会支持存在较大的个体差异，但是它总是有一定的客观基础的。因此，国外较有影响的社会支持问卷一般仍采用多轴评价的方法。例如：Sarason 等（1981）的社会支持问卷（social support questionnaire，SSQ）共有 27 个条目，分为两个维度：社会支持的数量，即在需要的时候能够依靠别人的程度，主要涉及客观支持；对所获得的支持的满意程度，评定的是对支持的主观体验。Andrews（1978）在一项城市社区研究中，应用的社会支持问卷共有 16 个项目，分为三个部分，即危机情况下的支持（crisis support）、邻居关系和团体参与。Hendeson 等（1981）的社会交往调查表（interview schedule for social interaction，ISSI）分为社会支持的可利用度和自我感觉到的社会关系的适合程度两个维度。

除实际的客观支持和对支持的主观体验外，本文作者（1987）还提出，社会支持的研究还应包括个体对支持的利用情况。个体对社会支持的利用存在着差异，有些人虽可获得支持，却拒绝别人的帮助，并且，人与人的支持是一个相互作用的过程，一个人在支持别人的同时，也为获得别人的支持打下了基础。因此，对社会支持的评定有必要把对支持和利用情况作为社会支持的第三个维度（前述 ISSI 评定的可利用度是指可以利用的客观资源，与我们所说的对支持的主动利用不同）。

自 20 世纪 80 年代初以来，我国心理卫生工作者在研究中开始大量使用评定量表，有的直接移植国外的量表或稍加修订，有的则在参考国外文献的基础上设计新的问卷，但未见有评定社会支持的量表。由于 SSQ 和 ISSI 等国外流行的问卷条目繁多，且其中相当一部分条目不太符合中国国情。考虑到我国受试者的文化素质一般较西方国家低，对问卷调查不习惯，且在我国的心理卫生研究中，问卷和条目的数量有越来越多的趋势，因此，我们本着有效和简洁的原则，在参考国外有关资料的基础上，自行设计了只有十个条目的《社会支持评定量表》，该量表包括客观支持（3 条）、主观支持（4 条）和对社会支持的利用度（3 条）等三个维度。

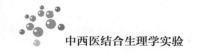

二、量表的研究应用

据不完全统计，自 1986 年以来，《社会支持评定量表》已在国内二十多项研究中应用，并被译为日文用于一项国际协作研究。从反馈回来的意见看，该问卷的设计基本合理，条目易于理解无歧义，具有较好的信度和效度。

作者（1987）试用《社会支持评定量表》对 128 名二年级大学生进行测试，量表总分为 34.56 ± 13.73 分，两个月重测总分一致性 $R = 0.92$（$P < 0.01$），各条目一致性 Rl-10 在 0.89 ± 0.94 之间，表明该问卷具有较好的重测信度。

国外研究表明，社会支持对身心健康有显著的影响，即社会支持的多少可以预测个体身心健康的结果。从已有的研究结果看，《社会支持评定量表》的测定结果与身心健康结果具有中等程度的相关性，即该量表具有较好的预测效度（predictive validity）。汪向东等（1988）将该量表应用于对深圳移民的心理健康研究，发现本地组社会支持总分（33.77 ± 0.68）高于迁居组（36.78 ± 13.73，两组比较 $P < 0.01$）。SCL-90 代表的心理健康水平与迁居组社会支持总分呈显著负相关，多元回归分析发现迁居组的心理健康水平主要与深圳居住时间、迁居态度和社会支持状态有关。解亚林等（1993）分析社会及心理因素与少数民族大学生心理健康水平的关系，发现《社会支持评定量表》的三个维度都与 SCL-90 症状呈负相关，其中主观支持和对支持和利用度与症状的相关显著。以大学生 SCL-90 总症状指数大于 2 分为划界进行两类判别，《社会支持评定量表》的利用度进入差别方程，成为预测大学生心理健康水平的四个社会与心理因素之一，表明对社会支持的利用度确实与精神健康相关，是社会支持的一个重要组成部分。肖水源等（1991，1992）应用病例配对方法研究应激、社会支持等社会与心理因素对消化性溃疡的影响，发现患者的社会支持总分低于配对的正常组（$P < 0.01$），表明社会支持水平与消化性溃疡的发生与复发可能有一定的关系。用该量表分析 100 例消化性溃疡患者社会支持水平与心理健康水平的关系，发现社会支持总分与 SCL-90 评分呈负相关，相关系数为 -0.1848（$P < 0.05$）。SCL-90 总痛苦水平为因变量，社会人口学资料、生活事件、社会支持、病期、并发症等因素为自变量作多元逐步回归分析，结果社会支持是进入回归方程的四个因素之一。

三、量表计分方法

（一）社会支持评定量表条目计分方法

1. 第 1~4，8~10 条：每条只选一项，选择 1、2、3、4 项分别计 1、2、3、4 分。

2. 第 5 条分 A、B、C、D 四项计总分，每项从无到全力支持分别计 1~4 分。

3. 第 6、7 条如回答"无任何来源"则计 0 分，回答"下列来源"者，有几个来源就计几分。

（二）社会支持评定量表分析方法

1. 总分：即十个条目计分之和。

2. 客观支持分：2、6、7 条评分之和。

3. 主观支持分：1、3、4、5 条评分之和。

4. 对支持的利用度分：8、9、10 条。

社会支持评定量表

姓名：_____　性别：____年龄：____（岁）

文化程度：_____　职业：_____　婚姻状况：____

住址或工作单位：_____　填表日期：____年____月____日

指导语：下面的问题用于反映您在社会中所获得的支持，请按各个问题的具体要求，根据您的实际情况写。谢谢您的合作。

1. 您有多少关系密切，可以得到支持和帮助的朋友？（只选一项）

　　（1）一个也没有　　（2）1~2 个　　（3）3~5 个　　（4）6 个或 6 个以上

2. 近一年来您：（只选一项）

　　（1）远离家人，且独居一室。

　　（2）住处经常变动，多数时间和陌生人住在一起。

　　（3）和同学、同事或朋友住在一起。

　　（4）和家人住在一起。

3. 您与邻居：（只选一项）

　　（1）相互之间从不关心，只是点头之交。

　　（2）遇到困难可能稍微关心。

　　（3）有些邻居都很关心您。

　　（4）大多数邻居都很关心您。

4. 您与同事：（只选一项）

　　（1）相互之间从不关心，只是点头之交。

　　（2）遇到困难可能稍微关心。

　　（3）有些同事很关心您。

　　（4）大多数同事都很关心您。

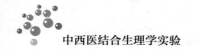

5. 从家庭成员得到的支持和照顾：

	无	极少	一般	全力支持
A. 夫妻（恋人）				
B. 父母				
C. 儿女				
D. 兄弟姐妹				
E. 其他成员（如嫂子）				

6. 过去，在您遇到急难情况时，曾经得到的经济支持和解决实际问题的帮助的来源有：

（1）无任何来源。

（2）下列来源（可选多项）：

A. 配偶；B. 其他家人；C. 亲戚；D. 朋友；E. 同事；F. 工作单位；G. 党团工会等官方或半官方组织；H. 宗教、社会团体等非官方组织；I. 其他（请列出）

7. 过去，在您遇到急难情况时，曾经得到的安慰和关心的来源有：

（1）无任何来源。

（2）下列来源（可选多项）：

A. 配偶；B. 其他家人；C. 朋友；D. 亲戚；E. 同事；F. 工作单位；G. 党团工会等官方或半官方组织；H. 宗教、社会团体等非官方组织；I. 其他（请列出）

8. 您遇到烦恼时的倾诉方式（只选一项）：

（1）从不向任何人倾诉。

（2）只向关系极为密切的 1~2 个人倾诉。

（3）如果朋友主动询问您会说出来。

（4）主动倾诉自己的烦恼，以获得支持和理解。

9. 您遇到烦恼时的求助方式（只选一项）：

（1）只靠自己，不接受别人帮助。

（2）很少请求别人帮助。

（3）有时请求别人帮助。

（4）有困难时经常向家人、亲友、组织求援。

10. 对于团体（如党团组织、宗教组织、工会、学生会等）组织活动，您（只选一项）：

（1）从不参加　　　　　　　　（2）偶尔参加

（3）经常参加　　　　　　　　（4）主动参加并积极活动

第八节　人际信任量表

Interpersonal Trust Scale

（Rotter，1976，1971）

一、简介

本量表用于测查受试者对他人的行为、承诺或（口头和书面）陈述之可靠性的估计。共有 25 个项目，其内容涉及各种处境下的人际信任，涉及不同社会角色（包括父母、推销员、审判员、一般人群、政治人物以及新闻媒介）。多数项目与社会角色的可信赖度有关，但也有一些项目与对未来社会的乐观程度有关。采用五分对称评分法，1 分为完全同意，5 分为完全不同意。故量表总分从 25 分（信赖程度最低）至 125 分（信赖程度最高），中间值为 75 分。测查时间为 10~15 分钟。编制者曾在 20 世纪 60 年代用此量表对 4605 名大学生进行了测试（Hochreich&Rotter，1970）

二、信效度

本量表的劈半信度为 0.76，其中男性为 0.77，女性为 0.75。平均间隔 7 个月的重测信度为 0.56（$P<0.01$，$n=24$），而间隔 3 个月的重测信度为 0.68（$n=42$）。有关结构效度的研究提示本量表得分反映出了家庭背景、社会阶层、宗教信仰的不同，但与人性的哲学量表不同，本量表得分没有性别的差异（Boroto，1970；Geller，1966；Hamsher，Geller&Rotter，1968；Mulry，1966；Roberts，1967；Rotter，1967）。由于选择项目时避免了与其他量表显著相关的项目，故保证了本量表的区分效度。

三、应用与评价

本量表的优点是同时强调了信任这个术语的理论定义和操作定义。因子分析发现本量表有两个因子，其一是对同伴或其他家庭成员的信任，其二是对无直接关系者的信任。

人际信任量表

指导语：使用以下标准表明你对下列每一陈述同意或不同意的程度：

1＝完全同意

2＝部分同意

3 = 同意与不同意相等

4 = 部分不同意

5 = 完全不同意

1. 在我们这个社会里虚伪的现象越来越多了。

2. 与陌生人打交道时，你最好小心，除非他们拿出可以证明其值得信任的依据。

3. 除非我们吸引更多的人进入政界，这个国家的前途将十分黯淡。

4. 阻止多数人触犯法律的是恐惧、社会廉耻或惩罚而不是良心。

5. 考试时老师不到场监考可能会导致更多的人作弊。

6. 通常父母在遵守诺言方面是可以信赖的。

7. 联合国永远也不会成为维护世界和平的有效力量。

8. 法院是我们都能受到公正对待的场所。

9. 如果得知公众听到和看到的新闻有多少已被歪曲，多数人会感到震惊的。

10. 不管人们怎样表白，最好还是认为多数人主要关心其自身幸福。

11. 尽管在报纸、收音机和电视中均可看到新闻，但我们很难得到关于公共事件的客观报道。

12. 未来似乎很有希望。

13. 如果真正了解到国际上正在发生的政治事件，那么公众有理由比现在更加担心。

14. 多数获选官员在竞选中的许诺是诚恳的。

15. 许多重大的全国性体育比赛均受到某种形式的操纵和利用。

16. 多数专家有关其知识局限性的表白是可信的。

17. 多数父母关于实施惩罚的威胁是可信的。

18. 多数人如果说出自己的打算就一定会去实现。

19. 在这个竞争的年代里，如果不保持警惕，别人就可能占你的便宜。

20. 多数理想主义者是诚恳的并按照他们自己所宣扬的信条行事。

21. 多数推销人员在描述他们的产品时是诚实的。

22. 多数学生即使在有把握不会被发现时也不作弊。

23. 多数维修人员即使认为你不懂其专业知识也不会多收费。

24. 对保险公司的控告有相当一部分是假的。

25. 多数人诚实地回答民意测验中的问题。

评分指南：

1. 项目：6、8、12、14、16、17、18、20、21、22、23 和 25 正序记分。

2. 其余项目：1、2、3、4、5、7、9、10、11、13、15、19 和 24 反序记分。如得 1 分则记 5 分，如得 5 分则记 1 分。

3. 所有项目得分累加即为总分。

4. 得高分者人际信任度也高。

第九节　信赖他人量表

Faith in People Scale

（Rosenberg，1957）

一、简介

本量表用于测查受试者对一般人的可信性、诚实、善良、慷慨和友爱等本性是否有信心。本量表包括 2 个选择性项目和 3 个同意—不同意式项目。正性回答提示受试者对人性缺乏普遍的信心。量表总分在 1 分（五项均有信心）和 6 分（五项均无信心）之间。对人性的态度可能影响到个体对自己事业的感性认识，故编制者希望本量表的项目得分能与择业有关。1952 年，本量表曾用来测查 4585 名大学生，该测试的分数频率分布如下所示：

	得分	%
信赖程度高	1	15
	2	28
	3	24
	4	17
	5	11
信赖程度低	6	5
合计		100

二、信、效度检验

此五项量表的重复性系数为 0.92，其中前 4 项均超过 0.90。缺乏重测信度方面的资料。得分高者大多选择社会工作、人事工作和教育工作，相反得分低者大多选择推销、商业金融和广告业，控制性别后结果不变。不同职业人群之间的得分差异反映出了本量表的聚合效度。

三、应用与评价

本量表编制者发现得分高者不愿采取不正当的手段去获取成功、不信奉权力的作用超过个人能力的作用。本量表之得分还与受试者的政治态度有关，得高分的

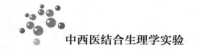

"厌世嫉俗"者往往认为"公众没有资格对当今的复杂问题投票发表意见"（持这种观点的人有 68% 得 6 分，32% 得 1 分）、"给政府官员写信一点用也没有"（得 6 分者 45%、得 1 分者 12%）、"不加限制的言论自由只会引起群众的混乱"（32%：16%）、"政治候选人被竞选机器所操纵"（92%：66%）。这些观点与他们的政治派别无关。

<h3 style="text-align:center">信赖他人量表</h3>

1. 有人说多数人是值得信任的，也有人说与其他人交往时必须特别小心。你的看法如何呢？

   多数人值得信任 　　　　　　　　　＊与人交往时必须小心

2. 你认为多数人是喜欢帮助别人还是只喜欢照顾自己？

   喜欢帮助别人 　　　　　　　　　　＊只喜欢照顾自己

3. 如果你自己不小心，人们就会占你的便宜。

   ＊同意 　　　　　　　　　　　　　不同意

4. 当你专心处理某件事情时，没有人会关心你遇到什么事。

   ＊同意 　　　　　　　　　　　　　不同意

5. 人从本质上来讲是富有合作精神的。

   同意 　　　　　　　　　　　　　＊不同意

选择带＊号的答案则记 1 分。

各项得分累积后加 1 即为量表总分。

第十节　容纳他人量表
Acceptance of Others
（Fey，1955）

一、简介

本量表用来测查三种独立变量之间的相互关系，这三种变量是：自我容纳、容纳他人以及对他人容纳自己之程度的感受。它包括 20 项陈述，回答从"几乎总是"（得 1 分）到"几乎没有"（得 5 分），总分在 20 分（容纳程度最低）和 100 分（容纳程度最高）之间。测试样本为 58 名三年级医学生，得分范围是 57~69 分，平均得分 75.5±8.40。本量表是从 Phillips（1951）早期的一个量表中衍生而来的。

二、信、效度检验

容纳他人的劈半信度为 0.90（而对他人容纳自己程度的感受是 0.89）。缺乏重测信度方面的资料，也没有关于效度的报道。

三、应用与评价

分析表明自我容纳得分高者也容易容纳他人，同时感到易被他人所容纳，但实际上这些人被他人所容纳的程度既不高于也不低于自我容纳得分低者。容纳他人得分高者反过来也感到容易被他人所容纳，而且确实易被他人所容纳。将自己看得明显高于他人者往往感到他人能够容纳自己，而实际上他们明显地不招人喜爱，这一组人过高地估计了他人对自己的容纳程度。本研究提示，对他人容纳自己的估计与实际被容纳的程度相互独立。最受喜爱组和最不受喜爱组的比较，表明后者的自我容纳与对他人的容纳之间存在一个很大的缺口。

容纳他人量表

几乎总是 1　2　3　4　5 几乎没有

1. 人们太容易被指挥了。

*2. 我喜欢我所了解的人们。

3. 当今人们的道德水准太低了。

4. 多数人相当自命不凡，从不正视自己的缺点。

*5. 我几乎能与所有类型的人愉快相处。

6. 当今人们所谈论的似乎都是电影、电视这一类事情。

7. 人们取得成功靠的是门路而不是知识。

8. 一旦你开始帮助某人，他就会轻视你。

9. 人们太以自我为中心了。

10. 人们总是不满足并不断地寻找新鲜事。

11. 有许多人令人无法容忍。

12. 如果你按自己的意愿做某件事就有可能伤害一些人。

13. 人们确实需要一个强硬的、聪明的领袖。

14. 当我独自一人、远离人群时，我最欣赏我自己。

15. 我真希望人们对你更诚实一些。

*16. 我喜欢和很多人在一起。

17. 根据我的经验，人是相当顽固和缺乏理智的动物。

*18. 跟价值观与自己不同的人在一起时我能够感到愉快。

*19. 人人都想做好人。

20. 一般人对自己并非十分满意。

注：*号项目反序计分。

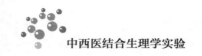
第七章　抑郁及相关问题的评定

抑郁或抑郁症（deression）既表示一组临床综合征，又作为一个具有特定诊断标准的精神障碍。无论我国出版的《中国精神障碍分类》第二版（CCMD-2）、国际疾病分类第十版（ICD-10），还是美国精神障碍《诊断统计手册》第三版修订本（DSM-Ⅲ-R），对之都有精确的描述及诊断标准。因此，量表的编制就应尽量与这些描述及标准相适应。有些量表编制在先，但查其内容则与上述标准并无大的出入，作为一种非诊断用工具，仍可用于抑郁的筛查、严重程度的评价等目的，这是首先需要说明的。

不同的抑郁量表的设计所依据的抑郁概念很不一致，因而其所评定的侧重点也有很大区别。有的侧重评定情感或称心境，有的侧重认知，有的侧重生理症状如食欲、性欲、睡眠紊乱等。但大多数量表都以抑郁症状作为评定的首要内容，这一点与各种现行诊断标准是一致的。也就是说，尽管各量表都测定不少可见或者客观的"症状"，但主观的痛苦体验依然是评定的核心。

有几个问题需要注意：

（1）抑郁与正常之间没有截然的界限，就像医生有时也很难区分出正常与有病一样。因此，在概念上可以将抑郁与正常看作一个连续谱。

（2）临床医生所关心的主要是临床病人，希望能将抑郁病人从其他病态中区分出来；而由心理社会学者所编制的量表则主要源于正常人，大多数测试是在在校大学生和其他成人中进行的。在将这类量表用于临床时应予重视。其评分高低不一定能确切反映出临床病人的抑郁严重程度，尤其是用于不同类型抑郁症时，尽管量表评分与临床评定可以有显著的相关性。

（3）抑郁与其他不愉快体验如焦虑、厌倦、敌意、孤独之间的区分有时也很困难。有些量表乃至诊断标准上所列的条目或症状亦有重叠。这就导致各种症状群评定中的交叉重叠性，对量表的区分效度亦有损害。但抑郁绝非完全独立的实体，因而这种相关性也就无关宏旨了。

（4）不同年龄段抑郁的表现形式也不尽一致，DSM-Ⅲ-R 对儿童抑郁的诊断标准不同于成人，老年人由于具有更多的非特异性的与衰老或躯体病有关的躯体主诉，有些人可能会被误诊为抑郁。因而有必要针对这些特定的年龄段设计不同的量表，或至少将现有用于一般成人的量表加以修订。

（5）当前的抑郁诊断标准都是操作性、描述性的，不涉及病因学，而各种量表的设计者在设计量表时有时掺杂了作者对抑郁之病因，尤其是心理社会学原因的假定，这一点亦需注意。

第一节　Beck 抑郁问卷
Beck Depression Inventory，BDI
（Beck，1967）

一、简介

Beck（1967）将抑郁表述为 21 个"症状—态度类别"，Beck 量表的每个条目便代表一个类别。这些类别包括：心情、悲观、失败感、不满、罪感、惩罚感、自厌、自责、自杀意向、痛哭、易激惹、社会退缩、犹豫不决、体象歪曲、活动受抑制、睡眠障碍、疲劳、食欲下降、体重减轻、有关躯体的先占观念与性欲减退。其目的是评价抑郁的严重程度。

在 1967 年的版本中，对每个类别的描述分为四级，按其所显示的症状严重程度排列，从无直到极重，级别赋值为 0~3 分。对不少症状类别，就某一严重程度给出两种不同的描述，其权重值相等，分别标以 a 和 b，说明它们描述的严重程度相同，第一个症状类别忧伤（sadness）就是如此：

0. 我不觉得忧伤

1. 我觉得悲伤或忧愁

a. 我每时每刻都悲伤或忧愁，不能自拔

b. 忧伤或不愉快使我很痛苦

3. 忧伤或不愉快使我无法忍受

在最新的版本中，每一分数只有一种描述，而 21 个类别的每类都分四级评分，总分范围为 0~63。

尽管判断抑郁程度的临界值因研究目的而异，但作者提出的以下标准可作为参考：≤4 分，无抑郁或极轻微；5~13 分，轻度；14~20，中度；21 分或更高，重度。

二、信、效度检验

Beck（1967）报告了两项研究结果，样本是某家城市精神病院的住院及门诊病

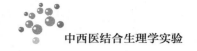
人。第一个样本 226 人，时间跨度为 7 个月；第二个样本有 183 人，时间跨度为 5 个月，受试者中 39% 为男性，黑人占 35%，年龄中位数为 34 岁，15% 属中下阶层。2/3 在门诊，1/3 住院。该量表在编制后又进行了大规模的测试。

内部一致性：奇、偶数劈半信度系数为 0.86（Spearman - Brown 相关系数为 0.93）。

重测一致性：该量表在数周内重测的稳定系数通常为 0.70 ~ 0.80。病人当时的心理状态对该测验很关键。如果让病人按当天的情况回答，BDI 评价的就是状态抑郁，这种回答的稳定性肯定不好；如果让病人按过去一周的情况回答，稳定性就好得多。

聚合效度：BDI 与临床抑郁评定相关显著，相关系数为 0.60 ~ 0.90，因样本大小而异。BDI 评分还与其他一些临床指标相关，如生物学检查、电生理检查、心理社会学测验以及睡眠障碍的程度。

BDI 常被用作编制新量表的验证工具，所以它与其他量表的相关性肯定不错（r 值范围为 0.50 ~ 0.80）。BDI 的因子分析常得出三个互相关联的因子：消极态度或自杀、躯体症状、操作困难。将三个因子做进一步（二次）提取时则可得出一个"总体抑郁"因子。三个斜交因子的相关以及单一的二次因子的生成均说明了该量表内部一致较好。

区分效度：BDI 与临床抑郁评定的相关（0.59）大于与焦虑的相关（0.14）。也有作者怀疑 BDI 的区分效度，尤其是对焦虑和抑郁的区分效度，但它确实可用于区分不同类型的抑郁及不同的诊断。另外，对 BDI 条目的回答可能会受社会期望的影响，即按照期望倾向做出回答。BDI 与 Edwards 社会期望量表的相关性大约为 -0.80，因为后者部分地显示了人的自尊。

三、应用与评价

BDI 是最常用的抑郁自评量表，它适用于成年之各年龄段，也有适用于儿童与少年的版本。在用于老年人时会有些困难，因为 BDI 涉及许多躯体症状，而这些症状在老年人可以是与抑郁无关的其他病态甚或衰老的表现。自 1967 年以来，BDI 被应用于 600 个以上的研究项目，有些经过了一点修订，并形成了各自的常模。

Beck 抑郁问卷

指导语：这个问卷由许多组项目组成，请仔细看每组的项目，然后在每组内选择最适合你现在情况（最近一周，包括今天）的一项描述，并将那个数字圈出。请先读完一组内的各项叙述，然后选择。

A：

0. 我不感到忧愁

1. 我感到忧愁

2. 我整天都感到忧愁，且不能改变这种情绪

3. 我非常忧伤或不愉快，以致我不能忍受

B：

0. 对于将来我不感到悲观

1. 我对将来感到悲观

2. 我感到没有什么可指望的

3. 我感到将来无望，事事都不能变好

C：

0. 我不像一个失败者

1. 我觉得我比一般人失败的次数多些

2. 当我回首过去我看到的是许多失败

3. 我感到我是一个彻底失败了的人

D：

0. 我对事物像往常一样满意

1. 我对事物不像往常一样满意

2. 我不再对任何事物感到真正的满意

3. 我对每件事都不满意或讨厌

E：

0. 我没有特别感到内疚

1. 在相当一部分时间内我感到内疚

2. 在部分时间里我感到内疚

3. 我时刻感到内疚

F：

0. 我没有感到正在受惩罚

1. 我感到我可能受惩罚

2. 我预感会受惩罚

3. 我感到我正在受惩罚

G：

0. 我感到我并不使人失望

1. 我对自己失望

2. 我讨厌自己

3. 我痛恨自己

H：

0. 我感觉我并不比别人差

1. 我对自己的缺点和错误常自我反省

2. 我经常责备自己的过失

3. 每次发生糟糕的事我都责备自己

I：

0. 我没有任何自杀的想法

1. 我有自杀的念头但不会真去自杀

2. 我很想自杀

3. 如果有机会我就会自杀

J：

0. 我并不比以往爱哭

1. 我现在比以前爱哭

2. 现在我经常哭

3. 我以往能哭，但现在即使我想哭也哭不出来

K：

0. 我并不比以往容易激惹

1. 我比以往容易激惹或容易生气

2. 我现在经常容易发火

3. 以往能激惹我的那些事情现在则完全不能激惹我了

L：

0. 我对他人的兴趣没有减少

1. 我对他人的兴趣比以往减少了

2. 我对他人丧失了大部分兴趣

3. 我对他人现在毫无兴趣

M：

0. 我与以往一样能作决定

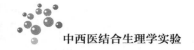
1. 我现在作决定没有以前果断

2. 我现在作决定比以前困难得多

3. 我现在完全不能作决定

N：

0. 我觉得自己看上去和以前差不多

1. 我担心我看上去老了或没有以前好看了

2. 我觉得我的外貌变得不好看了，而且是永久性的改变

3. 我认为我看上去很丑了

O：

0. 我能像以往一样工作

1. 我要经一番特别努力才能开始做事

2. 我做任何事都必须作很大的努力，强迫自己去做

3. 我完全不能工作

P：

0. 我睡眠像以往一样好

1. 我睡眠没有以往那样好

2. 我比往常早醒 1~2 小时，再入睡有困难

3. 我比往常早醒几个小时，且不能再入睡

Q：

0. 我现在并不比以往感到容易疲劳

1. 我现在比以往容易疲劳

2. 我做任何事都容易疲劳

3. 我太疲劳了以致我不能做任何事情

R：

0. 我的食欲与以前一样好

1. 我现在食欲没有往常那样好

2. 我的食欲现在差多了

3. 我完全没有食欲了

S：

0. 我最近没有明显的体重减轻

1. 我体重下降超过 5 斤

2. 我体重下降超过 10 斤

3. 我体重下降超过 15 斤，我在控制饮食来减轻体重

T：

0. 与以往比我并不过分担心身体健康

1. 我担心我身体的毛病如疼痛、反胃及便秘

2. 我很着急身体的毛病而妨碍我思考其他问题

3. 我非常着急身体疾病，以致不能思考任何其他事情

U：

0. 我的性欲最近没有什么变化

1. 我的性欲比以往差些

2. 现在我的性欲比以往减退了许多

3. 我完全丧失了性欲

第二节　自评抑郁量表和抑郁状态问卷

（Self—Rating Depression Scale and Depression Status Inventory）

一、简介

自评抑郁量表（Self-Rating Depression Scale，SDS）系 William W. K. Zung 于

1965 年编制的，为自评量表，用于衡量抑郁状态的轻重程度及其在治疗中的变化。1972 年 Zung 氏增编了与之相应的检查者用本，改自评为他评，称为抑郁状态问卷（Depression StatusInventory，DSI）。评定时间跨度为最近一周。

二、内容

SDS 和 DSI 分别由 20 个陈述句和相应问题条目组成。每一条目相当于一个有关症状，按 1~4 级评分。20 个条目反映抑郁状态四组特异性症状：1. 精神性—情感症状，包含抑郁心境和哭泣两个条目；2. 躯体性障碍，包含情绪的日间差异、睡眠障碍、食欲减退、性欲减退、体重减轻、便秘、心动过速、易疲劳，共八个条目；3. 精神运动性障碍，包含精神运动性迟滞和激越两个条目；4. 抑郁的心理障碍，包含思维混乱、无望感、易激惹、犹豫不决、自我贬值、空虚感、反复思考自杀和不满足，共八个条目。

三、评分方法

每一个条目均按 1、2、3、4 四级评分。请受试者仔细阅读每一条陈述句，或检查者逐一提问，根据最适合受试者情况的时间频度圈出 1（从无或偶尔），或 2（有时），或 3（经常），或 4（总是如此）。20 个条目中有 10 项（第 2、5、6、11、12、14、16、17、18 和 20）是用正性词陈述的，为反序计分，其余 10 项是用负性词陈述的，按上述 1~4 顺序评分。SDS 和 DSI 评定的抑郁严重度指数按下列公式计算：抑郁严重度指数＝各条目累计分/80（最高总分）。指数范围为 0.25~1.0，指数越高，抑郁程度越重。

四、测试结果

Zung 氏等曾进行了 SDS 信效度检验：其内部一致性满意：奇偶数条目劈半相关性：0.73（1973 年）和 0.92（1986 年）。SDS 与 Beck 抑郁问卷（BDI）、Hamilton 抑郁量表（HRSD），MMPI 的"D"分量表的评分之间具有高和中度的相关性。Zung 氏等亦曾将 SDS 和 DIS 的评分和 CG1 评分进行比较，提出 SDS、DIS 评分指数在 0.5 以下者为无抑郁；0.50~0.59 为轻微至轻度抑郁；0.60~0.69 为中至重度抑郁；0.70 以上为重度抑郁。比较不同诊断病例组 DIS 的评分，显示 DIS 具有较好的判别功能：抑郁障碍组（96 例），平均评分指数为 0.61；精神分裂症组（25 例）为 0.48；焦虑障碍组（22 例）为 0.51；人格障碍组（54 例）为 0.52，差异显著。北医大精神卫生研究所曾对 50 例住院抑郁症病人于治疗前、中、后同时进行 SDS 和 HRSD 评定共 300 次（50 例× 6），其评分之间的相关系数为 0.84。SDS 评分指数与

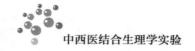

抑郁严重度之间的关系与 Zung 氏报道相符。

五、评价

SDS 和 DIS 为短程自评量表和问卷，操作方便，容易掌握，能有效地反映抑郁状态的有关症状及其严重和变化，特别适用于综合医院以发现抑郁症病人。SDS 的评分不受年龄、性别、经济状况等因素影响。如受试者文化程度较低或智力水平稍差不能进行自评，可采用 DIS 由检查者进行评定。SDS 和 DIS 在国外已广泛应用。我国于 1985 年译成中文首先用于评价抗抑郁药米那匹林（minaprine）治疗抑郁症的疗效和抑郁症的临床研究。

自评抑郁量表（SDS）

	偶无	有时	经常	持续
1. 我觉得闷闷不乐，情绪低沉	1	2	3	4
*2. 我觉得一天之中早晨最好	4	3	2	1
3. 我一阵阵哭出来或觉得想哭	4	3	2	1
4. 我晚上睡眠不好	4	3	2	1
*5. 我吃得跟平常一样多	4	3	2	1
*6. 我与异性密切接触时和以往一样感到愉快	4	3	2	1
7. 我发觉我的体重在下降	4	3	2	1
8. 我有便秘的苦恼	4	3	2	1
9. 我心跳比平常快	4	3	2	1
10. 我无缘无故地感到疲乏	4	3	2	1
*11. 我的头脑跟平常一样清楚	4	3	2	1
*12. 我觉得经常做的事情并没有困难	4	3	2	1
13. 我觉得不安而平静不下来	4	3	2	1
*14. 我对将来抱有希望	4	3	2	1
15. 我比平常容易生气激动	4	3	2	1
*16. 我觉得作出决定是容易的	4	3	2	1
*17. 我觉得自己是个有用的人，有人需要我	4	3	2	1
*18. 我的生活过得很有意思	4	3	2	1
19. 我认为如果我死了，别人会生活得好些	4	3	2	1
*20. 平常感兴趣的事我仍然照样感兴趣	4	3	2	1

注：前注 * 者为反序计分。

抑郁状态问卷（DIS）

	偶无	有时	经常	持续
1. 你感到情绪沮丧，郁闷吗？	1	2	3	4
2. 你要哭或想哭吗？	1	2	3	4
*3. 你感到早晨心情最好吗？	1	2	3	4
4. 你夜间睡眠不好吗？经常早醒吗？	1	2	3	4
*5. 你吃饭像平时一样多吗？食欲如何？	1	2	3	4
6. 你感到体重减轻了吗？	1	2	3	4
*7. 你的性功能正常吗？乐意注意具有吸引力的异性，并好和他/她在一起说话吗？	1	2	3	4
8. 你为便秘烦恼吗？	1	2	3	4
9. 你的心跳比平时快吗？	1	2	3	4
10. 你无故感到疲劳吗？	1	2	3	4
11. 你坐卧不安，难以保持平静吗？	1	2	3	4
12. 你做事情比平时慢吗？	1	2	3	4
*13. 你的头脑像往常一样清楚吗？	1	2	3	4
14. 你感到生活很空虚吗？	1	2	3	4
*15. 你对未来感到有希望吗？	1	2	3	4
*16. 你觉得决定什么事很容易吗？	1	2	3	4
17. 你比平时更容易激怒吗？	1	2	3	4
*18. 你仍旧喜爱自己平时喜爱的事情吗？	1	2	3	4
*19. 你感到自己是有用的和不可缺少的人吗？	1	2	3	4
20. 你曾经想过自杀吗？	1	2	3	4

注：前注 * 者为反序计分。

第三节　自动思维问卷

The Automatic Thoughts Questionnaire

（Hollon&Kendall，1980）

一、简介

自动思维问卷（ATQ）是为评价与抑郁有关的自动出现的消极思想的频度而设计的，用以找出抑郁患者表达自己认知体验的内在自我描写（Hollon&Keridall，

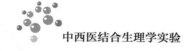

1980）。

ATQ 涉及抑郁的四个层面：（1）个体适应不良及对改变的渴求；（2）消极的自我概念与消极的期望；（3）自信不足；（4）无助感。该问卷询问受试者最近一周内三十种不同想法的出现频度。频度分五级评分：1＝无；2＝偶尔；3＝有时；4＝经常；5＝持续存在。所有条目均为抑郁消极体验，指向抑郁，其得分与抑郁程度呈正相关。也就是说，频度越高抑郁越重（例如："我毫无价值""我的将来毫无希望""我让人失望"）总分范围为 30（无抑郁或抑郁极轻）到 150（极度抑郁）。在原始文献中，Hollon&Kendall（1980）未给出抑郁临界值，只给出抑郁者评分为 79.6±22.3，而非抑郁者评分为 48.6±10.90。

二、信、效度检验

ATQ 的编制建筑在两个样本之上，用一个样本（788 名大学生）编制出条目，用另一个样本（大学生，男 167，女 145，平均年龄 20 岁）做条目筛选并进行交叉效度检验。让第一组受试者记录下他们的想法，不管语法修辞。用此法找出 100 个有用的条目（去掉重复和不可理解的陈述），构成初表（ATQ-100），再用于第二组受试。同时加用 Beck 抑郁问卷（BDD，Minnesota）、多项人格问卷抑郁分卷（MM-PI-D）和状态—特质焦虑问卷（STAI）。将第二组受试随机再分成两组，每组 156 名受试，一个亚组用于筛选条目，另一个亚组用于交叉效度检验。

用 BDI 和 MMPI 将用于条目筛选的亚组区分成抑郁和非抑郁两组，对每一个 ATQ-100 条目进行独立的分组 t—检验。筛选出最能区分抑郁与非抑郁受试的 30 个条目，组成最终的 ATQ-30。这 30 个条目在交叉效度检验中亦能很好地区分开抑郁与非抑郁受试者。

内部一致性：ATQ 的内部一致性很高。原作者报告的劈半奇偶数相关系数为 0.97，α 系数为 0.96。Harrell&Ryon（1983）报告的劈半相关系数为 0.96，α 系数为 0.98。后者还分别报告了抑郁与非抑郁受试者的内部一致性：抑郁组 r 值为 0.90 ~0.94；非抑郁医学生为 0.87~0.91；非抑郁精神科患者为 0.59~0.89。条目与总分的相关系数为 0.56—0.91。

尚没有重测信度的报道。

聚合效度：原作者报告 BDI，MMPI-D 与 ATQ-30 有显著正相关。Harrell&Ryon（1983）也报告三者之间相关显著。这两项研究还发现用 ATQ 得分可以很好地区分抑郁与非抑郁受试者。

尚无有关区分效度的报道。

三、应用与评价

ATQ-30 与 ATQ-100 均可用于评定抑郁相关思维，但 ATQ-30 内容少，需时短，因而优于 ATQ-100。ATQ-30 可用作筛查工具，一方面它与抑郁自评量表（尤其是 BDI）高度相关，另一方面其适用范围广。它与归属方式问卷（Attributional Style Questionnaire，ASQ）以及认知偏差问卷不同，并不只局限于特定的人群或特定的社会背景之中。但有一个问题值得注意，尽管 ATQ 让受试者回忆最近一周的想法，但这种回忆性自身估价并不能完全真实地直接反映出对自我认知的评价。

自动思维问卷

指导语：下列是一些可能涌入人们头脑中的想法。请逐条阅读，说明你在最近一周内是否出现过这类想法，其频度如何。请逐项阅读，在每一条目之前标明相应的数值，数值的意义如下：1＝无；2＝偶尔出现；3＝有时出现；4＝经常出现；5＝持续存在。

1. 我觉得活在世上困难重重。
2. 我不好。
3. 为什么我总不能成功？
4. 没有人理解我。
5. 我让人失望。
6. 我觉得过不下去了。
7. 真希望我能好一点。
8. 我很虚弱。
9. 我的生活不按我的愿望发展。
10. 我对自己很不满意。
11. 我觉得一切都不好了。
12. 我无法坚持下去。
13. 我无法重新开始。
14. 我究竟犯了什么毛病？
15. 真希望我是在另外一个地方。
16. 我无法同时对付这些事情。
17. 我恨我自己。
18. 我毫无价值。
19. 真希望我一下子就消失了。
20. 我这是怎么了？

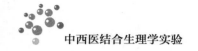
21. 我是个失败者。

22. 我的生活一团糟。

23. 我一事无成。

24. 我不可能干好。

25. 我觉得孤立无援。

26. 有些东西必须改变。

27. 我肯定有问题。

28. 我的将来毫无希望。

29. 这根本毫无价值。

30. 我干什么事都有头无尾。

第四节 汉密顿抑郁量表

（Hamilton Depression Rating Scale for Depression，HRSD）

汉密顿抑郁量表，由 Hamilton 于 1960 年编制，是临床上评定抑郁状态时用得最普遍的量表，后又经过多次修订，版本有 17 项、21 项和 24 项三种。现介绍的是 24 项版本。

一、适用范围

适用于有抑郁症状的成人。

二、信、效度检验

（一）信度：评定员若经训练后，便可取相当高的一致性。Hamilton 本人报告，对 70 例抑郁症病人的评定结果，评定员之间的信度为 0.90。上海市精神卫生中心曾对 46 项抑郁症、躁郁症、焦虑症等患者作了联合检查，两评定员间的一致性相当好：其总分评定信度系数 r 为 0.99；各单项症状评分的信度系数为 0.78~0.98；P 值均小于 0.01。全国 14 个单位精神科量表协作组，各协作组联合检查，两评定员间的一致性也很好，其总分评定的信度系数为 0.88~0.99，P 值小于 0.01。

（二）效度：HRSD 总分能较好地反映疾病严重程度。国外报告，与 GAS 的相关系数 $r>0.84$。国内报道，评定抑郁症时，其反映临床症状严重程度的经验真实性系数为 0.92。

HRSD 也能很好地衡量治疗效果。上海市精神卫生中心曾对 58 例抑郁症治疗前后的总分改变与临床疗效判定的结果进行分析，两者呈现正相关，$r=0.26$（$P<$

0.05）。如利用因子分析法作疗效分析，还能确切地反映各靶症状群的变化情况。

三、使用方法

（一）评定方法：应由经过训练的两名评定员对被评定者进行 HRSD 联合检查。一般采用交谈与观察方式，待检查结束后，两名评定员分别独立评分。若需比较治疗前后抑郁症状和病情变化，则于入组时，评定当时或入组前一周的情况；治疗后 2~6 周，再次评定，以资比较。

（二）评定标准：HRSD 大部分项目采用 0~4 分的 5 级评分法：（0）无；（1）轻度；（2）中度；（3）重度；（4）很重。少数项目评定则为 0~2 分 3 级：（0）无；（1）轻—中度；（2）重度。下面介绍各项目名称具体评分标准。

1. 抑郁情绪（depressed mood）：（1）只在问到时才诉述；（2）在谈话中自发地表达；（3）不用言语也可以从表情、姿势、声音或欲哭中流露出这种情绪；（4）病人的自发语言和非言语表达（表情、动作），几乎完全表现为这种情绪。

2. 有罪感（feeling of guilt）：（1）责备自己，感到自己已连累他人；（2）认为自己犯了罪，或反复思考以往的过失和错误；（3）认为目前的疾病是对自己错误的惩罚，或有罪恶妄想；（4）罪恶妄想伴有指责或威胁性幻觉。

3. 自杀（suicide）：（1）觉得活着没有意思；（2）希望自己已经死去，或常想到与死有关的事；（3）消极观念（自杀念头）；（4）有严重自杀行为。

4. 入睡困难（insomnia-early）：（1）主诉有时有入睡困难，即上床后半小时仍不能入睡；（2）主诉每晚均入睡困难。

5. 睡眠不深（insomnia-middle）：（1）睡眠浅多噩梦；（2）半夜（晚 12 点以前）曾醒来（不包括上厕所）。

6. 早醒（insomnia-late）：（1）有早醒，比平时早醒 1 小时，但能重新入睡；（2）早醒后无法重新入睡。

7. 工作和兴趣（work&interests）：（1）提问时才诉述；（2）自发地直接或间接表达对活动、工作或学习失去兴趣，如感到没精打采，犹豫不决，不能坚持或需强迫才能工作或活动；（3）病时劳动或娱乐不满 3 小时；（4）因目前的疾病而停止工作，住院者不参加任何活动或者没有他人帮助便不能完成日常事务。

8. 迟缓（retardation）：指思维和言语缓慢，注意力难以集中，主动性减退。（1）精神检查中发现轻度迟缓；（2）精神检查中发现明显的迟缓；（3）精神检查困难；（4）完全不能回答问题（木僵）。

9. 激越（agitation）：（1）检查时表现得有些心神不定；（2）明显的心神不定或小动作多；（3）不能静坐，检查中曾起立；（4）搓手、咬手指、扯头发、咬嘴唇。

10. 精神性焦虑（psychic anxiety）：（1）问及时诉述；（2）自发地表达；（3）表情和言谈流露出明显忧虑；（4）明显惊恐。

11. 躯体性焦虑（somatic anxiety）：指焦虑的生理症状，包括口干、腹胀、腹泻、打呃、腹绞痛、心悸、头痛、过度换气和叹息，以及尿频和出汗等。（1）轻度；（2）中度；有肯定的上述症状；（3）重度，上述症状严重，影响生活或需加处理；（4）严重影响生活和活动。

12. 胃肠道症状（gastro-intestinal）：（1）食欲减退，但不需他人鼓励便自行进食；（2）进食需他人催促或请求或需要应用泻药或助消化药。

13. 全身症状（general somatic symptoms）：（1）四肢、背部或颈部沉重感，背痛、头痛、肌肉疼痛、全身乏力或疲倦；（2）症状明显评2分。

14. 性症状（genital symptoms）：指性欲减退、月经紊乱等。（1）轻度；（2）重度；（3）不能肯定，或该项对被评者不适合（不计入总分）。

15. 疑病（hypochondriasis）：（1）对身体过分关注；（2）反复思考健康问题；（3）有疑病妄想；（4）伴幻觉的疑病妄想。

16. 体重减轻（loss of weight）：（1）一周内体重减轻1斤以上；（2）一周内体重减轻2斤以上。

17. 自知力（insght）：（1）知道自己有病，表现为忧郁；（2）知道自己有病，但归于伙食太差、环境问题、工作过忙、病毒感染或需要休息等；（3）完全否认有病。

18. 日夜变化（diurnal variation）：如果症状在早晨或傍晚加重，先指出哪一种，然后按其变化程度评分。（1）轻度变化；（2）重度变化。

19. 人格解体或现实解体（depersonalization & derealizatin）：指非真实感或虚无妄想。（1）问及时才诉述；（2）自发诉述；（3）有虚无妄想；（4）伴幻觉的虚无妄想。

20. 偏执症状（paranoid symptoms）：（1）有猜疑；（2）有关系观念；（3）有关系妄想或被害妄想；（4）伴有幻觉的关系妄想或被害妄想。

21. 强迫症状（obsessional symptoms）：指强迫思维和强迫行为。（1）问及时才诉述；（2）自发诉述。

22. 能力减退感（helplessness）：（1）仅于提问时方引出主观体验；（2）病人主动表示有能力减退感；（3）需鼓励、指导和安慰才能完成病时日常事务或个人卫生；（4）穿衣、梳洗、进食、铺床或个人卫生均需要他人协助。

23. 绝望感（hopelessness）：（1）有时怀疑"情况是否会好转"，但解释后能接受；（2）持续感到"没有希望"，但解释后能接受；（3）对未来感到灰心、悲观和绝望，解释后不能排除；（4）自动反复诉述"我的病不会好了"或诸如此类的情况。

24．自卑感（worthlessness）：（1）仅在询问时诉述有自卑感（我不如他人）；（2）自动诉述有自卑感（我不如他人）；（3）病人主动诉述："我一无是处"或"低人一等"，与评 2 分者只是程度的差别；（4）自卑感达妄想的程度，例如"我是废物"或类似情况。

四、注意事项

（一）HRSD 中，第 8、9 及 11 项，依据对病人的观察进行评定；其余各项，则根据病人自己的口头诉述评分；但其中第 1 项需两者兼顾。另外，第 7 和 22 项，尚需向病人家属或病房工作人员收集资料；而第 16 项，最好是根据体重记录，也可依据病人主诉及家属或病房工作人员所提供的资料评定。

（二）有的版本仅 21 项，即比 24 项量表少第 22~24 项，且其中第 7 项，有的为 0~2 分的 3 级记分法，现采用 0~4 分的 5 级记分法。

（三）有的版本仅 17 项，即无第 18~24 项。

（四）作一次评定，需 15~20 分钟。这主要取决于受试人的病情严重程度及其合作情况；如病人严重迟缓，则所需时间将更长。

五、结果解释

（一）分界值：按照 Davis JM 的划分，总分超过 35 分，可能为严重抑郁；超过 20 分，可能是轻或中度抑郁；如小于 8 分，则没有抑郁症状。17 项版本分别为 24 分、17 分和 7 分。

（二）总分：是一项很重要的资料，能较好地反映病情的严重程度，即病情越轻，总分越低；病情越重，总分越高。在具体研究中，应把量表总分作为一项入组标准。全国精神科量表协作组曾报告，确诊为抑郁症住院患者 115 例的 HRSD 总分（17 项版本）为 28.45±7.16（±S. D.），表明研究对象为一组病情程度偏重的抑郁症，这样就便于研究结果的类比和重复。同时，总分的变化能评价病情的演变，如上述 115 例抑郁症患者的抑郁症状经治疗 4 周后，对患者再次评定，HRSD 总分（17 项版本）下降至 12.68±8.75，表明患者的病情有了显著进步。并且，这一结果与临床经验和印象相吻合。

（三）因子分：HRSD 可归纳为 7 类因子结构：（1）焦虑/躯体化（anxiety/somatization），由精神性焦虑、躯体性焦虑、胃肠道症状、疑病和自知力等项组成；（2）

体重（weight），即体重减轻一项；（3）认识障碍（cognitive disturbance），由自罪感、自杀、激越、人格或现实解体、偏执症状和强迫症状等6项组成；（4）日夜变化（diurnal variation），仅日夜变化一项；（5）迟缓（retardation），由抑郁情绪、工作和兴趣、迟缓和性症状等4项组成；（6）睡眠障碍（sleep disturbance），由入睡困难、睡眠不深和早醒3项组成；（7）绝望感（hopelessness），由能力减退感、绝望感和自卑感3项组成。这样可更简单明了地反映病人病情的实际特点，并且可以反映靶症状群的治疗效果。

六、应用价值

HRSD是经典的抑郁定量表，久用不衰，已被公认。且方法简单，标准明确，便于掌握，可用于抑郁症、躁郁症、焦虑症等多种疾病的抑郁症状之评定，尤其适用于抑郁症。然而本量表对于抑郁与焦虑症，却不能很好地进行鉴别，因为两者的总分都有类似的增高。

七、理论意义

在抑郁量表中，HRSD系标准者之一。如果要发展新的抑郁量表，往往要与HRSD作平行效度的检验。

通过HRSD因子分析，可以具体反映抑郁病人的精神病理学特点。

汉密顿抑郁量表（HRSD）

圈出最适合病人情况分数			
1. 忧郁情绪	0 1 2 3 4	2. 有罪感	0 1 2 3 4
3. 自杀	0 1 2 3 4	4. 入睡困难	0 1 2
5. 睡眠不深	0 1 2	6. 早醒	0 1 2
7. 工作和兴趣	0 1 2 3 4	8. 阻滞	0 1 2 3 4
9. 激越	0 1 2 3 4	10. 精神性焦虑	0 1 2 3 4
11. 躯体性焦虑	0 1 2 3 4	12. 胃肠道症状	0 1 2
13. 全身症状	0 1 2	14. 性症状	0 1 2
15. 疑病	0 1 2 3 4	16. 体重减轻	0 1 2
17. 自知力	0 1 2	18. 日夜变化 A. 早上	0 1 2
		B. 晚上	0 1 2
19. 人格或现实解体	0 1 2 3 4	20. 偏执症状	0 1 2 3 4
21. 强迫症状	0 1 2	22. 能力减退感	0 1 2 3 4
23. 绝望感	0 1 2 3 4	24. 自卑感	

第五节　医院焦虑抑郁量表（HAD）

Hospital Anxiety and Depression Scale
（Zigmond AS，Snaith RP，1983）

医院焦虑抑郁量表由 Zigmond AS 与 Snaith RP 于 1983 年创制，主要应用于综合医院病人中焦虑和抑郁情绪的筛查。原文为英文，此后被翻译为阿拉伯文、德文、日文、意大利文等多种文字。中文版本有中国香港 Leung CM 等（1993）翻译的一个版本，由叶维菲、徐俊冕（1993）翻译的一个版本，以及一个用粤语翻译的版本。

HAD 共由 14 个条目组成，其中 7 个条目评定抑郁，7 个条目评定焦虑。共有 6 条反向提问条目，5 条在抑郁分量表，1 条在焦虑分量表，这就导致了评分方式有些不均衡。采用 HAD 的主要目的是进行焦虑、抑郁的筛选检查，因此重要的一点是确定一个公认的临界值。各研究中所采用的临界值不尽相同。按原作者的标准，焦虑与抑郁两个分量表的分值划分为 0~7 分属无症状；8~10 分属症状可疑；11~21 分属肯定存在症状。Barczak P（1988）用 8 分作为临界值，用 DSM-Ⅲ诊断作为金标准，发现其对抑郁和焦虑的灵敏度分别为 82% 和 70%，特异性为 94% 和 68%。但 Silverstone PH（1994）发现，采用 8 分作为临界值，HAD 预测 DSM-Ⅲ-R 抑郁症的灵敏度尚能令人满意（在综合医院和精神科中分别为 100% 和 80%），但其特异性却只有 17% 或 29%，因此认为该量表只能用于筛查。

HAD 在设计上可区分为 2 个因子，在研究中采用因子分析方法也能较为可靠地划分为两个互相关联的因子，只有中国香港的中文版本得出 3 个因子的结果。叶维菲等翻译的内地版本在综合医院进行过严格测试。采用 CCMD-2 诊断以及 SDS 和 SAS 作为参照，发现以 9 分作为焦虑或抑郁的临界值可以得到较好的敏感性与特异性，故推荐这一临界点。

HAD 显然只是一个焦虑和抑郁的筛查量表，最佳用途是作为综合医院医生筛查可疑存在焦虑或抑郁症状的病人，对阳性病人应进行进一步的深入检查以明确诊断并给予相应的治疗。该量表不宜作为流行学调查或临床研究中的诊断工具。

医院焦虑抑郁量表（HAD）

姓名：_____　性别：____　年龄：____　职业：_____　文化程度：_____
填表日期：_____

指导语：情绪在大多数疾病中起着重要作用，如果医生了解您的情绪变化，他们就能给您更多的帮助。请您阅读以下各个项目，在其中最符合您上个月以来的情绪评分上画一个圈（O）。对这些问题的回答不要做过多的考虑，立即作出的回答会

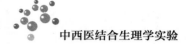

比考虑后再回答更切合实际。

问题	回答	评分
1. 我感到紧张（或痛苦）（A）	几乎所有时候	3
	大多数时候	2
	有时	1
	根本没有	0
2. 我对以往感兴趣的事情还是有兴趣（D）	肯定一样	0
	不像以前那样多	1
	只有一点儿	2
	基本上没有了	3
3. 我感到有点害怕，好像预感到有什么可怕事情要发生（A）	非常肯定和十分严重	3
	是有，但并不太严重	2
	有一点，但并不使我苦恼	1
	根本没有	0
4. 我能够哈哈大笑，并看到事物好的一面（D）	我经常这样	0
	现在已经不大这样了	1
	现在肯定是不太多了	2
	根本没有	3
5. 我的心中充满烦恼（A）	大多数时间	3
	常常如此	2
	时时，但并不经常	1
	偶然如此	0
6. 我感到愉快（D）	根本没有	3
	并不经常	2
	有时	1
	大多数时间	0
7. 我能够安闲而轻松地坐着（A）	肯定	0
	经常	1
	并不经常	2
	根本没有	3
8. 我对自己的仪容（打扮自己）失去兴趣（D）	肯定	3
	并不像我应该做到的那样关心	2
	我可能不是非常关心	1

续表

问题	回答	评分
	我仍像以往一样关心	0
9. 我有点坐立不安，好像感到非要活动不可（A）	确实非常多	3
	是不少	2
	并不很多	1
	根本没有	0
10. 我对一切都是乐观地向前看（D）	差不多是这样做的	0
	并不完全是这样做的	1
	很少这样做	2
	几乎从来不这样做	3
11. 我突然发现有恐慌感（A）	确实很经常	3
	时常	2
	并非经常	1
	根本没有	0
12. 我好像感到情绪在渐渐低落（D）	几乎所有的时间	3
	很经常	2
	有时	1
	根本没有	0
13. 我感到有点害怕，好像某个内脏器官变坏了（A）	根本没有	0
	有时	1
	很经常	2
	非常经常	3
14. 我能欣赏一本好书或一档好的广播或电视节目（D）	常常	0
	有时	1
	并非经常	2
	很少	3

A 总评分：＿＿＿＿＿＿＿

D 总评分：＿＿＿＿＿＿＿

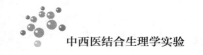

第八章 焦虑及相关问题的评定

　　焦虑是对外部事件或内在想法与感受的一种不愉快的体验，它涉及轻重不等但性质相同因而相互过渡的一系列情绪，最轻的是不安和担心，其次是心里害怕和惊慌，最重的是极端恐惧。表现形式上，它至少包括主观紧张不安的体验、行为上的运动不安以及植物神经唤起症状。如果焦虑的程度恰当并主要针对某种特定的情境，可视为一种正常的反应；若为自由浮动的、泛化的或程度过强，则成为一种异常或病理的状态。焦虑的评定是研究得较多且应用很广的一个领域。本章除介绍一些通用性的工具外，将着重介绍社交焦虑的有关概念和评定工具，因为几乎所有焦虑评定工具中都至少包含一个"社交"或"人际"焦虑的因子。

　　对社交焦虑的经验性研究可分为三大类：

　　1. 许多研究者将焦虑本身看作是一种人际交往中的现象，实际上每个人都时有焦虑产生。焦虑时，人们不仅产生主观紧张，其社会交往方式也会受到冲击。此时不但会出现内在警觉性升高，还会不愿见人，并中断当时的行为。因此焦虑会妨碍社交活动，并使社交主动性下降。

　　2. 另一些人在研究其他现象时也注意到焦虑问题，如对领悟、自我意识、情感调节、自我效率、酒精滥用的研究以及对孤独的研究。这些研究揭示出，社交不当感以及对他人评价的重视是许多心理现象的核心。

　　3. 如何在临床上了解及治疗严重焦虑问题。尽管任何人偶尔都会产生焦虑，但有些人却在与他人交往时长期有不安全与焦虑出现。临床医生与心理治疗师所关心的正是如何更有效地应付这些病人。他们采取各种不同的治疗方法进行处理，诸如系统脱敏、社交技巧训练、认知治疗以及抗焦虑药物等。

　　正是在这三个不同领域研究的过程中，才出现了一系列焦虑量表，用以鉴别那些在社交场合中易于产生焦虑及抑制的人。对社交焦虑的测量最早见诸对人格的多因素问卷之中，但这些量表并未广泛用于社交焦虑本身的测量，对以后的研究亦未造成太大的影响。

　　对于社交焦虑的现代研究可部分地追溯到 Watson & Friend（1969）的社交回避与痛苦量表。之后又出现了不少其他量表，这些量表都用不同方式评估人们在社交场合中的不快。

焦虑的各个侧面，诸如认知、情感与行为之间相互关联，但这种相关性并不如人们预料的那么高。有人可以焦虑极重但内心痛苦很轻；也有人尽管没有焦虑，但存在犹豫与回避行为。社交焦虑有时与可观察到的行为有关，但在主观焦虑与其行为表现之间并无必然联系。简言之，焦虑感在概念上与抑制、回避或"神经质"的行为方式是有区别的。这种区别很重要，因为本章所讨论的各种量表有的侧重于社交焦虑的主观体验，有的则侧重行为表现。就此可将这些量表分为两组。

本章介绍的量表中，前 6 个侧重于主观体验，后面的 7 个量表同时评定主观体验与行为表现。

第一节　交往焦虑量表
（Interaction Anxiousness Scale）
（Leary 1983c）

一、简介

交往焦虑量表（Interaction Anxiousness Scale，IAS）用于评定独立于行为之外的主观社交焦虑体验的倾向。

IAS 含有 15 条自陈条目，这些条目按 5 级分制予以回答。（1：一点儿也不符合我；5：非常符合我）。条目是根据下述两个标准选出的：（1）涉及主观焦虑（紧张和神经症）或其反面（放松、安静），但并不涉及具体的外在行为。（2）条目大量涉及意外的社交场合，在这些场合中个体的反应取决于在场其他人的反应，或受其影响（与之相反的，例如公开演讲场合）。量表历经四个阶段，从最初的 87 条中选出了现在的 15 条。其总评分从 15（社交焦虑程度最低）到 75（社交焦虑程度最高）。

在美国，不同地区对大学生进行各种规模的测试时，IAS 的均值及标准差是相当稳定的。来自三所不同大学的 1140 名受检者的均值为 38.9（SD = 9.7）（Denison 大学、Texas 大学及 Wake 林业大学）。

二、信、效度检验

内部一致性：量表所有条目与其他条目的总数相关系数至少为 0.45，Cronbachα 系数超过 0.87，八周的重测相关系数为 0.80。

IAS 与其他测量社交焦虑及羞怯量表高度相关（r 值>0.60）（Jones，Briggs 及 Smith，1986；Leary 与 Koualski，1987）。

此外，IAS 与在真实交往中的自陈焦虑相关良好。与低得分者相比，高得分者陈述在人际交往之前及之中都更加焦虑及缺乏信心，并关注在交往中别人怎样看待他们，在交谈中也更多感到抑制。别人也认为他们显得较为紧张及缺乏信心（Leary；1983c，1986b）。高得分者还担心别人如何评价其外表（Hart、Leary 及 Rejeski，1989）。得分与在面对面交往时的心率增加有关。IAS 评分与社交回避及抑制量表正相关（Leary，Atherton，Hill 及 Hur，1986）。最后，在大学咨询中心时，前来咨询社交问题的大学生们的得分远高于没有寻求这种咨询的大学生。

IAS 的评分与 Marbowe-Crowne 社交愿望量表相关系数为−0.26，由此给出了区分效果的某些证据。

三、应用与评价

正如简介所说，大多数社交焦虑量表都在两方面进行评价，即人们社交困难的情感方面和行为方法。但就不同的目的来说，区分主观上的焦虑体验与外表上的行为表现是至关重要的，这些行为表现有迟疑、回避及表现困难。

作为一个测量在交谈中社交焦虑体验倾向的量表，IAS 显示了较好的信度及效度。在其编制过程中，编制者致力于测量独立于行为的社交焦虑。因此，当需要对不涉及自陈行为的纯粹的社交焦虑本身进行测量时，IAS 要优于其他综合测量情感及行为元素的量表。

交往焦虑量表

请认真阅读下面的每个条目，并决定其陈述对你适用或其真实的程度。根据以下标准在相应的条目前面的空格上标出分数（1~5）。

1=本条与我一点儿也不相符

2=本条与我有一点儿相符

3=本条与我中等程度相符

4=本条与我非常相符

5=本条与我极其相符

____1. 即使在非正式的聚会上，我也常感到紧张。

____2. 与一群不认识的人在一起时，我通常感到不自在。

____3. 在与一位异性交谈时我通常感到轻松。（R）

____4. 在必须同老师或上司谈话时，我感到紧张。

____5. 聚会常会使我感到焦虑及不自在。

____6. 与大多数人相比，我在社会交往中可能较少羞怯。（R）

____7. 在与我不太熟悉的同性谈话时，我常常感到紧张。

____8. 在求职面试时我会紧张。

____9. 我希望自己在社交场合中信心更足一些。

____10. 在社交场合中，我很少感到焦虑。（R）

____11. 一般而言，我是一个害羞的人。

____12. 在与一位迷人的异性交谈时我经常感到紧张。

____13. 给不太熟的人打电话时我通常觉得紧张。

____14. 我在与权威人士谈话时感到紧张。

____15. 即使处于一群和我相当不同的人群之中，通常我仍感到放松。（R）

注：将注有（R）标记的评分倒序（即5改为1，1改为5）后再计算总分。

第二节　焦虑自评量表

焦虑自评量表（Self-Rating Anxiety Scale，SAS）由 Zung 于 1971 年编制，从量表构造的形式到具体评定的方法，都与抑郁自评量表（SDS）十分相似，它也是一个含有 20 个项目、分为 4 级评分的自评量表，用于评出焦虑病人的主观感受。

一、项目的定义和评分标准

SAS 采用 4 级评分，主要评定项目为所定义的症状出现的频度，其标准为："1"表示没有或很少有时间有；"2"是小部分时间有；"3"是相当多时间有；"4"是绝大部分或全部时间都有。

SAS 的 20 个项目希望引出的 20 条症状（括号中为症状名称部分）是：

1. 我觉得比平常容易紧张和着急（焦虑）。

2. 我无缘无故地感到害怕（害怕）。

3. 我容易心里烦乱或觉得惊恐（惊恐）。

4. 我觉得我可能将要发疯（发疯感）。

5. 我觉得一切都很好，也不会发生什么不幸（不幸预感）。

6. 我手脚发抖打颤（手足颤抖）。

7. 我因为头痛、颈痛和背痛而苦恼（躯体疼痛）。

8. 我感觉容易衰弱和疲乏（乏力）。

9. 我觉得心平气和，并且容易安静坐着（静坐不能）。

10. 我觉得心跳很快（心悸）。

11. 我因为一阵阵头晕而苦恼（头昏）。

12. 我有晕倒发作或觉得要晕倒似的（晕厥感）。

13. 我呼气吸气都感到很困难（呼吸困难）。

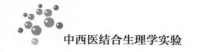

14. 我手脚麻木和刺痛（手足刺痛）。

15. 我因为胃痛和消化不良而苦恼（胃痛或消化不良）。

16. 我常常要小便（尿意频数）。

17. 我的手常常不是干燥温暖的（多汗）。

18. 我脸红发热（面部潮红）。

19. 我容易入睡并且一夜睡得很好（睡眠障碍）。

20. 我做噩梦（噩梦）。

二、适用对象

SAS 适用于具有焦虑症状的成年人。同时，它与 SDS 一样，具有较广泛的适用性。

三、评定方法及注意事项

在自评者评定之前，要让他把整个量表的填写方法及每条问题的含义都弄明白，然后作出独立的、不受任何人影响的自我评定。

在开始评定之前，先由工作人员指着 SAS 量表告诉他：下面有 20 条文字，请仔细阅读每一条，把意思弄明白，然后根据您最近一星期的实际情况，在适当的方格里画钩（√）。每一条文字后有 4 个方格，分别代表没有或很少（发生）、小部分时间、相当多时间、绝大部分或全部时间。

如果评定者的文化程度太低了，不能理解或看不懂 SAS 问题内容，可由工作人员念给他听，逐条念，让评定者独立地自己作出评定。一次评定，一般可在十分钟内填完。

应该注意：

1. 评定的时间范围，应强调是"现在或过去一周"。

2. 在评定结束时，工作人员应仔细地检查一下自评结果，应提醒自评者不要漏评某一项目，也不要在相同一个项目里打两个钩（即不要重复评定）。

3. SAS 应在开始治疗前由自评者评定一次，然后至少应在治疗后（或研究结束时）再让他自评一次，以便通过 SAS 总分变化来分析自评者症状的变化情况。如在治疗期间或研究期间评定，其间隔可由研究者自行安排。

四、结果分析

SAS 的主要统计指标为总分。由自评者评定结束后，将 20 个项目的各个得分相加，即得粗分（raw score），经过下式换算：$y = \text{int}(1.25x)$；即用粗分乘以 1.25 以后取整数部分，就得到标准分（index score，Y），或者可以查表作相同的转换。

必须着重指出，SAS 的 20 个项目中，第 5、9、13、17、19 条共 5 个项目的计分，必须反向计算。

五、应用评价

1. SAS 是一种分析病人主观症状的相当简便的临床工具。作者对 36 例神经官能症患者进行 SAS 评定，同时用 HAMA 量表作询问检查，两表总分的 Pearson 相关法的相关系数为 0.365，Spearman 等级相关的系数为 0.341，结果表明 SAS 的效度相当高。国外研究认为，SAS 能较准确地反映有焦虑倾向的精神病患者的主观感受。而焦虑则是心理咨询门诊中较常见的一种情绪障碍。近年来，SAS 已作为咨询门诊中了解焦虑症状的一种自评工具。

不同精神疾患的 SAS 总分（标准分）

诊断	例数	总分均值	标准差
焦虑症	22	58.7	13.5
精神分裂症	25	46.4	12.9
抑郁症	96	50.7	13.4
人格障碍	54	51.2	13.2
正常对照组	100	33.8	5.9

2. 对中国正常人 1158 例常模研究结果，正评题 15 项单分均值 1.29±0.98，反向 5 个项目均分值 2.08±1.71，20 项总分均值 29.78±0.46，可作为常模总分均值的上限。

3. 全国部分量表协作组对 129 例神经衰弱、焦虑症和抑郁性神经症者进行了检查，得出 SAS 的平均总分为 42.98±9.94。其中神经衰弱为 40.52±6.62，48 例焦虑症为 45.68±11.23。经 F 值检验的结果是无显著意义，$P > 0.05$。表明自评性焦虑症状量表 SAS，无法区别三类神经症的严重性和特殊性，必须同时应用其他自评量表，如 CESD 或 SCL-90 及他评 HAMA 或 HAMD 量表等，这样才能有助于神经症临床分类。

焦虑自评量表（SAS）

姓名：_____ 性别：_____ 年龄：_____

填表注意事项：下面有 20 条文字，请仔细阅读每一条，把意思弄明白，然后根据您最近一星期的实际感觉，在适当的方格里画一个钩，每一条文字后有四个方格，

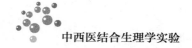

表示：A 没有或很少时间；B 少部分时间；C 相当多时间；D 绝大部分或全部时间；E 由工作人员评定。

	A	B	C	D	E
1. 我觉得比平时容易紧张和着急	□	□	□	□	□
2. 我无缘无故地感到害怕	□	□	□	□	□
3. 我容易心里烦乱或觉得惊恐	□	□	□	□	□
4. 我觉得我可能将要发疯	□	□	□	□	□
5. 我觉得一切都很好，也不会发生什么不幸	□	□	□	□	□
6. 我手脚发抖打颤	□	□	□	□	□
7. 我因为头痛、头颈痛和背痛而苦恼	□	□	□	□	□
8. 我感觉容易衰弱和疲乏	□	□	□	□	□
9. 我觉得心平气和，并且容易安静坐着	□	□	□	□	□
10. 我觉得心跳得很快	□	□	□	□	□
11. 我因为一阵阵头晕而苦恼	□	□	□	□	□
12. 我有晕倒发作，或觉得要晕倒似的	□	□	□	□	□
13. 我呼气吸气都感到很困难	□	□	□	□	□
14. 我的手脚麻木和刺痛	□	□	□	□	□
15. 我因为胃痛和消化不良而苦恼	□	□	□	□	□
16. 我常常要小便	□	□	□	□	□
17. 我的手常常不是干燥温暖的	□	□	□	□	□
18. 我脸红发热	□	□	□	□	□
19. 我容易入睡，并且一夜睡得很好	□	□	□	□	□
20. 我做噩梦	□	□	□	□	□

第三节　状态—特质焦虑问卷
（State-Trait Anxiety Inventory，STAI-Form Y）

一、简介

20 世纪 50 年代以前，在精神病学和精神分析的文献中已有关于焦虑的临床研究报告，但是由于缺乏合适的测量工具以致少有贡献的研究。50 年代以来已有测量焦虑的量表问世，有关焦虑的研究有所进展。Cattell（1961-1966）和 Spielberger（1966-1979）提出状态焦虑（State Anxiety）和特质焦虑（Trait Anxiety）的概念。前者描述一种不愉快的情绪体验，如紧张、恐惧、忧虑和神经质，伴有植物神经系统的功能亢进，一般为短暂性的。特质焦虑则用来描述相对稳定的，作为一种人格特质且具有个体差异的焦虑倾向。

Spielberger 等人编制状态—特质焦虑问卷（STAI）的目的旨在为临床学家、行为学家和内科学家提供一种工具，以区别评定短暂的焦虑情绪状态和人格特质性焦虑倾向，为不同的研究目的和临床实践服务。

状态—特质焦虑问卷，由 Charles D. Spielberger 等人编制，首版（STAL-Form X）于 1970 年问世，曾经过 2000 项研究，涉及医学、教育、心理学及其他学科等方面。作者于 1979 年对 STAI-Form X 进行修订，1980 年修订版（STAI-Form Y）开始应用，1988 年译成中文。

二、STAI 的内容、评定与计分方法

1. 内容：由指导语和两个分量表共 40 项描述题组成。第 1~20 项为状态焦虑量表（STAI，Form Y-Ⅰ，以下简称 S-AI）。其中半数为描述负性情绪的条目，半数为正性情绪条目。主要用于评定即刻的或最近某一特定时间或情景的恐惧、紧张、忧虑和神经质的体验或感受。可用来评价应激情况下的状态焦虑。第 21~40 项为特质焦虑量表（STAI，Form Y-Ⅱ，简称 T-AI），用于评定人们经常的情绪体验。其中有 11 项为描述负性情绪条目，9 项为正性情绪条目。可广泛应用于评定内科、外科、心身疾病及精神病人的焦虑情绪，也可用来筛查高校学生、军人和其他职业人群的有关焦虑问题，以及评价心理治疗、药物治疗的效果。

2. 评定方法：该问卷由自我评定或自我报告来完成。受试者根据指导语逐题圈出答案。可用于个人或集体测试，受试者一般需具有初中文化水平。测查无时间限制，一般 10~20 分钟可完成整个量表条目的回答。

计分法：STAI 每一项进行 1~4 级评分。S-AI：1=完全没有，2=有些，3=中等程度，4=非常明显。T-AI：1=几乎没有，2=有些，3=经常，4=几乎总是如此。由受试者根据自己的体验选圈最合适的分值。凡正性情绪项目均为反序计分。分别计算 S-AI 和 T-AI 量表的累加分，最小值为 20，最大值为 80，反映状态或特质焦虑的程度。

三、测试结果

原作者对该量表进行了测试—再测试的信度检验，发现 T-AI 的稳定性较高，

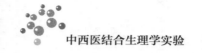

二次评分相关系数为 0.73~0.86。S-AI 的稳定性较低，相关系数为 0.16~0.62。同时进行了效度检验，该量表的一致性（Concurrent）、会聚性（Convergent）、区分性（Dirvergent）和结构性（Construct）比较满意。

Spielberger 在成年工作人员、大学生、高中生和新兵的大样本人群中进行了 STAI 现场测试，制定了常模。通过测试发现：（1）男女性别在 S-AI、T-AI 的评分中无明显差异。（2）不同职业者中新兵评分最高，S-AI：44.05（男），47.01（女）；T-AI：37.64（男），40.03（女）。中学生其次，大学生再次，工作人员最低：S-AI：35.72（男），35.20（女）；T-AI：34.89（男），34.79（女）。（3）自然情况下，S-AI 分略低于 T-AI 分；应激情况下 S-AI 分高，放松时低，而 T-AI 分不受影响。（4）年轻组略高于年老组。（5）与病理组相对照，两量表的评分均值均以病理组为高。（6）S-AI 与 T-AI 评分的相关系数为 0.59~0.75。将评分结果进行因子分析，发现两个分量表均具有焦虑—存在因子和焦虑—缺如因子。

北医大精神卫生研究所与长春第一汽车公司职工医院精神科合作在长春地区和北京地区分别对正常人群与抑郁症病人进行了 STAI 中译版的测试，获得了与原作者近似的结果：（1）正常人群总样本 S-AI 评分为 39.71±8.89（男，375 例），38.97±8.45（女，443 例）；T-AI 评分为 41.11±7.74（男），41.31±7.54（女）。抑郁症组（50 例）：S-AI 评分为 57.22±10.48，T-AI 评分为 46.22±26.22，明显高于正常人群。（2）各年龄组与 S-AI 评分无明显差异；T-AI 评分以 50~55 岁的男性组最高（平均 42.8）。（3）不同文化组的评分无差异。（4）不同职业者中 S-AI 与 T-AI 的评分均以女性干部为最低（平均 36.7 和 39.6）。

因子分析：两个量表均可得出焦虑因子和非焦虑因子。

信度结构效度检验：测试—再测试评分的相关系数 S-AI 为 0.88，T-AI 为 0.90。S-AI 与 T-AI 评分之间的相关系数，初测为 0.84，复测为 0.77。一致性满意。

四、评价

1. 该量表可以分别评定状态焦虑与特质焦虑，优于其他焦虑量表。

2. 该量表为自评，内容简明，操作方便，易被受试者接受和掌握。

3. STAI 中译本信、效度满意，适用于我国。

4. 该量表应用性广泛。

5. 测查中应提醒受试者不要漏项，注意反序计分的项目，防止评分错误。

状态—特质焦虑问卷

指导语：下面列出的是一些人们常常用来描述他们自己的陈述，请阅读每一个陈述，然后在右边适当的圈上打钩来表示你现在最恰当的感觉，也就是你此时此刻最恰当的感觉。没有对或错的回答，不要对任何一个陈述花太多的时间去考虑，但所给的回答应该是你现在最恰当的感觉。

完全没有① 有些② 中等程度③ 非常明显④

1. 我感到心情平静　　　　　　　　　　　　① ② ③ ④
*2. 我感到安全　　　　　　　　　　　　　　① ② ③ ④
3. 我是紧张的　　　　　　　　　　　　　　① ② ③ ④
4. 我感到紧张束缚　　　　　　　　　　　　① ② ③ ④
*5. 我感到安逸　　　　　　　　　　　　　　① ② ③ ④
6. 我感到烦乱　　　　　　　　　　　　　　① ② ③ ④
7. 我现在正烦恼，感到这种烦恼超过了可能的不幸　① ② ③ ④
*8. 我感到满意　　　　　　　　　　　　　　① ② ③ ④
9. 我感到害怕　　　　　　　　　　　　　　① ② ③ ④
*10. 我感到舒适　　　　　　　　　　　　　① ② ③ ④
*11. 我有自信心　　　　　　　　　　　　　① ② ③ ④
12. 我觉得神经过敏　　　　　　　　　　　① ② ③ ④
13. 我极度紧张不安　　　　　　　　　　　① ② ③ ④
14. 我优柔寡断　　　　　　　　　　　　　① ② ③ ④
*15. 我是轻松的　　　　　　　　　　　　　① ② ③ ④
*16. 我感到心满意足　　　　　　　　　　　① ② ③ ④
17. 我是烦恼的　　　　　　　　　　　　　① ② ③ ④
18. 我感到慌乱　　　　　　　　　　　　　① ② ③ ④
*19. 我感觉镇定　　　　　　　　　　　　　① ② ③ ④
*20. 我感到愉快　　　　　　　　　　　　　① ② ③ ④

注：*该项为反序计分。

指导语：下面列出的是人们常常用来描述他们自己的一些陈述，请阅读每一个陈述，然后在右边恰当的圈内打钩，来表示你经常的感觉。没有对或错的回答，不要对任何一个陈述花太多的时间去考虑，但所给的回答应该是你平常所感觉到的。

21. 我感到愉快　　　　　　　　　　　　　① ② ③ ④
22. 我感到神经过敏和不安　　　　　　　　① ② ③ ④
*23. 我感到自我满足　　　　　　　　　　　① ② ③ ④
*24. 我希望能像别人那样高兴　　　　　　　① ② ③ ④
25. 我感到我像衰竭一样　　　　　　　　　① ② ③ ④

*26. 我感到很宁静　　　　　　　　　　　　　　　　　① ② ③ ④

*27. 我是平静的、冷静的和泰然自若的　　　　　　　　① ② ③ ④

28. 我感到困难——堆集起来，因此无法克服　　　　　① ② ③ ④

29. 我过分忧虑一些事，实际这些事无关紧要　　　　　① ② ③ ④

*30. 我是高兴的　　　　　　　　　　　　　　　　　　① ② ③ ④

31. 我的思想处于混乱状态　　　　　　　　　　　　　① ② ③ ④

32. 我缺乏自信心　　　　　　　　　　　　　　　　　① ② ③ ④

*33. 我感到安全　　　　　　　　　　　　　　　　　　① ② ③ ④

*34. 我容易做出决断　　　　　　　　　　　　　　　　① ② ③ ④

35. 我感到不合适　　　　　　　　　　　　　　　　　① ② ③ ④

*36. 我是满足的　　　　　　　　　　　　　　　　　　① ② ③ ④

37. 一些不重要的思想总缠绕着我，并打扰我　　　　　① ② ③ ④

38. 我产生的沮丧是如此强烈，以致我不能从思想中排除它们　① ② ③ ④

*39. 我是一个镇定的人　　　　　　　　　　　　　　　① ② ③ ④

40. 当我考虑我目前的事情和利益时，我就陷入紧张状态　① ② ③ ④

注：*该项反序计分。

第四节　社交回避及苦恼量表

（Social Avoidance and Distress Scale）

（Watson 及 Friend，1969）

一、简介

社交回避及苦恼分别指回避社会交往的倾向及身临其境时的苦恼感受。回避是一种行为表现，苦恼则为情感反应。

社交回避及苦恼（SAD）量表含有 28 个条目，其中 14 条用于评价社交回避，14 条用于评定社交苦恼。最初的评分采用"是—否"方式，但许多研究人员采用了 5 级评分制。"是—否"评分制得分范围从 0（最低的回避及苦恼程度）到 28（最高一级）。

在建立该表时，作者十分注重社交回避及苦恼的概念。他们把社交回避与不能参与社交加以区分，指出社交回避的反面不是社交参与而是"不回避"。此外，他们谨慎地只将主观的苦恼及行为上的回避等包括在内，而将诸如焦虑生理指数及受损的行为表现等内容排除在外。在最初的量表条目选择时，考虑了社交愿望及赞同的频率，并且进行了广泛的预测。

当采用"是—否"评分制时，大学生的均值为 9.1，其标准差（SD）为 8.0（Watson 及 Friend，1969）。但分布相当偏倚，得分的众值时为 0。故而许多研究人员采用 5 级分制来取代"是—否"分制。在样本原型中，男性的得分显著高于女性。

二、信、效度检验

内部一致性相当高。使用"是—否"分制时，均值与条目—总的相关系数均值是 0.77。使用 5 级分制时，Cronbach 的 α 系数接近 0.90。

因子分析的结果证实了关于回避与苦恼分量表的结构，但也提示：总分偏重与反应社交回避的方面（patterson 及 strauss，1972）。采用"是—否"分制而获得的分量表总分，其苦恼分量表及回避分量表的信度系数分别为 0.85 及 0.87。两者之间的相关系数男性为 0.54，女性为 0.71（Leary 等，1987）。

对"是—否"分制 4 个月的重测相关信度为 0.68（Watson 及 Friend，1969）。

SAD 量表的分数与其他关于社交焦虑及羞怯测量的相关系数非常高（如 Jones，Briggs 及 Smith，1986），r 值达 0.75 以上，与一般焦虑的测量（如 Manifest Anxiety 量表）也有正相关，但较低一些。有人报道，SAD 量表得分较高的人，在实际交往中焦虑程度较高，反之亦然。此外，高得分者参加小组讨论的兴趣较低得分者也要低（Watson 及 Friend，1969）。SAD 量表也在一百多个用于检验各种咨询干预对慢性社交焦虑改善效果的研究中得到了应用。

通过含有相同数目的正面的及反面措辞的条目使趋同效应（acquiescence response）得到控制。SAD 量表与 Marlower-Crowne 社会期望量表的相关系数为-0.25（n=205）。

三、应用与评价

尽管量表被进一步分为回避及苦恼两个分量表，大多数研究人员仍愿意直接采用量表中的所有条目。总的来说，SAD 量表是一个精心设计的量表，并且已通过一系列的测查，证实其在社交苦恼及回避测量中的用途。但有一点需注意，因为量表中的条目同时测量社交困难的主观方面及行为方面，所以只有在希望同时测量苦恼及回避时采用 SAD 的总表才是适宜的。虽然在某些测查中分开采用分量表也可能是适宜的，但其信度尚未得到系统的研究。

林雄标等对 50 例社交恐怖症（SPH）（其中男 38 例、女 12 例）进行测查，和 65 例正常人对比，评分结果患者的 SAD 总分为 20.92±4.27，焦虑分量表（Ax）为

11.38±25，回避分量表（Av）为 9.54±2.61，显著高于对照组的 8.03±4.64（t 值 = 15.28，$P<0.01$）、3.92±3.1（t 值 = 13.92，$P<0.01$）和 4.14±2.62（t 值 = 11.04，$P<0.01$）。表明该量表在同时测量 SPH 患者的社交焦虑和回避行为时不失为一个方便的工具。

社交回避及苦恼量表（SAD）

说明：在表达了你的反应的每个条目的答案上画圈。

1. 即使在不熟悉的社交场合里我仍然感到放松。 是 否
2. 我尽量避免迫使参加交际应酬的情形。 是 否
3. 我同陌生人在一起时很容易放松。 是 否
4. 我并不特别想去回避人。 是 否
5. 我通常发现社交场合令人心烦意乱。 是 否
6. 在社交场合我通常感觉平静及舒适。 是 否
7. 在同异性交谈时，我通常感觉放松。 是 否
8. 我尽量避免与人家讲话，除非特别熟。 是 否
9. 如果有同新人相会的机会，我会抓住的。 是 否
10. 在非正式的聚会上如有异性参加，我通常觉得焦虑和紧张。 是 否
11. 我通常与人在一起时感到焦虑，除非与他们特别熟。 是 否
12. 我与一群人在一起时通常感到放松。 是 否
13. 我经常想离开人群。 是 否
14. 在置身于不认识的人群中时，我通常感到不自在。 是 否
15. 在初次遇见某些人时，我通常是放松的。 是 否
16. 被介绍给别人使得我感到紧张和焦虑。 是 否
17. 尽管满房间都是生人，我可能还是会进去的。 是 否
18. 我会避免走上前去加入一大群人中间。 是 否
19. 当上司想同我谈话时，我很高兴与他谈话。 是 否
20. 当与一群人在一起时，我通常感觉忐忑不安。 是 否
21. 我喜欢躲开人群。 是 否
22. 在晚上或社交聚会上与人们交谈对我不成问题。 是 否
23. 在一大群人中间，我极少能感到自在。 是 否
24. 我经常想出一些借口以回避社交活动。 是 否
25. 我有时充当为人们相互介绍的角色。 是 否
26. 我尽量避开正式的社交场合。 是 否
27. 我通常参加所能参加的各种社会交往。不管是什么社交活动，我一般是能

去就去。　　　　　　　　　　　　　　　　　　　　是　否

28. 我发现同他人在一起时放松很容易。　　　　　　是　否

注：（1）与下列答案相同的选择便各得1分：

是：2、5、8、10、11、13、14、16、18、20、21、23、24、26

否：1、3、4、6、7、9、12、15、17、19、22、25、27、28

（2）回避分量表的条目为：

2、4、8、9、13、17、18、19、21、22、24、25、26、27

焦虑分量表的条目为：

1、3、5、6、7、10、11、12、14、15、16、20、23、28

第五节　社交焦虑量表

（Social Anxiety Subscale of the Self—Consciousness Scale）

（Fenigstein，Scheier，&Buss，1975）

一、简介

社交焦虑可定义为在他人面前感觉不自在。

社交焦虑量表含有6个条目，回答时采用5级分制（0：极不相符，4：极为相符）。这6个条目不仅测量主观焦虑，同时也测量言语表达及行为举止上的困难。该量表虽名为社交焦虑的测量，但范围实际已超出焦虑本身。量表中描述的场合包括有陌生场合、被人注视、令人尴尬的事件、同陌生人谈话、大众前演说及一大群人等。

社交焦虑量表是在编制自我意识量表过程中产生的，它含有6个条目，得分为：0表示焦虑程度低，24分表示焦虑程度高。

Scheier and Carver（1985）注意到未受过大学教育的受检者经常在理解原始量表中的某些条目时有困难，于是修订了量表，使之更加通俗易懂，新表中有关社交焦虑量表中的条目内容并没有改变，但其文字有一些小的修饰。同时评分也改为4级制（0：一点儿也不像我，3：非常像我）。量表的得分范围从0（低焦虑程度）到18（高焦虑程度）。修订后的量表与原始的量表间相关系数为0.86。本章分别收录了原始量表及修订量表。

采用原始量表（5级评分制）评定的179名男大学生的均值为12.5（SD=4.1）。采用修订量表时（4级评分制），213名男性的均值为8.8（SD=4.3），而85名女性的均值为8.6（SD=4.7）。另一样本为396名中年妇女，她们的得分略低，

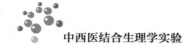

其均值为 7.3 （*SD*＝3.9）。

二、信、效度检验

原始量表的 Cronbach α 系数为 0.70，修订量表的 Cronbach 之 α 系数为 0.79。对原始量表两周重测信度为 0.73，对修订版本的四周重测相关系数为 0.77。

自我意识量表中原始的社交焦虑分量表与以下量表显著相关，交际焦虑量表 （*r*＝0.78）；考试焦虑量表 （*r*＝0.23）；自我尊重量表 （*r*＝0.35） （Turner，Scheier，Carver 及 Lekes1978）；因修订版本为后来新作，故未测试效度。但没有多少理由认为其效度会低于原始量表。原始量表与 Marlowe-Crowne 社会期望量表低度相关，*r*＝0.23，（*P*>0.05） （Turner，1978）。

三、应用与评价

社交焦虑量表可以用在需要对社交焦虑及其相关问题进行简短的综合性测量时，但采用该量表的研究要记住以下两点：（1） 由于量表较短小，其信度较本章中讨论的其他大多数量表要低；（2） 量表中的条目内容相当广泛，其评定的情感及行为构成涉及羞怯、窘迫、寡言及演说焦虑。

原始的及修订的自我意识量表的社交焦虑量表

原始量表指导语：请评定下述每句话与你的情况相符的程度：

0＝非常不相符

1＝有些不相符

2＝说不清 （既不是相符又不是不相符）

3＝有些相符

4＝非常相符

$$0 \quad 1 \quad 2 \quad 3 \quad 4$$

1. 在新环境里，我要花上不少时间来克服羞怯。

2. 当有人看着我时，我干活总是出乱子。

3. 我非常容易窘迫。

4. 我发现同陌生人谈话并不困难。

5. 我在人群前说话时感到焦虑。

6. 一大群人会使我紧张。

注：4 为反向计分题。

修订量表指导语：请标出下面每句话与你相符的程度，评分标准如下：

4＝非常像我

3＝有些像我

2＝说不清（既不像我又不是不像我）

1＝有一丁点儿像我

0＝一点儿也不像我

0　1　2　3　4

1. 我在新环境里要花上不少时间克服羞怯。

2. 有人看着我时我干活很吃力。

3. 我非常容易困窘。

4. 我同陌生人谈话很容易。

5. 我在人群前谈话时感到紧张。

6. 一大群人会使我紧张。

注：4 为反向计分题。

第六节　汉密顿焦虑量表（HAMA）

汉密顿焦虑量表（Hamilton Anxiety Scale，HAMA）包括 14 个项目，由 Hamilton 于 1959 年编制，它是精神科中应用较为广泛的由医生评定的量表之一。

一、适用范围

主要用于评定神经症及其他病人的焦虑症状的严重程度。

二、信、效度检验

（一）信度：评定者若经过 10 次以上的系统训练后，可取得极好的一致性。上海市精神卫生中心曾对 19 例焦虑患者作了联合检查，两评定员之间的一致性相当好：其总分评定的信度系数 $r=0.93$；各单项症状评分的信度系数为 $0.83\sim1.00$；P 值均小于 0.01。

（二）效度：HAMA 总分能很好反映焦虑状态的严重程度。上海市精神卫生中心曾对 36 例焦虑性神经症的病情严重程度与 HAMA 总分间的相关检验效度，其效度系数为 0.36（$P<0.05$）。

三、使用方法

（一）评定方法：应由经过训练的两名评定员进行联合检查，采用交谈与观察的方式，检查结束后，两评定员各自独立评分。若需比较治疗前后症状和病情的变化，则于入组时，评定当时或入组前一周的情况，治疗后 2~6 周，再次评定，以资比较。

（二）评定标准：HAMA 的评分为 0~4 分，5 级：（0）无症状；（1）轻；（2）中等；（3）重；（4）极重。

HAMA 无工作用评分标准，各项症状的评定标准如下：

1. 焦虑心境（anxious mood）：担心、担忧，感到有最坏的事将要发生，容易激惹。

2. 紧张（tension）：紧张感、易疲劳、不能放松，情绪反应，易哭、颤抖，感到不安。

3. 害怕（fears）：害怕黑暗、陌生人、独处、动物、乘车或旅行及人多的场合。

4. 失眠（insomnia）：难以入睡、易醒、睡得不深、多梦、夜惊、醒后感疲倦。

5. 认知功能（cognitive）：或称记忆、注意障碍，注意力不能集中，记忆力差。

6. 抑郁心境（depressed mood）：丧失兴趣、对以往爱好缺乏快感、抑郁、早醒、昼重夜轻。

7. 躯体性焦虑：肌肉系统（somatic anxiety：muscular）：肌肉酸痛、活动不灵活、肌肉抽动、肢体抽动、牙齿打颤、声音发抖。

8. 躯体性焦虑：感觉系统（somatic anxiety：sensory）：视物模糊、发冷发热、软弱无力感、浑身刺痛。

9. 心血管系统症状（cardiovascular-symptoms）：心动过速、心悸、胸痛、血管跳动感、昏倒感、心搏脱漏。

10. 呼吸系统症状（respiratory symptoms）：胸闷、窒息感、叹息、呼吸困难。

11. 胃肠道症状（gastro-intestinal symptoms）：吞咽困难、嗳气、消化不良（进食后腹痛、腹胀、恶心、胃部饱感）、肠动感、肠鸣、腹泻、体重减轻、便秘。

12. 生殖泌尿系统症状（genito-urinary symptoms）：尿意频数、尿急、停经、性冷淡、早泄、阳痿。

13. 植物神经系统症状（autonomic symptoms）：口干、潮红、苍白、易出汗、起鸡皮疙瘩、紧张性头痛、毛发竖起。

14. 会谈时行为表现（behavior at interview）：（1）一般表现：紧张、不能松弛、忐忑不安、咬手指、紧紧握拳、摸弄手帕、面肌抽动、不停顿足、手发抖、皱眉、表情僵硬、肌张力高、叹气样呼吸、面色苍白。（2）生理表现：吞咽、打嗝，安静时心率快、呼吸快（20/分以上）、健反射亢进、震颤、瞳孔放大、眼睑跳动、易出汗、眼球突出。

四、注意事项

本量表除第 14 项需结合观察外，所有项目都根据病人的口头叙述进行评分；同时特别强调受检者的主观体验，这也是 HAMA 编制者的医疗观点。因为病人仅仅在有病的主观感觉时，方来就诊，并接受治疗，故以此可作为病情进步与否的标准。虽然 HAMA 无工作用评分标准，但一般可这样评分："1"症状轻微；"2"有肯定的症状，但不影响生活与活动；"3"症状重，需加处理，或已影响生活和活动；"4"症状极重，严重影响生活。另外，评定员需由经训练的医师担任，做一次评定大约需 10~15 分钟。

五、结果解释

（一）分界值：按照全国精神科量表协作组提供的资料，总分超过 29 分，可能为严重焦虑；超过 21 分，肯定有明显焦虑；超过 14 分，肯定有焦虑；超过 7 分，可能有焦虑；如小于 7 分，便没有焦虑症状。一般划分界，HAMA 14 项版本分界值为 14 分。

（二）总分：能较好地反映病情严重程度，全国精神科量表协作组曾对 230 例不同亚型的神经症患者的 HAMA 总分进行比较，神经衰弱总分为 21.00，焦虑症为 29.25，抑郁性神经症为 23.87。由此可见，焦虑症状是焦虑症患者的突出表现，该组病人为一组病情程度偏重的焦虑症。

（三）因子分析：仅分为躯体性和精神性两大类因子结构：（1）躯体性焦虑（somaticanxiety）：肌肉系统、感觉系统、心血管系统症状、呼吸系统症状、胃肠道症状、生殖泌尿系统症状和植物神经系统症状等 7 项组成。（2）精神性焦虑（psychicanxiety）：由焦虑心境、紧张、害怕、失眠、认知功能、抑郁心境以及会谈时行为表现等 7 项组成。

因子分＝组成该因子各项目的总分/该因子结构的项目数。

通过因子分析可以进一步了解病人的焦虑特点。

应用价值：

（一）HAMA 是一种医生用焦虑量表，这是最经典的焦虑量表，尽管它不尽理想，但在所有同类量表中，它的使用历史最长、用得最多，临床和研究工作也最为熟悉。

（二）HAMA 能很好地衡定治疗效果，以及比较治疗前后症状变化。如利用因子分析法作疗效分析，还能确切地反映各靶症状群的变化情况。

（三）本量表评定方法简单易行，可用于焦虑症，但不太宜于估计各种精神病

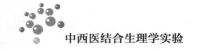

时的焦虑状态。同时，与 HAMD 相比较，有些重复的项目，如抑郁心境、躯体性焦虑、胃肠道症状及失眠等，故对于焦虑症与抑郁症，HAMA 与 HAMD 一样，都不能很好地进行鉴别。

六、理论意义

通过本量表的因子分析，可以具体反映病人的精神病理学特点。

汉密顿焦虑量表（HAMA）

注意：0 无症状，1 轻微，2 中等，3 较重，4 严重

1. 焦虑心境（总担心要发生什么情况）

2. 紧张（肌张力高、颤抖、不能放松）

3. 害怕（黑暗、独处、乘车、人多等）

4. 失眠

5. 记忆或注意障碍

6. 抑郁心境

7. 肌肉系统症状

8. 感觉系统症状

9. 心血管系统症状

10. 呼吸系统症状

11. 胃肠道症状

12. 生殖泌尿系统症状

13. 植物神经系统症状

14. 会谈时行为异常

第九章　孤独的评定

对孤独的研究在最近 10 年间发展很快，这起因于一些社会因素的影响，诸如离婚率升高、鳏居人数增多、寡居老人增多以及由于迁居和都市化进程所带来的麻烦。这里需要提到几位先驱者的开创性工作，他们是 Robest S. weiss，L. Anne Peplau 和 Daniel Perlman。受 Bowlby（1969）有关依附学说的重大影响，Weiss 于 1973 年发表了《孤独，一种情绪及社会性孤立体验》一文。受该文的启发，Peplau 和他的学生于 20 世纪 70 年代后期开始了这方面的研究，创制了广为采用的 UCLA 孤独量表，并对孤独进行了理论上的析因分析。1979 年召开的国际性孤独研讨会更促进了学者间的相互交流，提高了研究孤独的热情，之后便有不下百种的专著与论文问世。

由于这些文献较新，这里只对评定方法的争论做简要的总结。有人质疑在量表条目中使用"孤独"一词有无必要，UCLA 未用，但有些量表用了。Borys&Perman（1985）提到，在条目中用"孤独"一词会使男性得分降低，可能是因为在社会上男子不如女子易于接受孤独这种描述。但反过来讲，不用这个词又将会使人们对该量表究竟评定的是什么产生异议。删去该词后，大多数量表得分仍与自我直接报告的孤独程度相关。然而，去掉该词的理由仍不充分，因为孤独是一种情绪，没有确定的行为表现方式。如果人家否认，研究者就很难说人家有孤独感。

另一个相关的问题是量表设计者用什么作为孤独的指征。Frijda（1986）和 Shaver 等（1987）认为情绪是一种复杂的系统：（1）它起源于潜含的或明确的价值、需求与关注；（2）由他所关注的事件所引发；（3）产生行动倾向（牵涉生理、心理和行为诸方面），即对其感知与评价做出反应。鉴于这种复杂性，对孤独的研究应针对个人的需求与关注、对处境的评价、情感体验、心理生理变化或行为。某些孤独量表设计者着重于自我评价，如"没有人能与我交谈""我与周围的人好像有段距离"；另一些着重于情感体验，如"我感到被人抛弃了""我感到孤独"。由于它们各自反映了全部情感世界的某个侧面，所以针对孤独的不同层面的评定一般相关良好，但没有人去追究为什么一个量表询问孤独的这个侧面而不是那个侧面。Weiss（1987）表达了他对最常用的评定策略的关注，他认为这些人混淆了定义与理论的区别。他写道："他们用那些理论上可造成'孤独'的状况来定义'孤独'，……比如"……缺乏或觉得缺乏令人满意的人际关系……"，又如"……当人际关

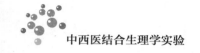

系网出现某种量或质的重要缺陷时，人们所产生的不愉快体验"。另有一些孤独的定义则暗示出作为孤独核心的理论假设，例如，"……一种当自我意识觉察到属于自己的基本人际关系网破裂的信号时所造成的一种总体上的、常常是突发的体验，"……他们将对孤独现象的鉴别（"这就是孤独"）掩藏于对这种现象的注释之中，以此来了结这一研究中的关键问题。这就如同伽利略将重力定义为"一种对重物体与轻物体有相等作用的力"。

第三个问题是孤独的结构，它究竟是一维的还是多维的？在 Weiss（1973）的书中，作者区分出两种孤独，即情绪孤立与社会孤立，有些量表试图把握这种区分；另一些则针对可能导致孤独的各种社会缺陷，针对不同的维度创立量表，例如各种人际关系（性爱、家庭、集体等）。有些研究者采用更经验性的方法，将孤独感视为一种混合的或复杂的情绪，试图揭示其情感成分（如颓丧、孤立、激越）。

第四个问题是孤独的时间特征，它究竟是一种状态、一种特质，或兼而有之？如果孤独是一种一过性情绪（像愤怒与失望），就可用状态评定来估价："你现在感觉如何？"如果孤独是某些人的一种气质特点（像敌意与羞怯），就需提出不同的问题："你是否通常如此？""你是否一直是个孤独者？"有些量表设计者试图区分状态性与特质性孤独。

第一节　UCLA 孤独量表

（UCLA Loneliness Scale）

（Russell，Peplau，&Cutrona，1980；Russell&. Cutrona，1988）

一、简介

该量表评价由于对社会交往的渴望与实际水平的差距而产生的孤独，这种孤独在此被定义为一维的。

原始的 UCLA 量表（Russell et al，1978）有 20 个条目，是从 Sisenwein（1964）博士论文所提出的 75 个条目库中选出的。这些条目有许多来自 20 个心理学家对孤独体验的描述，还有一些来自 Eddy（1961）的量表。每个条目有 4 级频度评分：4. 我常常有此感觉；3. 我有时有此感觉；2. 我很少有此感觉；1. 我从未有此感觉。UCLA 原始表 20 个项目的陈述都是正序计分。

原始表的潜在问题是有可能出现全都做一种回答而导致假象的错误（因为所有20 个条目都指向孤独），同时也缺乏区分效度（无法从本质上将对抑郁和自信等的测验区分出来）。1980 年，作者对 UCLA 初表做了修订（这里称为第二版）。在原来

20 个条目的基础上又加上了 19 条积极的反序计分条目（如"我觉得与周围人关系和谐"），复用于 162 名大学生。用六个额外的问题（如"你一生中有多少时间感到孤独？""最近两周内你有多少时间感到孤独？"）作为"明确的孤独自我标签"，它与全量表的 α 系数为 0.78。根据与这一指征的相关性筛选出 10 个正序与 10 个反序陈述条目。将这些条目随机排列就构成了 UCLA 第二版。该量表目前应用最广。

与原始表一样，修订表得分亦是 20~80 分。积极陈述（即非孤独条目）得分在计入总分时应行反序计分。

从本量表中选出 4~8 条可做普查之用，即便只用 4 条亦可得出较理想的 α 系数。

本节所附的第二个量表即第三版，是作者为非大学生成人所设计的。因为在大范围的老年人普查中发现，对 UCLA 条目的理解需要较高的阅读能力。第三版的设计就是为了解决这一难题，它含有 11 个"孤独"正序条目与 9 个"非孤独"反序条目（其中有一条用正序陈述语言较困难）。

二、信、效度检验

Russell（1980）研究了 UCLA 第二版的试用情况。第一次用于 160 名大学生，第二次用于 237 名大学生。用第二次研究（男 102，女 128）建立常模，男性均值 = 37.1（$SD = 10.9$），女性均值 = 36.1（$SD = 10.1$）。

Gutek 等（1980）用一个 4 条修订表电话调查了洛杉矶的 382 名成年人。全量表分为 4~16。调查中 18~30 岁者平均得分 8.3，60 岁以上者为 7.3。得分随年龄增长而下降，与人们的直觉不符（经验认为老年人孤独感可能强些），但这一点业已被后来的工作所证实。

UCLA 第三版已用于各种人群，包括 487 名大学生（$\bar{x} = 40.1$，$SD = 9.5$），305 名护士（$\bar{x} = 40.1$，$SD = 9.5$），311 名教师（10 条表得分 = 19.2，$SD = 5.1$），284 名老人（$\bar{x} = 31.5$，$SD = 6.9$）。

内部一致性：Russell（1980）报告，第二版 20 条修订本的 α 系数为 0.94。其他人的研究结果类似。如上所述，用于在职成人普查的 4 条修订本，α 系数为 0.75（Hays & DiMatteo 1987 年测查 199 名大学生所得 α 系数为 0.63）；Hays & DiMatteo 修订的 8 条本，α 系数为 0.84，与 20 条表相关为 0.91；第三版 α 系数为：大学生 0.94、护士 0.94、教师 0.89、老人 0.89（Russell & Cutrona 1988）。

重测信度：Jones 采用原始表进行两个月间隔的重测，相关为 0.73。Cutrona（1982）在大学新生中进行间隔 7 个月的重测，相关为 0.62。Russell 等（1987）用第三版本对老人进行重测，相关为 0.73。

聚合效度：第二版本与第一版本都与抑郁评分呈正相关（r 约为 0.50），与焦虑亦呈正相关（$r = 0.3 \sim 0.4$）。Russell 等（1980）发现，孤独与以下情况呈正相关：每天独处的时间（$r = 0.41$），独自进晚餐的次数（$0 \sim 34$），独自过周末的次数（0.44）；与以下情况呈负相关：与朋友交往的频度（-0.28），好友的多少（-0.44）。孤独亦与以下情况显著相关：被抛弃感、抑郁感、空虚感、无望感、孤立感、自闭感、不好交际或不满（Russell，1982）。不少研究发现 UCLA 量表的孤独得分与各种其他测量指标又与理论推测一致相关，如社会行为、归因模式及自我保护功能。8 条本与 4 条本的聚合效度与此类似。

区分效度：上述 Russell（1980）的第二个研究目的就是要探讨 UCLA 表第二版的区分效度。虽然采用各种人格与心境评价（以多重回归方式相互组合）可解释 UCLA 量表分的很大一部分方差，但孤独"自我标签"最后进入方程后对方程仍有显著贡献，说明这一指标的不可替代性。另外，当把人格与心境变量加以控制后，UCLA 得分与社会变量（如独自进餐）的相关依然存在。采用结构方程模型技术发现，尽管孤独与抑郁肯定有关，但在心理测量上仍然是有区别的。Hays&Dimatteo（1987）发现 UCLA 八条版本得分同理论上与孤独相关的变量有关，例如疏远与社会焦虑，但与以下几种行为无关，如锻炼、节食、饮酒、滥用药物、吸烟及睡眠时间。

Russell 等（1987）用 489 名大学生作为受试者，研究了用词简单的 UCLA 表（版本三），分析它对社会支持的分辨效度："因子分析显示，孤独与社会支持各属于不同的因子。尽管各自相关，但与其他心境和人格测量的关系各不相同。一般地讲，孤独与心境和人格测量的关系较社会支持更强。"Russell（1987）还探讨了社会支持与孤独的区分效度，样本是 301 名老人，发现孤独与社会支持有显著相关，但仍可看出它们各自评定的是不同的成分。孤独与精神健康状态相关很强，与躯体健康状态相关很弱。

三、应用与评价

UCLA 各种版本已用于数百个有关孤独的研究项目之中，该表第二版具有良好的信度与效度。第三版是为适应非大学生人群而设计的，但亦可用于学生中，而且有可能取代第二版。

该量表有三个特点需要说明。第一，"孤独一词未见任何条目之中。"Russell（1982）指出，这可能有助于减少回答的偏性，因为孤独是一种不被社会所欢迎的、名声不好的状态（Gordon，1976），Borys & Perlman（1985）的综述也支持这一看法。当使用 UCLA 时，性别对孤独得分几无影响，而当明确提到孤独时则影响较大。

Borys Perlman 的研究提示这可能是由于社会对男性的孤独更不易接受的缘故。

第二，该量表的另一个重要特点是一维性。作者所用的孤独概念是一维的情感状态，其量表也据此设计。采用孤独之多维概念者显然需用或加用不同的量表，对只需一维的一般测量者，UCLA 的某个修订本（4 条、8 条、20 条和 20 条简化条目量表）则是较好的选择。

第三，UCLA 未给受试者规定时间范围，因而不清楚它测量的主要是特质抑或状态。间隔两个月重测相关 0.73，七个月重测相关 0.62，提示该表的测定具有特质成分。Spielberger 等（1970）报告，焦虑特质重测相关为 0.70～0.80，而焦虑状态重测相关只有 0.15～0.55。用此标准衡量，则 UCLA 主要是特质量表。

UCLA 孤独量表（第三版，1988）

指导语：下列是人们有时出现的一些感受。对每项描述，请指出你具有那种感觉的频度，将数字填入空格内。举例如下：

你常感觉幸福吗？

如你从未感到幸福，你应回答"从不"；如一直感到幸福，应回答"一直"。以此类推。

从不=1；很少=2；有时=3；一直=4。

*1. 你常感到与周围人的关系和谐吗？

2. 你常感到缺少伙伴吗？

3. 你常感到没人可以信赖吗？

4. 你常感到寂寞吗？

*5. 你常感到属于朋友们中的一员吗？

*6. 你常感到与周围的人有许多共同点吗？

7. 你常感到与任何人都不亲密了吗？

8. 你常感到你的兴趣与想法与周围的人不一样吗？

*9. 你常感到想要与人来往、结交朋友吗？

*10. 你常感到与人亲近吗？

11. 你常感到被人冷落吗？

12. 你常感到你与别人来往毫无意义吗？

13. 你常感到没有人很了解你吗？

14. 你常感到与别人隔开了吗？

*15. 你常感到当你愿意时就能找到伙伴吗？

*16. 你常感到有人真正了解你吗？

17. 你常感到羞怯吗？

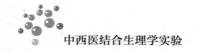

18. 你常感到人们围着你但并不关心你吗?

*19. 你常感到有人愿意与你交谈吗?

*20. 你常感到有人值得你信赖吗?

评分：带 * 号的条目应反序计分（即 1=4，2=3，3=2，4=1），然后将每个条目分相加。高分表示孤独程度高。

第二节 状态与特质性孤独量表

（State versus Trait Loneliness Scales）

（Gerson&Perlman，1979；Shaver，Furman，&Buhrmester，1985）

一、简介

本节介绍的两个量表是要区分短期、可能为一过性、境遇性的孤独（称为状态性孤独）和长期、特质性孤独（特质性孤独）。

Gerson&Perlman（1979）研究了长期孤独、境遇性孤独或无孤独女大学生的交流技巧。为作出这种区分，用 1978 版的 UCLA 孤独量表（Russell et al，1978，见上一节）检查两次，一次的指导语为"你在最近的两周内多少时间有此感觉?"另一次为"你一生中多少时间有此感觉?"将全部受试者按两项得分高低分别分为上 1/3、中 1/3 与下 1/3 三组：非孤独组（$n=14$）最近（均值=28）和通常（均值=29）孤独得分都位于下 1/3 组；境遇性孤独组（$n=19$）最近（均值=52）孤独得分位于上 1/3，而通常（均值=34）孤独得分位于下 1/3；长期孤独组（$n=23$）的最近（均值=55）和通常（均值=60）孤独得分都在上 1/3 段内。

Shaver 等（1985）在大学新生中进行了一次纵向研究，始于学生夏季入学前，并在第一学年的秋、冬、春三个学期复查。他们编制了两个平行的量表，每个表包含 11 个条目，8 条来自 UCLA 修订版（1980），3 条来自 NYU 孤独量表（Rubenstein&Shaver，1982）。之所以加上后面三条是因为它们直接提到孤独，而 UCLA 未如此做。从 UCLA 借用的条目为五级 Likert 评分，其中 4 条正序，4 条反序。每个 NYU 条目都有自己的五分评定标准。状态评定指导语是"最近几天"，特质为"最近几年"。两个表的分值均可从 11 到 55 分。

二、信、效度检验

Gerson & Perlman 在明尼苏达大学筛查了 300 名女大学生，发现 66 例可纳入研究。Shaver 等在丹佛大学研究了 400 名新生，但只有 166 名完成全部四次测试，并加入状态—特质分析。

内部一致性：Gerson & Perlman 未报告其量表的 α 系数。但由于 UCLA 表本身内部一致性好（$a>0.90$），因而该表亦应不错。Shaver 等的量表在 9 个月中进行四次测试，每次的 α 系数均在 0.88 以上。

重测：Gerson & Perlmen 未评价其重测信度。Shaver 的两个量表重测信度不一致，但与理论期望一致（特质性孤独较状态性孤独更稳定）。约两个月重测一次，特质性孤独相关为 0.77~0.83，状态性孤独相关为 0.29~0.64。像预期的一样，受试者从家里来到学校这段时间里，状态性孤独变化最大。

聚合效度：Gerson&Perlmen 预测，状态性孤独者较特质性孤独者或非孤独者表达得更充分，这已被研究所证实。受试者的表达程度与 Beck 抑郁问卷得分在特质性孤独与非孤独受试者中有显著负相关（即在两类受试中的抑郁患者表达能力差），但在状态孤独受试中几乎为零。总的看来，状态性孤独者努力尝试与人交流，在交流中也更主动，而特质性孤独者则否。与预期结果一致，特质性孤独与社会技巧拙劣、应付能力差以及归咎于社会性失败相关显著（$r=0.31~0.49$，$P<0.001$）；状态孤独也与社交技巧有关（$r=-0.46~-0.64$），在秋季测试中尤其明显，此时受试者正在尝试建立新的人际关系。

离散效度：如上所述，在这两项差别很大的研究中，状态与特质性孤独与其他变量的相关各不相同，与理论预期的离散方式相一致，但两者亦有显著相关（在 Shaver 等的秋季测试中 $r=0.40$；春季测试中 $r=0.60$）。

三、应用与评价

这两个量表均需进一步测试与修订。正是由于对状态与特质性孤独的区分有待进一步研究，所以才把它们放到这里讨论。例如，有研究显示，"孤独"者社交技巧不良，不能遵守自我袒露（Self-disclosure）原则，并采用自我挫败的归因。由此看来，孤独者一般具有严重的社交与心理缺陷。假如这类缺陷主要为特质性孤独者所特有，将会如何呢？采用大多数的孤独量表能把那些人从状态性孤独者中区分出来吗？另一方面，Gerson & Perlman 的研究还揭示出，一部分状态性孤独者有尽力与人交往的倾向。在以后的研究中如果作出状态—特质的划分，那么对孤独与孤独者的行为与心理差异的研究将会更确切、更完美。

Gerson & Perlman 特质状态量表（作者用词为"长期"与"暂时"）直接以 UCLA 为基础，此处不再重复。下面是 Shaver 等的量表。

状态与特质性孤独量表

指导语：以下是对你过去几天里的感受的描述。请指明你对每个陈述同意或反对的程度，据此选择一个回答。1＝完全同意，2＝同意，3＝不确定或既赞成又反对，4＝不同意，5＝完全不同意。

　　a. 最近几天，我觉得跟周围人很和谐。（圈出一个数字）　　　1　2　3　4　5

　　b. 最近几天，我缺少伙伴。（R）　　　　　　　　　　　　　　1　2　3　4　5

c. 最近几天，我感到是朋友中的一员。 1 2 3 4 5

d. 最近几天，我的兴趣和想法跟周围人不一样。（R） 1 2 3 4 5

e. 最近几天，我觉得有人与我关系密切。 1 2 3 4 5

f. 最近几天，我觉得被遗忘了。（R） 1 2 3 4 5

g. 最近几天，没有人很了解我。（R） 1 2 3 4 5

h. 最近几天，我有可以信赖的人。 1 2 3 4 5

i. 最近几天，一个人待着时我感到孤独。（R） 1 2 3 4 5

j. 最近几天，大约有多少时间你感到孤独？（圈出一个数字）1＝几乎总是，2＝经常，3＝大约一半时间，4＝偶尔，5＝没有或几乎没有。（R）

k. 最近几天，当你感到孤独时，程度如何？（圈出一个数字）1＝极孤独，2＝很孤独，3＝一般的孤独，4＝稍微孤独，5＝我未感到孤独。（R）

l. 与别人相比，你觉得你最近几天的孤独程度如何？（圈出一个数字）1＝较一般人重得多，2＝较一般人重一点，3＝大约一般，4＝较一般人轻一点，5＝较一般人轻得多。（R）

指导语：下一节中，上述项目重复出现，请按您最近几年的情况回答。请指明您对每个陈述同意或反对的程度，据此选择一个回答。1＝完全同意，2＝同意，3＝不确定或既赞成又反对，4＝不同意，5＝完全不同意。

a. 最近几年，我觉得跟周围人很和谐。（圈出一个数字） 1 2 3 4 5

b. 最近几年，我缺少伙伴。（R） 1 2 3 4 5

c. 最近几年，我感到是朋友中的一员。 1 2 3 4 5

d. 最近几年，我的兴趣和想法跟周围人不一样。（R） 1 2 3 4 5

e. 最近几年，我觉得有人与我关系密切。 1 2 3 4 5

f. 最近几年，我觉得被遗忘了。（R） 1 2 3 4 5

g. 最近几年，没有人很了解我。（R） 1 2 3 4 5

h. 最近几年，我有可以信赖的人。 1 2 3 4 5

i. 最近几年，一个人待着时我感到孤独。（R） 1 2 3 4 5

j. 最近几年，大约有多少时间你感到孤独？（圈出一个数字）1＝几乎总是，2＝经常，3＝大约一半时间，4＝偶尔，5＝没有或几乎没有。（R）

k. 最近几年，当你感到孤独时，程度如何？（圈出一个数字）1＝极孤独，2＝很孤独，3＝一般的孤独，4＝稍微孤独，5＝我未感到孤独。（R）

l. 与别人相比，你觉得你最近几年的孤独程度如何？（圈出一个数字）1＝较一般人重得多，2＝较一般人重点，3＝大约一般，4＝较一般人轻点，5＝较一般人轻得多。（R）

注：后面括号中标有（R）者为反序计分。

第十章　自我意识与自尊的评定

第一节　自我和谐量表

（Self Consistency and Congruence Scale）

一、编制的背景与目的

自我和谐（Self Consistency and Congruence）是 C. Rogers 人格理论中最重要的概念之一，它与心理病理学和心理治疗过程有着密切的关系。根据 Rogers 的观点，自我是个体的现象领域中（包括个体对外界及自己的知觉）与自身有关的知觉与意义。同时，个体有着维持各种自我知觉之间的一致性，以及协调自我与经验之间关系的机能，而且"个体所采取的行为大多数都与其自我观念相一致"。如果个体体验到自我与经验之间存在差距，就会出现内心的紧张和纷扰，即一种"不和谐"的状态。个体为了维持其自我概念就会采取各种各样的防御反应，并因而为心理障碍的出现提供基础。

Rogers 把自我与经验之间的不协调作为心理障碍的重要原因，在后来的临床观察和研究中，他认识到自我与经验之间的关系在心理治疗过程中的变化情况，并曾编制过一个评定量表，以测量心理治疗过程中个体自我与经验之间协调程度的改善程度。

Rogers 的量表由 7 个维度组成，分别是"情感及其个人意义""体验""不和谐""自我交流""经验的构成""与问题的关系"以及"关系的方式"。每一个维度都由 7 个等级组成，由低到高分别代表刻板、僵化、停滞直到灵活、变通与和谐。这一量表主要由治疗者或其他的独立评分者对病人在治疗过程中的表现进行评定。然而，该量表建立以后并未引起什么反应，其主要原因就在于它评定上的局限，不适合作为一般性的研究工具。

本量表根据 Rogers 提出的 7 个维度设计，由治疗者的主观评定变为病人的自我报告。经因素分析得到三个分量表："自我与经验的不和谐""自我的灵活性"及"自我的刻板性"。它的建立不仅有利于有关研究工作的开展，还将为心理治疗评估提供一种新的量表。

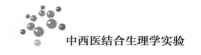

二、信、效度检验

对 502 名大学生测试，采用项目间一致性的方法计算，各分量表的同质性信度较高，分别为 0.85、0.81 和 0.64。

281 名大学生测试发现各分量表有中等的效标关联效度。各分量表可解释 SCL-90 所测的身心症状的总方差的 10%~20%。"自我与经验的不和谐"与各身心症状呈正相关（$r=0.16$~0.39，$P<\cdots$），"自我的灵活性"与各身心症状均有显著的负相关（$r-0.25$~-0.18），而"自我刻板性"仅与偏执的相关显著（$r=0.12$，$P<0.05$）。

对 362 名大学生测试发现，自我和谐量表得分与使用非言语的人脸量表（Andrews & Withey，1976）测得的主观幸福感呈负相关（$r=-0.36$，$P<0.01$），与 EPQ（陈仲庚修订，1983）测得的神经质呈正相关（$r=0.38$，$P<0.01$），外向性呈负相关（$r=-0.17$，$P<0.05$），与社会支持量表（肖水源，1986）所测的主观支持呈负相关（$r=-0.16$，$P<0.05$），利用支持呈负相关（$r=-0.21$，$P<0.01$）。

对 437 名军事飞行员测试发现，将飞行安全压力评价为负性事件者与评价为正性事件者在"自我与经验的不和谐"上差异显著（$P<0.05$），疾病与非疾病组在"自我与经验的不和谐"上（$P<0.05$）和"自我的灵活性"上（$P<0.01$）差异显著。

三、使用方法和注意事项

本量表共有 35 个项目。使用时，要求被试者按指示语对每一个句子符合自己情况的程度进行 1（完全不符合）到 5（完全符合）的评定。

但在使用时应注意以下两点：（1）目前主要的常模来自大学生样本及军事飞行员样本，在应用于其他样本时还应进行进一步的标准化；（2）本量表仅能解释身心症状的一部分方差（10%~20%），因此用于身心症状的评估时还应与其他量表结合使用。

四、计分方法和结果解释

各分量表的得分为其所包含的项目分直接相加。三个分量表包含的项目分别为：

（1）自我与经验的不和谐：1、4、7、10、12、14、15、17、19、21、23、27、28、29、31、33，共 16 项；

（2）自我的灵活性：2、3、5、8、11、16、18、22、24、30、32、35，共 12 项；

（3）自我的刻板性：6、9、13、20、25、26、34，共 7 项。

可参考的常模为 502 名大学生（男 260 人，女 242 人，平均年龄 18.5 岁）的平均得分，分别为 46.13、45.44、18.12；其标准差分别为 10.01、7.44、5.09。均无性别差异。

437 名军事飞行员测试，除"自我与经验的不和谐"分较低外，其他结果与大学生类似。以 10 的百分位划出高分段，"自我与经验的不和谐"分高于 50（±1.25SD）为高分组，人数占 12.36%；"自我的灵活性"分高于 55（1.19SD）为高分组，占 10.53%；"自我的刻板性"分高于 23（1.22SD）为高分组，占 13.27%。

"自我与经验的不和谐"反映的是自我与经验之间的关系，包含对能力和情感的自我评价、自我一致性、无助感等，它所产生的症状更多地反映了对经验的不合理期望。"自我的灵活性"与敌对和恐怖的相关显著，可能预示了自我概念的刻板和僵化。"自我的刻板性"不仅同质性信度较低，而且仅与偏执有显著相关，说明这一分量表的含义有待进一步研究，在应用时也应小心。

此外，也可以计算总分，方法是将"自我的灵活性"反向计分，再与其他两个分量表得分相加。得分越高，自我和谐程度越低。在大学生中，可以以低于 74 分为低分组，75~102 分为中间组，103 分以上为高分组。

五、应用价值和理论意义

自我和谐量表可以作为评估心理健康状况的一般工具，也可以用于心理治疗研究和实践的疗效评估。随着心理治疗工作的开展，对心理治疗效果的评估已引起越来越多的关注。从 Rogers 的观点看，目前大多数疗效评估，主要是对症状治疗结果（如身心症状、焦虑、抑郁等的改善）的评估。而自我和谐则是对症状原因进行评价。这对心理治疗效果的评估和治疗方法的整合起到一种积极的推动作用。

自我和谐量表（SCCS)

下面是一些个人对自己的看法的陈述。填答时，请您看清楚每句话的意思，然后圈选一个数字（1 代表该句话完全不符合您的情况；2 代表比较不符合您的情况；3 代表不确定；4 代表比较符合您的情况；5 代表完全符合您的情况），以代表该句话与您现在对自己的看法相符合的程度。每个人对自己的看法都有其独特性。因此答案是没有对错的，您只要如实回答就可以了。

1. 我周围的人往往觉得我对自己的看法有些矛盾。
2. 有时我会对自己在某方面的表现不满意。
3. 每当遇到困难，我总是首先分析造成困难的原因。
4. 我很难恰当地表达我对别人的情感反应。

5. 我对很多事情都有自己的观点，但我并不要求别人也与我一样。

6. 我一旦形成对事情的看法，就不会再改变。

7. 我经常对自己的行为不满意。

8. 尽管有时得做一些不愿做的事，但我基本上是按自己的愿望办事的。

9. 一件事情好就是好，不好就是不好，没有什么可以含糊的。

10. 如果我在某件事上不顺利，我就往往会怀疑自己的能力。

11. 我至少有几个知心的朋友。

12. 我觉得我所做的很多事情都是不该做的。

13. 不论别人怎么说，我的观点决不改变。

14. 别人常常会误解我对他们的好恶。

15. 很多情况下我不得不对自己的能力表示怀疑。

16. 我朋友中有些是与我截然不同的人，这并不影响我们的关系。

17. 与别人交往过多容易暴露自己的隐私。

18. 我很了解自己对周围人的情感。

19. 我觉得自己目前的处境与我的要求相距太远。

20. 我很少去想自己所做的事是否应该。

21. 我所遇到的很多问题都无法自己解决。

22. 我很清楚自己是什么样的人。

23. 我能很自如地表达我想表达的意思。

24. 如果有了足够的证据，我也可以改变自己的观点。

25. 我很少考虑自己是一个什么样的人。

26. 把心里话告诉别人不仅得不到帮助，还可能招致麻烦。

27. 在遇到问题时，我总觉得别人都离我很远。

28. 我觉得很难发挥出自己应有的水平。

29. 我很担心自己的所作所为会引起别人的误解。

30. 如果我发现自己在某些方面表现不佳，总希望尽快弥补。

31. 每个人都在忙自己的事情，很难与他们沟通。

32. 我认为能力再强的人也可能会遇上难题。

33. 我经常感到自己是孤立无援的。

34. 一旦遇到麻烦，无论怎样做都无济于事。

35. 我总能清楚地了解自己的感受。

第二节　自尊量表

The self-Esteem Scale（SES）

（Rosenberg，1965）

一、自尊的评定概述

无论在社会科学还是在日常生活中，自尊都是一个很流行也很重要的概念。按一般观点，自尊是人们赞赏、重视、喜欢自己的程度。而在社会科学中，自尊是一个可以被定量的假定概念，它是人们对自己的价值、长处、重要性总体情感上的评价。这同时也是自尊评定的理论基础，即评价一个人对自己的态度能反映出该对象的自尊程度。

自尊在心理学上的重要性已为人们所广泛接受，而且普遍认为自尊与个性相似，自尊的水平在每个人身上是长期恒定的，但对如何评价它却意见不一。概念和方法学上的问题都给有效的评定自尊造成了困难。首先，自尊的含义在日常生活和专业用语中有所不同。其次，自尊所包括的范围各家也意见不一。从理论角度做更深层次的探讨，自尊被认为是从觉察到的实际和理想上的自我的不一致中产生的。更有甚者，自尊被看作是人们对理想和实际的自己间差别的一种态度。

有些作者更注重自尊的适应性和自我保护功能。例如过分自尊被假定能保护个体免受环境中的刺激，甚至免受面临死亡时的恐惧。

鉴于自尊的极端主观的特性，它几乎只能靠自我报告来评定。事实上，也很难想出能直接评定自尊的行为或心理学方法。不同的理论研究及各种自尊评定的研究，产生了不同的评定方法。我们也同意，直接的、自我报告的途径更为实用。

另一个问题是评定的特异性。例如，有人赞成全面的自我评定，还有人则认为更有针对性的评定效果更好。建议研究者在选择评定自尊的方法时，既要考虑到它在理论上的可靠性，又要考虑到其在使用中的敏感性。像其他个人因素，如智力、A 型行为一样，自尊也不可能以完全实验的方式操纵。有人试图在实验中评定测试对象的某一特定的品质，以期反映自尊的水平。

方法学上的另一个问题，即社会对高自尊的期望态度。社会希望个人表现出较高的自尊，因此测定对象会在评定中夸大自尊的分值。为解决这一问题，Demo（1985）建议由观察者评定"表现的自尊"，以补充个体自我评定的"体验的自尊"。一般推测，测验对象在同伴及受训过的观察者前表现出的言语或非言语性行为，要比他们对自我报告条目的反应较少受社会期望效果的干扰。然而，这些解决方法在评定中可能会比自我报告更易受到其他混杂因素的影响。表现较高的自尊可以用来防御性避免对自己的威胁，如失败或社会的排斥，这一点也应引起研究者的注意。

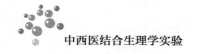
二、简介

SES 最初是设计用以评定青少年关于自我价值和自我接纳的总体感受。

该量表由 10 个条目组成，设计中充分考虑了测定的方便。受试者直接报告这些描述是否符合他们自己。分四级评分，1 表示非常符合，2 表示符合，3 表示不符合，4 表示很不符合。

最初的样本来自美国纽约州随机选出的 10 所中学中的 5024 名高中、初中学生。总分范围是 10~40 分，分值越高，自尊程度越高。

三、信、效度检验

SES 的信度测定：Dobson 等（1979）和 Fleming 等（1984）报告的 Cronbach α 系数分别为 0.77 和 0.88，Siber 和 Tippett（1965）对 28 名受试者首次评定后的 2 周末再评定，重测相关系数是 0.85。Fleming 等（1984）对 259 名受试者 1 周后的重测相关系数为 0.82。

SES 的效度测定：SES 与许多和自尊有关的概念有联系。例如，Lorr 及 Wunder-lich（1986）报告自尊量表的得分与信心的相关系数为 0.65，与合群性的相关系数为 0.39。Fleming 等（1984）证明 SES 与几个涉及自我评价过低的概念呈负相关。例如，与焦虑的相关系数是-0.64，与抑郁的相关系数是-0.54。

区分效度研究中，Reynolds 发现 SES 总分与功课平均分数无显著性相关。Fleming 等人发现 SES 与下列因素无显著相关性，即性别、年龄、工作经验、婚姻状况、排行及学习成绩。

四、应用与评价

SES 已被广泛应用，它简明、易于评分，是对自己的积极或消极感受的直接估计。此外，除了标准的 10 个条目的版本外，在原始量表基础上建立起来的 6 个条目版本，更适用于低于高中学生年龄的人群。

SES 也存在一些问题，如回答这些条目时易受社会期望值的影响。另外，SES 在大学生人群中评分容易偏低。

自尊量表

1. 我感到我是一个有价值的人，至少与其他人在同一水平上。
2. 我感到我有许多好的品质。
*3. 归根结底，我倾向于觉得自己是一个失败者。
4. 我能像大多数人一样把事情做好。

*5. 我感到自己值得自豪的地方不多。

　6. 我对自己持肯定态度。

　7. 总的来说，我对自己是满意的。

　8. 我希望我能为自己赢得更多尊重。

*9. 我确实时常感到毫无用处。

*10. 我时常认为自己一无是处。

　注：*表示反向计分。

第三节　缺陷感量表
The Feelings of Inadequacy Scale（FIS）
（Janis& Field，1959）

一、简介

本量表最初是用来定量分析一个人的缺陷感、自卑、自我敏感和社交焦虑的。

FIS 原本是为评定被说服性（Persuasibility）中个体差异而设计的大型工具的一部分，缺陷感量表意在评定自尊，共 23 项，五级评分，低分值代表缺陷感强，也就是自尊心较低。FIS 经过了数次修订，Fleming 等第二次修订时，为使该量表与 Shavelson 的"多维自尊模型"相一致，增加了一些项目，形成三个分量表：社交自信、学习能力及自尊，并且采用了七级评分。此后 Fleming 等（1984）再次修订该量表，使它更加接近 Shavelson 等人的模型，条目增到 33 项，并扩展成 5 个分量表，新加外貌及体能。样本全部来源于高校学生。

二、信、效度检验

Janis 及 Ficld（1959）报告 23 项条目版本的劈半信度系数为 0.83，Spearman - Brown 系数为 0.91。Fleming 及 Watts（1980）版本和 Fleming 及 Courtney（1984）版本的 Cronbachα 系数分别是 0.90 和 0.92，尚无重测信度的资料。

FIS 的聚合效度研究：Janis 及 Field 版本与加州人格调查表中自尊测查部分的相关系数为 0.67。Fleming JA Watt 的版本与心理控制源量表呈负相关：-0.30，即自尊程度越高的越内向。

区分效度研究：Fleming 及 Watt 发现他们的自尊量表的总分与下列因素无相关性：语言智商、自我报告的平均分、排行、同胞人数等，与社会期望量表亦无相关性。

三、应用与评价

对 FIS 的多次修订，使该量表在评定单侧面及全面的自尊水平上成为一个可靠的、有效的工具。Fleming 及 Courtney（1984）的版本，由于其因子构成及效度系数均较好，建议研究者使用。

缺陷感量表

（据 Janis 及 Field 量表修改）

从来没有　　总是如此

*1. 你是否经常觉得自己比不上所认识的大多数人？

*2. 你是否曾经认为自己是个毫无价值的人？

3. 你对你所认识的人有朝一日将看得起你、尊敬你有多大信心？

*4. 你是否曾对自己灰心丧气，以至于开始怀疑自己是否是个有价值的人？

*5. 你是否经常感到讨厌自己？

6. 一般来说，你对自己的能力有多大信心？

*7. 你是否经常感到自己什么事也做不好？

*8. 你对与其他人相处得如何有多大担心？

*9. 你是否经常担心由于你的所作所为，招致老师或雇主的批评？

*10. 当你走进一个房间，那里已聚集了其他人，而且正在谈话，你曾感到害怕和焦虑吗？

*11. 你是否经常感到局促不安？

*12. 在你的工作或学习中，你对其他人把你看作成功者还是失败者的担心有多大？

*13. 在人群当中，找到得体的交谈话题对你来说有困难吗？

*14. 当你犯了一个令人难堪的错误或做了某件使你看起来显得愚蠢的事情时，要淡忘它你需要花多长时间？

*15. 遇见陌生人时你常感到不自在吗？

*16. 你是否经常担心别人会不会愿意同你在一起？

*17. 你是否经常为羞怯所烦扰？

*18. 当你认为你遇到的一些人对你的看法不佳，你对此有多关注或担忧？

*19. 你是否经常因为其他人对你的看法感到焦虑或不安？

*20. 如果在课堂上你必须阅读一篇文章并弄懂它的含义，你对此有多担心或焦虑？

*21. 当你必须写一份意见以说服可能与你有不同看法的老师，你对此有多担心或焦虑？

*22. 当你完成以书面形式表达自己的观点这类作业时，你常感到困难吗？

*23. 在课堂阅读理解的练习中，碰到困难的情况有多频繁？

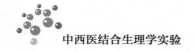

*24. 你是否经常想象自己的学习能力比同学差？

25. 在交一份重要作业如学期论文时，你认为自己做得很出色的次数多吗？

*26. 与同学们相比，你感到自己必须学习更努力，才能取得和他们一样的成绩，这种情况多吗？

*27. 你曾为自己的体格或形象感到惭愧吗？

*28. 你时常感到你的大多数朋友或同伴在身体上比你更有魅力吗？

*29. 你时常希望或幻想自己变得更漂亮些吗？

*30. 你对自己吸引异性的能力是否曾感到过担心或焦虑？

31. 你对其他人认为你的外表有吸引力的自信程度有多大？

*32. 你有没有想过自己身体上不协调？

*33. 你是否感到自己在体育运动能力上不如其他大多数人？

*34. 当你参加那些需要身体协调性的体育活动时，你常担心自己会做不好吗？

*35. 你有没有想到过自己缺少跳舞的才能，或者对涉及身体协调性的运动不擅长？

*36. 当你尽力想在某项体育活动中表现出色，而且你知道其他人正在观看时，你会显得不安或惶恐吗？

说明：*为反向计分条目。

第四节　自尊调查表
The Self-esteem Inventory
（Coopersmith，1967）

一、简介

该量表用以评定测试对象在几个方面对自己的态度。

SEI 最初是为儿童设计的，后来 Ryden（1978 年）修改后适用于成人。所有条目取自 Rogers 及 Dymond（1954）和 Coopersmith 的研究，由 5 位心理学家把它们分类，用来反映自尊的高低。共有 50 个条目，每一项都以第一人称的口气叙述一种情况，要求受试者以"像我"或"不像我"来回答每一条目。前者评为 1 分，意味着高自尊，后者评为 0 分，意味着低自尊。最初的样本来源于小学五、六年级的学生。

二、信、效度检验

SEI 的信度评定：J. B. Taylor 及 Reitz（1968）报告劈半信度系数为 0.90。Coopersmith 报告在首次评定的 5 周后，重测相关系数为 0.88，3 年以后的重测相关系数为 0.70。

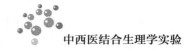
SEI 的效度测定：Demo 发现 25 条目版本与 Janis-Field 缺陷感量表的相关系数为 0.72，Byrne（1983）发现 SEI 与 Rosenberg 的自尊量表的相关系数在 0.58~0.60 之间。

区分效度研究显示，SEI 与艾森克人格问卷及语言智商无关。

三、应用与评价

SEI 在使用中存在几个问题，首先是量表呈偏态分布，即大多数的分值在平均分以上（Coopersmith, 1967）。其次 SEI 与社会性期望呈高度相关，这提示 SEI 分值可能受其他因素的影响，而不仅仅是自尊在起作用。此外，回答方式（像我或不像我）也较局限，并容易受到社会上期望程度的左右。然而，最关键的是缺乏稳定的因子结构，加上许多条目在效度上的欠缺，都削弱了 SEI 的使用价值。

自尊调查表

请以下列方式标记每一个叙述。

如果叙述与你通常的感觉一样，在"像我"那栏标"√"号；

如果叙述与你通常的感觉不同，在"不像我"那一栏标上"√"号。

回答无所谓对错。

1. 我花很多时间做白日梦。

2. 我对自己很有把握。

*3. 我常希望自己是其他什么人。

4. 我容易喜欢上什么。

5. 我和我父母在一起开心事很多。

6. 我从不为任何事担心。

*7. 我发现当着全班的面讲话很难。

*8. 我希望自己年龄再小一些。

*9. 如果可能的话，我要改变自己的很多事。

10. 我无须太大困难就能拿定主意。

11. 我有许多开心事。

*12. 我在家很容易不高兴。

13. 我总是做我该做的事。

14. 我对自己的功课感到自豪。

*15. 我总是需要有人告诉我该做什么。

*16. 我要花很长时间才能习惯新事物。

*17. 我常对我做的事感到后悔。

18. 在与我同龄的孩子中我很吃得开。

19. 我的父母通常能顾及我的心情。

20. 我从来不会不高兴。

21. 我正在做我所能做的最好的事。

*22. 我很容易屈服。

23. 我一般能照顾好自己。

24. 我很快乐。

25. 我更愿与比我年龄小的孩子玩。

*26. 我的父母对我的期望太多了。

27. 我喜欢我认识的每个人。

28. 我喜欢在班上被提问。

29. 我了解我自己。

*30. 我真是太不走运了。

31. 在我的生活中，所有事情都乱成一团。

32. 孩子们通常会听从我的主意。

*33. 在家里，没有人特别留意我。

34. 我从未被责骂。

*35. 在学校我表现得不如我希望的那么好。

36. 我能拿定主意并坚持它。

*37. 我真不愿意做个男孩/女孩。

*38. 我对自己评价较低。

*39. 我不喜欢与其他人在一起。

*40. 有许多次我想离开家。

*41. 我从不害羞。

*42. 在学校我常感到不开心。

*43. 我常为自己感到羞愧。

*44. 我长得不如大多数人好看。

45. 如果我有事说，通常我会讲出来。

*46. 孩子们经常欺负我。

47. 我的父母了解我。

48. 我总是讲真话。

*49. 我的老师使我觉得自己不够好。

*50. 我对自己碰到什么事并不在乎。

*51. 我是一个失败者。

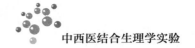

*52. 当我被责骂时，很容易变得激动不安。

*53. 大多数人比我更招人喜欢。

*54. 我常常觉得我的父母似乎正在惩罚我。

55. 我总知道要对人们说些什么。

*56. 在学校里我常常碰到令人灰心的事。

57. 通常没有什么事情能烦我。

*58. 人们无法指责我。

说明：*为反向计分条目。

第五节　得克萨斯社会行为问卷
Texas Social Behavior Inventory
（Helmreich，Stapp，及 Ervin，1974）

一、简介

本量表的设计目的是为了客观评定个体的自我价值感或社交能力。原量表由 32 项组成，Helmreich 及 Stapp（1974）修改了这个量表，把它分成两个独立的 16 项量表，以缩短测查时间。在两个量表的组成中遵循了以下标准：分量表与总表的相关性相当，表之间以及不同性别间平均分相等，分值分布相等，以及对应的因子结构。两个分量表与 32 项版本的总量表间的相关系数为 0.97，它们之间的相关系数是 0.87。许多使用 TSBI 的研究者只用其中一个分量表。

32 项版本的 TSBI 因子分析产生了一个大因子项和 4 个理论上相关的因子项：信心、支配性、社交能力、社会退缩或与权威人士的关系。被试者以 5 级评分回答这些陈述句，总分范围是 0~64 分，高分表示高自尊。样本来源于大学生。

二、信、效度检验

Helmreich 及 Stapp 报告 32 项量表的替换表的信度值为 0.89，McIntive 及 Levine（1984）报告 32 项版本的 Crorbach α 系数为 0.92，没有重测相关性的资料。

TSBI 的效度研究：Sadowski 等（1983）报告 TSBI 与心理控制源量表高度相关，无论受试者为男性还是女性，高自尊均与内在性正相关。同时，Helmreich 与 stapp（1974）报告 TSBI 分值与男子气质的相关性，男性为 0.81，女性为 0.83；与女子气质的相关性，男性为 0.42，女性为 0.44。

Helmreich 等还发现，TSBI 与智力测验成绩无关。

三、应用与评价

TSBI 最引起争议的一点是它所评定的目标到底是自尊还是社交技能？尽管这两者肯定有关，但在心理学研究中仍是不同的概念。此外，正性反应偏误也是一个潜在问题，因为表 A 或表 B 中只有几个反向叙述的问题。考虑到高自尊符合社会的期望，因此本量表与社会性期望量表的适度相关就容易理解了。总之，TSBI 是一个简单易行的自尊评定手段，或许在社交自尊的评定中是一个最好的工具。

得克萨斯社交行为问卷

完全不是我的个性＝a　　　　不太像＝b　　　　有点像＝c

差不多＝d　　　　　　　非常符合我的个性＝e

表 A

*1. 除非别人先对我讲话，一般我不愿开口。

2. 我认为我很自信。

3. 我对自己的外表很自信。

4. 我是个善于交际的人。

5. 在人群中，我很难想出得体的话题。

*6. 在人群中，我通常去做符合别人需要的事，而不是提建议。

7. 在我与其他人意见不同时，我的观点常占优势。

8. 我认为自己是一个有意于左右局面的人。

9. 其他人看得起我。

10. 我喜爱社交聚会，只是愿与人们在一起。

11. 我很留意别人的脸色。

*12. 我似乎无法让其他人注意我。

*13. 我不愿对其他人负太多责任。

14. 一个有权势的人接近我时，我感到很舒服。

*15. 我认为自己优柔寡断。

16. 我对自己的社交才能毫不怀疑。

表 B

*1. 我认为自己在社交上很笨拙。

*2. 我常发现，如果与其他人的看法相冲突，我很难维护自己的观点。

3. 我很愿意把自己看作是一个个性极强的人。

4. 如果我在某个委员会中供职，我很乐意管事。

5. 我常期望在我所做的事上取得成功。

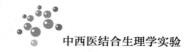

6. 与地位比我高的人打交道，我感到很舒服。

7. 我喜欢与人周旋，热衷于寻找社交接触的机会。

8. 我对自己的社交举止很自信。

9. 我感到有把握与我遇到的任何一个人接近并打交道。

10. 我认为自己很快乐。

11. 我喜欢面对一大群听众。

*12. 当我见到陌生人时，我常常会想到他比我强。

*13. 对我来说，开口同陌生人交谈很困难。

14. 当必须作出决定时，人们会很自然地转向我。

15. 在社交环境中，我感到很踏实。

16. 我喜欢对其他人施加我的影响。

说明：*为反向计分条目。

第六节　个人评价问卷
Personal Evaluation Inventory，PEI
（Shrauger，1990）

一、简介

该量表是用来评定自我评价的一个方面——自信。一般认为自信是一个人对自己能力或技能的感受，是对自己有效地应付各种环境的能力的主观评价。

PEI 作为自我评定的测查工具，所涉及的范围并不像已有的某些量表（如 Rosenberg 的自尊量表）一样广泛。但它对自信心范畴的大多数问题都可进行估测。6 个最常提到的维度作为其分量表：学业表现、体育运动、外表、爱情关系、社会相互作用及同人们交谈。除了这些分量表外，还有一些条目是评定总体自信水平和有可能影响自信判断的心境状态。

条目的选择以下列四条标准为基础：条目与分量表的高度相关、与其他分量表的相关性要低、与 Marlowe-Crown 社会性期望量表的相关性要低、在每一份量表中积极口气叙述的条目与消极口气叙述的条目要均衡。除了体育运动分量表包括 5 个条目以外，其他分量表均各有 7 个条目，共计 54 个条目，以 4 级评分，总分范围 54～216 分，分值越高表示自信程度越高。样本来源于大学生。

二、信、效度检验

分量表的 Cronbach α 系数在女性为 0.74～0.89，在男性为 0.67～0.86；间隔一个月，重测信度的相关系数在女性是 0.53~0.89，在男性是 0.25~0.90。总量表分的重测相关在女性为 0.90，在男性为 0.93。

PEI 的效度评定：聚合效度研究发现，PEI 与 Rosenberg 自尊量表的相关系数为 0.58，与 Janis 及 Field 的缺陷感量表的相关系数为 0.59。

区分效度研究显示，PEI 与社会性期望量表无显著相关。同时，自信总分与社会经济水平、宗教信仰及对宗教的热衷程度无关。

三、应用与评价

尽管仍需要对其效度进行进一步研究，PEI 仍是自我概念领域中有关自信问题的最有前途的测查表。该量表不拘泥于传统量表的限制，如方法学上的人为现象和回答模式。但是该量表也存在两个问题，一是量表的内容局限在大学生活的圈子里，因此几个分量表对其他环境如工作环境就不适用了；二是体育运动量表的使用，尽管它确是一个独立的因子，然而它的适用性似乎更限于如运动心理学的范畴。

个人评价问卷

以下列出了许多反映了普遍的情感、态度和行为的陈述。请仔细阅读每一个陈述，考虑一下它是否适用你。尽量诚实、准确地回答，但没有必要每一条都刻意花太多时间。除非特别标明时间界限，否则请考虑一下近两个月内这些条目对你是否适用。请像下面所列的那样，表明你同意每一个陈述情况的程度。

A	B	C	D
非常同意	基本同意	基本不同意	极不同意

1. 我是个会交际的人。
*2. 近几天来有好几次我对自己非常失望。
*3. 使我烦恼的是我的模样不能更好看点。
4. 维持一个令人满意的爱情关系对我没有困难。
5. 此刻我比几周来更为快乐。
6. 我对自己的身体外貌感到满意。
*7. 有时我不去参加球类及非正式的体育活动，因为我认为自己对此不擅长。
*8. 当众讲话会使我不舒服。
*9. 我愿意认识更多的人，可我又不愿外出同他们见面。
10. 体育运动是我的擅长之一。
11. 学业表现是显示我的能力、让别人认识我的成绩的一个方面。
12. 我比一般人长得好看。

*13. 在公共场合演节目和讲话，我想都不敢想。

14. 想到大多数体育活动时，我便充满热情和渴望，而不是疑惧和焦虑。

*15. 即使身处那些我过去曾应付得很好的场合，我仍然常常对自己没把握。

16. 我常怀疑自己是否有这份天资，能成功地实现我的职业和专业目标。

17. 我比与我年龄、性别相同的大多数人更擅长体育。

*18. 我缺少使我成功的一些重要能力。

19. 当我当众讲话时，我常常有把握做到清楚、有效地表达自己的看法。

20. 我真庆幸自己长得漂亮。

*21. 我已经意识到，与同我竞争的大多数人相比，我并不是个好学生。

*22. 最近几天，我对自己不满意的地方比以往更多。

*23. 对体育运动不擅长是我的一个很大的缺点。

24. 对我来说，结识一个新朋友是我所盼望的愉快感受。

*25. 许多时候，我感到自己不像身边许多人那样有本事。

26. 在晚会或其他社交聚会上，我几乎从未感到过不舒服。

27. 比起大多数人来，我更少怀疑自己的能力。

*28. 我在建立爱情关系上，比大多数人困难更多。

*29. 今天我比平常对自己的能力更无把握。

*30. 令我烦恼的是，我在智力上比不上其他人。

31. 当事情变得糟糕时，我通常相信自己能妥善地处理它们。

*32. 我比大多数人更为担心自己在公共场合讲话的能力。

33. 我比我认识的多数人更自信。

*34. 当我考虑继续约会时，我感到紧张或没把握。

*35. 大多数人可能会认为我的外表没有吸引力。

36. 当我学一门新课时，我通常可以肯定自己在结束时成绩处于班上前 1/4 内。

37. 我像大多数人一样有能力当众讲话。

*38. 当我参加社交聚会时，常感到很笨拙和不自在。

39. 通常我的爱情生活似乎比大多数人好。

*40. 有时我因为不想当众发言而回避上课或做其他事情。

41. 当我必须通过重要的考试或其他专业任务时，我知道自己能行。

42. 我似乎比大多数人更擅长结识新朋友。

43. 我今天比平时更为自信。

*44. 我常避开那些我有可能会与之产生爱情关系的人，因为我在他们身边会感到太紧张。

*45. 我希望我能改变自己的容貌。

46. 我比大多数人更少担心在公共场合讲话。

47. 现在我感到比平时更乐观和积极。

48. 对我来说，吸引一个渴慕得到的男朋友或女朋友从来不成问题。

*49. 假如我更自信一点，我的生活就会好一些。

50. 我追求那些智力上富有挑战性的活动，因为我知道我能比大多数人做得更好。

51. 我能毫无困难地得到许多约会。

*52. 我在人群中不能像大多数人那样感到舒服。

*53. 今天我比平时对自己更无把握。

*54. 要是我长得更好看一点，我会在约会上更成功。

说明：*为反向计分题。

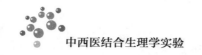
第十一章 多伦多述情障碍量表
(Toronto Alexithymia scale，TAS)

一、简介

述情障碍（alexithymia），又称"情感难言症"或"情感表达不能"，首先由 Sifneos 阐述并命名，以不能适当地表达情绪、缺少幻想实用性思维为其特征。它并非一种独立的精神疾病，而可理解为是一种人格特征，也可为某些躯体或精神疾病时较易发生的心理特点，或为其继发症状，并与某些疾病的预后和治疗有关，因此对其评估有一定的临床实用意义。

对述情障碍的评估比较困难，国外已有若干种量表使用于此，但信度多不够理想，品质较差。如：①Sifneos（1972）制订 Beth Israel 医院心身问卷，开始时认为其内部信度尚好［Apfel 等（1979）和 Kleiger 等（1980）］，但以后经 Lesser 等（1983）和 Taylor 等（1981）进一步验证，认为其信度颇差，Lolas（1980）也认为易受其他因素影响；②Schalling Sifneos 人格量表（1979），其品质也较差；③Garner 等（1983）报告 Interoceptive Awareness Subscale，认为其信度和效度均较好，但仅能使用于神经性厌食贪食症；④MMPI 述情障碍量表，由 Kleiger 提出（1980），其信、效度也不够好。

国外因此对述情障碍的评定量表常在研究制订和改进。Taylor 等（1984）制订多伦多述情障碍量表（以下简称 TAS），经测试，具有较高的信度和效度，可以较全面而正确地评估述情障碍的存在和严重程度，并可用于临床，达到帮助治疗某些疾病的目的，因此应用较广。由张建平首先引进国内。

二、适用范围

TAS 的适用范围为可能发生述情障碍的各种疾病者，主要有以下几种：

1. 心身疾病述情障碍与心身疾病有着特殊的病因学联系，开始时甚至认为仅在心身疾病时才会有述情障碍。有报告者主要有冠心病、类风湿性关节炎、偏头痛、与心理因素有关的消化道疾病、皮肤病、背痛、牛皮癣和哮喘等。

2. 其他躯体疾病。如肺结核等。

3. 精神障碍。如神经症、物质依赖、躯体化障碍、精神性疼痛、精神创伤后应激障碍、隐匿性抑郁、性变态、神经性呕吐和人格障碍等。

三、信度与效度

TAS 信度测定：国外 Bagby 报告男性 72 例，女性 129 例，其均值±标准差分别为 61.8±13.2 和 60.5±11.5，项目间平均相关系数男女均为 0.10，内部信度分别为 0.76 和 0.75。国内大学生和医务人员各 25 人，于首次评定后 2 周再作评定，TAS 重测的平均相关系数分别为 $r1=0.81$，$r2=0.84$。

TAS 效度测定：国外 Bagby 以各种量表测定 209 例的述情障碍情况，结果 TAS 与 Shalling-Sifneos Personality Scale 的相关系数为-0.19（$P<0.01$）；与 Crownw-MarloweSocial Desirability Inventory 相关系数为-0.18（$P<0.01$）；与 Revision of the Psychosomatic Symptom Checklist 相关系数为 0.32（$P<0.001$）；与 SomatizationSubscale of the SCL-90R 的相关系数为 0.31（$P<0.01$）。国内因尚无其他评估述情障碍的量表引进和制订，因此暂未作效度测定。在临床应用过程中，则与患者的临床表现是基本吻合的。

四、使用方法

TAS 使用较简便易行。它是一种自评量表，受评者应能正确理解量表中各项目的含义，因此需有初中以上文化程度，对评估能合作，在受评者不受环境因素干扰下一次完成。

评估前先向受评者说明目的和答题方法，对病人有助于疾病的诊治，负责为其保守评估秘密，要求其实事求是地答复每一个问题。

各题回答按程度分为 1~5 级：1 代表完全不同意；2 代表基本不同意；3 代表不同意也不反对；4 代表基本同意；5 代表完全同意。共 26 题，其中有 11 题为反向计分。分为 4 个因子：因子Ⅰ表示描述情感的能力；因子Ⅱ表示认识和区别情绪和躯体感受的能力；因子Ⅲ表示缺乏幻想；因子Ⅳ表示外向型思维，缺乏透露内在的态度、感受、愿望和欲念的能力，执着于外界事物的细枝末节。

对评估结果的解释，以含计分数与常模比较，经统计分析，较常模显著为高者表示有述情障碍，得分越高表示述情障碍越严重，对各因子亦然，男女的常模分不同，应分别对照。

五、应用与评价

TAS 的评估可帮助了解受评者有无述情障碍的情况，对疾病患者可采取不同的

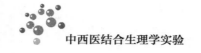

治疗措施，使之更为有效。

述情障碍者对传统的心理治疗会产生阻抗，可能为精神分析、精神动力性心理治疗和领悟治疗不能成功的重要原因，有报告认为因此在疗程中途脱落者较多。由于这些病人常把精神痛苦表达为躯体不适，导致病人在精神科以外反复就诊和检查，难有结果，甚至引起医源性疾病。此外，有些病人不能正确表达躯体症状，也可导致躯体疾病的误诊，因此在诊断躯体疾病，尤其是心身疾病时，应考虑是否存在述情障碍。

述情障碍者缺乏幻想和想象力，很少做梦，对梦的回忆很差，少象征性意义，思维又过于具体而僵化，因此不宜使用分析性心理治疗，而对行为治疗、松弛治疗、自我训练和暗示治疗等则可能见效。必要时也可使用抗抑郁剂和抗焦虑剂，也可让患者自己了解述情障碍的性质，懂得自己的情绪体验，能区别躯体症状和情绪反应，可能也有助于治疗。

多伦多述情障碍量表

*1. 当我哭泣时，我知道是什么原因

2. 空想纯粹是浪费时间

3. 我希望自己不那么害羞

4. 我常搞不清自己是什么样的感受

*5. 我常幻想着将来

6. 我似乎交朋友和别人一样容易

7. 知道问题的答案比知道其原因更重要

8. 我难以用恰当的词描述自己的情感

*9. 我喜欢别人知道我对事物的态度

10. 有些身体感觉连医生也不理解

*11. 只做工作是不够的，我需知道为何做和如何做好

12. 我很容易地描述自己的感受

*13. 我更喜欢分析问题而不仅仅描述它

14. 当我心烦意乱时，我不知是伤心、害怕，还是愤怒

*15. 我常好幻想

*16. 当我无事可做时，常好空想

17. 我常为体内的感觉所困惑

18. 我极少做白日梦

19. 我更关心事情的发生，而不注意为何发生

20. 我有些难以识别的感受

*21. 情感的沟通是很重要的

22. 我觉得难以描述对别人的情感

23. 别人告诉我，要更多地表达自己的感受

*24. 一个人应寻求更深刻的理解

25. 我不知道我的内心发生了什么

26. 我常不知道自己为什么气愤

注：*表示以反分计分：1＝完全不同意；2＝基本不同意；3＝既不同意，也不反对；4＝基本同意；5＝完全同意。

TAS 因子分：因子Ⅰ：描述情感的能力 4、8、12、22、23、26

因子Ⅱ：认识和区分情感与躯体感受的能力：1、3、10、14、17、20、25

因子Ⅲ：幻想 2、5、15、16、18

因子Ⅳ：外向型思维 6、7、9、11、13、19、21、24